Kindertypen in der Homöopathie
Frans Vermeulen

Kindertypen in der Homöopathie

Frans Vermeulen

Übersetzt und herausgegeben von
Dr. med. Bruno Zimmermann

Zeichnungen von Jan Hauwert

3. Auflage

Sonntag Verlag Stuttgart

Die Deutsche Bibliothek – CIP-Einheitsaufnahme

Vermeulen, Frans:
Kindertypen in der Homöopathie / Frans Vermeulen. Übers.
und hrsg. von Bruno Zimmermann. Zeichn. von Jan Hauwert. –
3. Aufl. – Regensburg : Sonntag, 1994
Einheitssacht.: Kindertypes in de homeopathie ⟨dt.⟩
ISBN 3-87758-086-6

Titel der Originalausgabe: „Kindertypes in de Homeopathie" by Frans Vermeulen.

Anschrift des Herausgebers und Übersetzers:

Dr. med. Bruno Zimmermann
Kolumbusstraße 5
81543 München

1. Auflage 1988
2. Auflage 1992
3. Auflage 1994

Wichtiger Hinweis

Wie jede Wissenschaft ist die Medizin ständigen Entwicklungen unterworfen. Forschung und klinische Erfahrung erweitern unsere Erkenntnisse, insbesondere was Behandlung und medikamentöse Therapie anbelangt. Soweit in diesem Werk eine Dosierung oder eine Applikation erwähnt wird, darf der Leser zwar darauf vertrauen, daß Autoren, Herausgeber und Verlag große Sorgfalt darauf verwandt haben, daß diese Angabe dem Wissensstand bei Fertigstellung des Werkes entspricht.
Für Angaben über Dosierungsanweisungen und Applikationsformen kann vom Verlag jedoch keine Gewähr übernommen werden. Jeder Benutzer ist angehalten, durch sorgfältige Prüfung der Beipackzettel der verwendeten Präparate und gegebenenfalls nach Konsultation eines Spezialisten festzustellen, ob die dort gegebene Empfehlung für Dosierungen oder die Beachtung von Kontraindikationen gegenüber der Angabe in diesem Buch abweicht. Eine solche Prüfung ist besonders wichtig bei selten verwendeten Präparaten oder solchen, die neu auf den Markt gebracht worden sind. Jede Dosierung oder Applikation erfolgt auf eigene Gefahr des Benutzers. Autoren und Verlag appellieren an jeden Benutzer, ihm etwa auffallende Ungenauigkeiten dem Verlag mitzuteilen.
Geschützte Warennamen (Warenzeichen) werden nicht besonders kenntlich gemacht. Aus dem Fehlen eines solchen Hinweises kann also nicht geschlossen werden, daß es sich um einen freien Warennamen handele.

ISBN 3-87758-086-6

Printed in Germany 1994

Gesamtherstellung: Druckerei Pustet, Regensburg

Inhaltsverzeichnis

Anmerkung zu diesem Buch

Dieses Buch ist weder eine Übersetzung noch eine Bearbeitung des in homöopathischen Kreisen wohlbekannten Werkes „Children's types“ des verstorbenen Douglas M. Borland. Allerdings hat mich Borlands Werk auf die Idee gebracht, dieses Buch zu schreiben, und einen Teil seiner Daten habe ich – zusammen mit denen vieler anderer Autoren und meinen eigenen praktischen Erfahrungen – darin verarbeitet.

Die Gruppeneinteilung von Borland habe ich im großen und ganzen beibehalten. Geändert habe ich folgendes: Die erste Gruppe heißt bei Borland „Fat, fair, chilly, lethargic“ (dick, blond, frostig, lustlos). Ein solcher Titel paßt m. E. nur zum ersten Typus der ersten Gruppe, nämlich zum Typ Calcium carbonicum.

Um auch den anderen Typen gerecht zu werden, habe ich mich für den Titel „Aufbau, Wachstum und Gestalt“ entschieden. Die übrigen Gruppentitel sind inhaltlich dieselben geblieben. Die bei Borland nicht vorkommende 6. Gruppe habe ich selbst hinzugefügt. Einige Typen wurden außerdem in andere Gruppen hineingestellt, nämlich Aethusa von der Gruppe 1 in Gruppe 6, Capsicum von 3 nach 2, Thuja von 4 nach 2 und Abrotanum von 4 nach 6. Meiner Meinung nach kommen sie dort besser zu ihrem „Recht“.

Drei Typen, die bei Borland nicht vorkommen, habe ich schließlich noch angefügt, und zwar Calcium fluoratum in Gruppe 1, Bismutum und Rheum in Gruppe 6.

Vorwort

Die gegenwärtig übliche Betrachtungsweise der Natur in all ihrer Verschiedenheit ist statisch.

Mensch, Tier, Pflanze, Metall oder Mineral werden in Untereinheiten und einzelne Bestandteile „auseinandergepflückt". je nach ihren Eigenschaften – nach Dichte, Farbe, Form, Größe, wirksamen Stoffen, Giftigkeit usw. – erhalten sie Namen. Mittels eines immer feiner werdenden Instrumentariums kann die Analyse von Jahr zu Jahr weiter getrieben werden. Die Liste der Eigenschaften wird ständig länger und umfangreicher, führt jedoch leider nicht zu einer Zunahme an Verständnis.

Der manchmal zur erstaunlichen Entdeckung kleiner und kleinster Einheiten lebender Substanz führende anhaltende Spürsinn kommt sicherlich dem angeborenen Forschungsdrang des Menschen entgegen. Das Leben selbst aber bleibt dabei gänzlich außer acht. Man könnte dies mit einem Museumsbesucher vergleichen, der – voller Bewunderung – immer näher an ein Gemälde herantritt, bis er mit der Nase anstößt. In Wirklichkeit sieht er dann nichts mehr, obwohl er vielleicht etwas erfährt über die verwendete Leinensorte, Farbe und Verdünnungsmittel . .

Das Aufschließen dessen, was man untersuchen will, liefert nur Erkenntnisse über die „toten" Materialien. Auf der anderen Seite ist seit dem letzten Jahrzehnt eine wachsende Tendenz erkennbar, das Leben an sich wieder zu erkennen und seine Erscheinungsformen mit einem gewissen Abstand zu betrachten. Diese sogenannte „dynamische" oder auch „holistische" Betrachtungsweise sieht das Leben in all seinen Variationen als eine Einheit. Sie versucht, einen Blick in die „Küche des Lebens" zu werfen, indem sie den Lebensphänomenen ihren Wert läßt und nach den Gestaltsmustern hinter den Erscheinungen sucht. Solche Muster werden nach dem Schweizer Psychologen Carl Gustav Jung „Archetypen" genannt. Einfacher ausgedrückt, kann man darin die „Urmodelle des Daseins" sehen. Das Erfassen eines Urmodells, von denen es zahllose gibt, ist der einzige Weg zum Einblick in das auf den ersten Blick bizarre Wirrwarr der Erscheinungen und Ausdrucksformen.

Die Homöopathie in ihrer klassischen Form sucht in der verwirrenden Vielfalt der Symptome einer Krankheit eine Ganzheit zu sehen. Sie geht davon aus, daß das Leben trotz der augenscheinlichen Aufsplitterung der Erscheinungen auf verschiedenem Niveau eine unteilbare Einheit ist. Symptome auf geistiger, emotionaler, funktioneller und physischer Ebene werden nicht als getrennte Phänomene betrachtet, die unabhängig nebeneinander existieren und deshalb Spezialisten verschiedener Fachgebiete überlassen werden müßten – nein: Sie werden gesehen als parallele, miteinander verknüpfte, aber gestörte Äußerungen eines Urmodells. Dasselbe gilt für homöopathische Heilmittel. In ihrer bunten Palette von Symptomen spiegeln auch sie ein bestimmtes Urmodell wider; ein in gewisser Weise verborgenes Gestaltsmuster, das man nur begreifen kann, wenn man seine Erscheinungsbilder objektiv und vorurteilslos betrachtet. Was wir an Farbe, Erscheinungsform, Dichte, Vorkommen, Bindungsqualitäten und physischen Eigenschaften z. B. eines bestimmten Minerals oder einer bestimmten Pflanze wahrnehmen, sind die **Ausdrücke** dieses verborgenen Urmodells. Die Gesamtheit dieser Ausdrücke ergibt das **Bild,** in der Homöopathie das Arzneimittel-**Bild.** Der genaue Vergleich vom Symptom-**Bild** der Krankheit und dem Arzneimittel-**Bild** läßt eine deutliche Übereinstimmung erkennen – beispielsweise zwischen dem Urmodell von Kalk (Calcium) und dem Calcium-carbonicum-Typ. In einem solchen Vergleich liegt der Schlüssel zum Verständnis für die Bedeutung individueller Symptome.

In diesem Buch unternehme ich den Versuch, in 36 homöopathischen Arzneimitteln das verborgene Gestaltsmuster zu finden, indem ich das Metall, das Mineral oder die Pflanze, aus denen das Arzneimittel hergestellt wurde, in den natürlichen Äußerungs- und Erscheinungsformen beschreibe. Dies soll stets in den einleitenden Sätzen erfolgen.

Daran anschließend werden im Abschnitt „Der Typ“ Assoziationen zu dem besprochenen Kindertyp geknüpft. Wir streben nach dem Einblick in das Urmodell, das sich hinter den geistigen, emotionalen, funktionellen und körperlichen Erscheinungen verbirgt. Soweit wie möglich habe ich eine reine Aufzählung von Symptomen vermieden. Nicht Vollständigkeit der Erscheinungsbilder jeden Typs ist die Zielsetzung – dafür sind die zahlreichen Materiae Medicae, die die Homöopathie kennt, mehr als ausreichend.

Ziel dieses Buches ist es, einen Schlüssel zum Verständnis zu geben. Wenn der Leser das jeweilige Bild (von Typ und Arzneimittel) durchliest und versteht, habe ich dieses Ziel erreicht.

Im Kapitel „Zusammenfassung" wird schließlich der Kernpunkt eines jeden Typs oder Arzneimittels wiedergegeben.

Es bleibt mir nur noch, auf die prächtigen Zeichnungen von Jan Hauwert hinzuweisen. Wir haben sie „Bildzeichnungen" genannt, weil in ihnen verschiedene wichtige Elemente des Typs zum Ausdruck gebracht werden. Sie sind gedacht als Illustration in der buchstäblichen Bedeutung des Worten, als eine **Erhellung** des Textes.

Frans Vermeulen, Zwaag, 1985

Einleitung

Obwohl die klassische Homöopathie als angewandte Heilmethode schon fast zweihundert Jahre alt ist, wurde in niederländischer Sprache wenig darüber geschrieben, während es in Englisch und Deutsch eine sehr reichhaltige Literatur darüber gibt.

Was man heute unter Homöopathie versteht, ist durch große Oberflächlichkeit gekennzeichnet. Homöopathie wird häufig als einfache Kräuterheilkunde angesehen, die – wenn sie nicht hilft – auch nicht schaden kann. Die Wirklichkeit aber ist schon etwas komplizierter als die endlose Reihe Flaschen in den Regalen der Apotheke, wo man das eine oder andere „homöopathische Mittelchen" nach einzelnen – oft vagen – Symptomen und Beschwerden auswählt! Eine wankende Basis und Unkenntnis evtl. auch schädigender Möglichkeiten der Homöopathie . . .

Die allgemeine Verbreitung der „Anwendung homöopathischer Mittel" verstümmelt das wahre Wesen der Homöopathie, welches in der klassischen Homöopathie noch immer gepflegt wird. Diese klassische Homöopathie gründet sich auf unveränderlichen Naturgesetzen und festen Prinzipien. Sie strebt nach bleibender Genesung, nicht nach vorübergehendem Heilerfolg. Heilung ist ebensowenig Zufall wie Krankheit – sie stützt sich auf Naturgesetze und die Kenntnis des menschlichen Wesens. Die Behandlung der Konstitution ist der Weg, auf dem die klassische Homöopathie einen bleibenden Heilerfolg anstrebt.

Auf den folgenden Seiten sollen kurz die Prinzipien der klassischen Homöopathie im allgemeinen sowie die Konstitutionsbehandlung im speziellen dargestellt werden. Bezüglich weiterführender Literatur wird auf die im Anschluß an diese Einleitung genannten Bücher verwiesen.

Das Wesen von Krankheit

Ich **habe** eine Erkrankung. Ich **habe** z. B. Kopfweh, Magenschmerzen, einen spastischen Dickdarm, ein schwaches Kreuz, fettiges Haar . . .

Mit solchen Beschwerden wenden Sie sich an den Hausarzt oder Spezialisten, worauf ein kompliziertes und sehr vernünftiges Untersuchungssystem in Gang gebracht wird. Es wird gefahndet nach etwas Sichtbarem, nach einer Abweichung von der Norm, die man schließlich als „Krankheit" bezeichnet. Aufgrund der gefundenen Abweichungen auf physischer und funktioneller – kurz: auf der sicht- und tastbaren Ebene wird eine Diagnose gestellt. Die geplante und dann durchgeführte Therapie ist die direkte Konsequenz dieser Diagnose.

Krankheit wird als ein Eindringling, als ein Störenfried ersten Ranges betrachtet, der die Gesundheit des Menschen gefährdet. So werden Krankheit und Gesundheit zu Gegensätzen gemacht. Ein Störenfried ist ein Feind, den man mit allen zur Verfügung stehenden Mitteln bekämpfen will. Allerdings gewinnt an Stärke, was bekämpft wird. Dies gilt auch für die Krankheit, solange man sie als etwas Fremdes betrachtet, als „etwas von außen, das da nicht hingehört".

Ein kurzes Zitat aus dem Werk des Schweizer Psychologen Carl Gustav Jung (1875–1961) kann das vielleicht verdeutlichen: „Solange eine Figur aus dem Unbewußten geleugnet, abgelehnt oder negiert wird, kehrt sie sich gegen uns und läßt uns ihre negative Seite sehen. Wenn sie akzeptiert, begriffen und angenommen wird, kehrt sich ihre positive Seite nach vorne." (Ohne der Tendenz von Jungs Bemerkung Gewalt antun zu wollen, kann man für „Figur aus dem Unbewußten" auch „Krankheit" einsetzen.)

Und: „Hinter all ihren grausamen Spielchen mit dem menschlichen Schicksal scheint doch etwas wie ein verborgenes Ziel zu stecken, das eine höhere Erkenntnis der Lebensgesetze widerspiegelt . . . Und je mehr dieser Sinn erkannt wird, um so mehr verliert die Krankheit ihren zwingenden, heftigen Charakter."

Ein einfaches Beispiel: Aus irgendwelchen Gründen, die hier

nicht weiter von Belang sind, beginnt jemand, schief zu laufen. Als Folge davon wird sein Rücken schmerzen. Es ist sinnlos und nicht einmal ungefährlich, die Schmerzen zu leugnen oder mit schmerzstillenden Mitteln zu unterdrücken und mit schiefem Rücken weiterzulaufen. Akzeptiert und begreift diese Person jedoch die **Signal**-Funktion des Schmerzes, wird sie daraus den richtigen Schluß ziehen und Körperhaltung und Gangweise verändern; folglich wird auch der Schmerz verschwinden. Das, was verdrängt wird (durch Schmerzmittel oder andere unterdrückende Maßnahmen), kann unmöglich zu Verständnis und Einsicht führen und neigt dazu, ein „Eigenleben" zu beginnen.

Die Medizin weiß, daß eine Krankheit nicht verwechselt werden darf mit einer örtlichen Erscheinung. (Der Rückenschmerz ist die örtliche Erscheinung, das schiefe Laufen dagegen die Krankheit.) Ebenso weiß sie, daß das Verschwindenlassen des anatomisch-pathologischen Prozesses (im allgemeinen wird dies als die Krankheit bezeichnet, in unserem Fall sind es Schmerzen im Rücken) nicht gleichbedeutend ist mit Heilen des Kranken. Das Unterdrücken der vorhandenen Symptome trägt nicht dazu bei, die potentielle Veranlagung (oder die Empfänglichkeit) für bestimmte Krankheiten ans Licht zu bringen. Aus dieser Veranlagung erwächst ja die momentane Erkrankung.

Diese Überlegung führt uns automatisch zu der Frage, ob Krankheit ein Wesen hat. Mit anderen Worten, ob Krankheit als eine unveränderliche Größe angesehen werden kann, die bei jedem Menschen gleich oder annähernd gleich ist. Es würde sicherlich gelingen, eine bestimmte Krankheit als eine unveränderliche Einheit zu beschreiben, die bei jedem, der an dieser Krankheit leidet, gemeinsame Merkmale aufweist. Damit wird Krankheit allgemein, anscheinend losgelöst von der Person, die an ihr leidet. Die Ansicht, das Ausschalten oder Entfernen der Einheit, die wir Krankheit nennen, sei gleichbedeutend mit Gesundheit, ist die herrschende Meinung. Erkennt man die Beziehung zwischen Krankheit und Krankem, so kommt man zur selben Vorstellung. Steht eine Krankheit jedoch für sich? Und fällt sie wirklich gleichsam über den Menschen her? Oder geht dem etwas **voraus,** wodurch der Mensch krank werden **kann?** Es ist sinnvoll, diese letzte Frage einmal näher zu betrachten.

Das Krank-Sein

Es ist besser, von **jemandem** zu sprechen, der krank ist, als von Krankheit als unveränderlicher Größe, von einem **Kranken** anstatt von einer **Krankheit!** Nicht: „Ich habe eine Krankheit", sondern: „Ich **bin** krank".

Kranksein kann vom Menschen auf verschiedenen Ebenen erfahren werden:

1. Der Kranke sieht es oder kommt durch Untersuchungen dahinter: Flecken auf der Haut, Nasenlaufen und andere Ausscheidungen, zu wenig Eisen im Blut usw.
   Er erfährt es auf der **physischen** Ebene.
2. Der Kranke merkt es. Er funktioniert anders oder schlechter als vor der Erkrankung: Er ist schlapp, hat keine Lust zum Essen, schläft mehr oder auch weniger, verspürt ein unwiderstehliches Verlangen nach Gurken oder Süßigkeiten usw.
   Er erfährt es auf der **funktionellen** Ebene.
3. Der Kranke fühlt es. Er hat Gefühlserlebnisse, die er normalerweise nicht hat: Er fühlt sich schwer, er könnte jeden Moment in Tränen ausbrechen, am liebsten ist er allein, will nicht getröstet werden usw.
   Er erfährt es auf der **Gefühls**-Ebene.
4. Der Kranke erlebt seine geistige Gewandtheit als abweichend: Er kann nichts mehr denken, nichts behalten, vergißt, was er sagen wollte, glaubt, vergiftet zu werden, hinter dem Vorhang etwas Unheimliches zu sehen, das auf ihn lauert, meint, einen zweiten Kopf zu haben usw.
   Er erfährt es auf der **geistigen** Ebene.

Diese Erfahrungen betreffen Abweichungen von dem Zustand, in dem sich die Person normalerweise befindet. Sie sind ganz persönlich und getrennt von der Krank-heit. Krank-sein scheint ein individuelles Ereignis zu sein, der individuelle Ausdruck eines kranken Menschen, um es noch einmal zu sagen. Es ist **seine** Krankheit, sein Krank-Sein und nicht **die** Krankheit.

Der Urheber der homöopathischen Heilkunst, Hahnemann (über ihn später mehr), sagte immer: „Es gibt keine Krankheiten, es gibt nur kranke Menschen.“ Er sprach von einer Grippe, einer Diarrhö, einer Bronchitis, niemals von der Grippe, der Diarrhö, der Bronchitis. Damit deutet er an, daß es um die individuellen Variationen von Beschwerden geht und nicht um die Krankheit selbst.

Auch in den verschiedenen Sprachen drückt sich das persönliche Erfahren des Krank-Seins aus. Der Niederländer sagt „ziek, zwak“ (krank, siech, schwach). „hij bezwikt“ (er „erliegt“, sein Aufrecht-Gehen wird verhindert, er muß sich hinlegen oder -setzen). Der Engländer spricht von „ill“, irre reden, phantasieren – d. h., eine unredliche, unreine Sprache sprechen. Auf Deutsch heißt es „krank“, „kränken“, „gekränkt“, beschädigt. Der Franzose schließlich sagt „Je suis malade“, vermaledeit, leidend – in der allgemeinsten Bedeutung: „Nicht mehr richtig funktionieren können.“

Der Sinn des Krank-Seins

Betrachten wir die Konsequenzen solcher Erfahrungen, dann sehen wir folgendes: Darniederliegen kann zur Kräftigung und zu neuem Mut führen. Irre daherreden führt dazu, alles aufs Spiel zu setzen, bis man wieder klarer spricht und denkt. Kränkung führt zur Wiederherstellung, zu einer neuen und anderen Einstellung, zu neuer Ein-heit (als Gegenstück zu beschädigt oder entzwei sein). Leiden kann dahin leiten, es anders anzupacken, alles anders zu sehen, ein anderes Leben zu führen. Wer kennt nicht die erfrischende Wirkung, die eine akute Erkrankung haben kann? Leider führt die heutige Auffassung mit Bekämpfung und Unterdrückung nur selten zur Wiederherstellung, zu neuem Heil-werden (früher nannte man einen Behandler „Heilmeister").

Man kann sich fragen, welches Ziel das Leben hat, wenn die „sichere" Gesundheit zu einem Besitz geworden ist. Leben bedeutet doch wachsen – werden, der man ist. Dies geht nicht ohne Fehler und Hindernisse. Darum werden Regulierung und Korrektur notwendig. Krank-sein ist eine solche Regulierung. Krank-sein kann zum **Besser-**werden führen, **besser** als vor dem Krank-sein. Wenn man dieses Krank-Sein nicht als Überfall von „außen" betrachten kann, als ein Übel, gegen das man ankämpfen muß – was kann es dann sein?

Zunächst wird zu sprechen sein vom Krank-Sein als individuelle Reaktion auf etwas, und zweitens muß man sich wohl erst klar werden darüber, was man unter Gesundheit verstehen soll.

Gesundheit

Hahnemann, der Begründer der Homöopathie, äußert sich in seinem Basiswerk „Organon der Heilkunst", in welchem er auf sehr systematische Weise Krank-sein und Gesundheit beschreibt, folgendermaßen:

„Im gesunden Zustand des Menschen waltet die geistartige, als Dynamis den materiellen Organismus belebende Lebenskraft unumschränkt.

In bewunderungswürdig harmonischem Lebensgang hält sie alle seine Teile, seine Gefühle und Tätigkeiten aufrecht, so daß der in uns wohnende Geist sich dieses lebendigen und gesunden **Werkzeugs** frei zum höheren Zwecke unseres Daseins bedienen kann." (§ 9).

„Der materielle Organismus – ohne die Lebenskraft gedacht – ist keiner Empfindung, keiner Tätigkeit und keiner Selbsterhaltig fähig; er ist tot, und – wenn er nur physischer Außenwelt unterworfen ist – fault er und wird wieder in seine chemischen Bestandteile aufgelöst.

Nur das Immaterielle, das den materiellen Organismus im gesunden und kranken Zustand belebende Lebensprinzip – die Lebenskraft – verleiht ihm seine Empfindung und bewirkt seine Lebensverrichtungen" (§ 10).

Der Unterschied zwischen Leben und Tod, zwischen lebendem Körper und Leichnam, wird hervorgerufen durch die Lebenskraft. Ohne diese Lebenskraft kein Leben! Wenn diese Kraft harmonisch wirkt, spricht man von Gesundheit; bei Disharmonie von Kranksein. „Alle normalen Funktionen des menschlichen Organismus hängen von dieser Lebenskraft ab. Aber auch abweichende Erscheinungen, die wir ‚Krankheitssymptome' nennen, sind auf diese Lebenskraft zurückzuführen – dann allerdings auf eine gestörte Lebenskraft. Die Art der Krankheitssymptome gewährt uns Einblick in den Charakter dieser Störung." (Voegeli, Gesundheit und Homöopathie, S. 59f).

Möglicherweise klingt das alles etwas vage. Man bedenke aber, daß „das Leben" an sich unsichtbar und nur in seinen Erscheinungsformen wahrnehmbar ist (wie der Magnetismus, der seinem Wesen nach unsichtbar ist, aber in der Erscheinung von Anziehung und Abstoßung wahrnehmbar wird). Daß etwas grundsätzlich Unsichtbares und Unstoffliches auf etwas Sichtbares und Stoffliches wie den Körper einwirken kann, soll aus folgenden Beispielen hervorgehen: Man wird rot vor Scham, grün vor Ärger, man bringt vor Überraschung kein Wort mehr heraus. Wut, Scham usw. sind keine physikalisch tastbaren, meß- oder wiegbaren Größen, und doch wirken sie auf das Physische ein.

Eigentlich müßte man sagen, daß wir die Erscheinungen im Körper wahrnehmen: Wut beeinflußt die Lebenskraft, das Energiemuster des Menschen wird verändert für kurze oder längere Zeit. Das zeigt sich physikalisch. Diese Phänomene sind also eine **Folge** der genannten Veränderung des Energiehaushaltes und **nicht die Krankheit.** Natürlich liegen die Dinge bei chronischen Erkrankungen wesentlich komplizierter, denn die ursprüngliche Störung ist oftmals nicht mehr nachvollziehbar. Als direkte oder indirekte Folge dieser Störung kann man nur noch die Erscheinungen registrieren. Im Prinzip ist jedoch das Wirkmuster nicht anders.

Aktion und Reaktion

Hahnemann, Organon der Heilkunst, § 11: „Wenn der Mensch erkrankt, so ist ursprünglich nur diese geistartige, in seinem Organismus überall anwesende, selbsttätige Lebenskraft durch den lebensfeindlichen, dynamischen Einfluß eines krankmachenden Agens verstimmt. Nur das zu einer solchen Anormalität verstimmte Lebensprinzip kann dem Organismus die widrigen Empfindungen verleihen und ihn so zu einer regelwidrigen Tätigkeit bestimmen, die wir **Krankheit** nennen.

Diese an sich unsichtbare und bloß durch ihre Wirkungen im Organismus erkennbare Kraft gibt ihre krankhafte Verstimmung nur durch Äußerung zu erkennen und kann sie nicht anders zu erkennen geben. Diese **Krankheitssymptome** bilden die einzige den Sinnen des Beobachters und Heilkünstlers zugekehrte Seite des Organismus."

Die Homöopathie stützt sich auf die Vorstellung, daß der Krankheitsverursacher auf die Lebenskraft einwirkt. Dies führt zu einer Reaktion der Lebenskraft, was nichts anderes bedeutet, als das In-Aktion-Treten der natürlichen Heilkraft des Menschen (von Hippokrates die **Vis medicatrix** genannt). Diese natürliche Heilkraft ist eine Fähigkeit, die jedes lebende Wesen von Natur aus besitzt. Sie ist eine Art „biologisches Eigentum". Wer diese energetische Grundlage für den Krankheitsprozeß annimmt, wird Krankheit nicht länger als einen fremden Eindringling betrachten, von dem sich der Organismus befreien muß. Ebensowenig wird er den Organismus als ein Reagenzglas sehen, in dem man chemische Reaktionen wie im Laboratorium nachvollziehen kann. Er wird versuchen, die Bedeutung lokaler Symptome (auf der Haut, im Magen, am Rücken usw.) im Lichte des totalen Zusammenhanges mit der Krankheit zu sehen und sie nicht unterdrücken durch örtlich wirkende Maßnahmen wie Salben, Schmerzstiller etc.

Krankheit muß man als eigentümliches, abweichendes Verhalten eines **lebenden** Wesens ansehen, als energetische Erscheinung voller Bedeutung – von einer organisierten, lebenden Struktur zum Ausdruck gebracht. Die Erscheinungsweise hängt vom Lebewesen ab, das damit auf seine eigene Art etwas sichtbar machen will. Krankheit ist nichts anderes, als ein (gestörter) Ausdruck desselben Lebensprinzips (Lebenskraft, Energiemuster), das im gesunden Organismus auf gesunde Art wirkt. So ist Krankheit nicht etwas, was man **bekommt,** sondern vielmehr etwas, was man selbst **macht.** Damit wird das Phänomen „Kranksein" sicherlich nicht leichter verständlich.

Immerhin: Kranksein ist Ausdruck einer gestörten Lebenskraft und abhängig von eben dieser Lebenskraft, die jeder Mensch von Natur aus besitzt. Es ist leicht, einzusehen, daß jeder Mensch anders ist – es gibt keine zwei identischen Menschen. Nicht nur, daß jeder Mensch unter anderen Bedingungen lebt, jede Person bringt auch verschiedene erbliche Belastungen mit. Berücksichtigt man die individuellen Eigenschaften (die Anlage), die jeder aufgrund der Vererbung mit auf den Weg bekommt, wird dieses „Anders-Sein" verständlich. Jeder hat seine eigene Art, ist eigen-artig. Sind schon die Menschen untereinander verschieden, so ist es natürlich die Lebenskraft (als das organisierende Prinzip) auch. Jeder Mensch hat seine eigene Lebenskraft, die auf ureigene, individuelle Art und Weise auf Störungen reagiert.

Betrachten wir beispielsweise die unterschiedlichen Reaktionsmuster auf eine unangenehme Nachricht. Der eine wird in Tränen ausbrechen, der andere wird es nicht glauben wollen, ein Dritter schließt sich im Zimmer ein, wieder ein anderer beginnt zu lachen usw. Jedenfalls wird jeder gemäß seiner Eigenart reagieren – und jeder kann auch nur auf seine Art reagieren . . .

Die klassische Homöopathie nennt dieses ganze „Paket" von Reaktionsmustern, Eigenartigkeiten und individuellen Zügen die **Konstitution.** Abhängig von seiner Konstitution wird jemand reagieren oder nicht reagieren. Was den einen stört, läßt den anderen unberührt. So wird verständlich, daß der eine krank wird, während der andere gesund bleibt, obwohl beide unter gleichen Bedingungen und Einflüssen leben mögen.

Krankwerden hängt vom Individuum ab, von der „Empfänglichkeit" und der Konstitution, die man hat. Eine genaue Inventur aller Erscheinungen auf jeder Ebene (physisch, funktionell, emotional und psychisch) ergibt ein präzises individuelles Bild des Krankseins.

Weil der Mensch als Individuum und auf seine eigene Art krank wird, (und das in seinen eigenen und eigenartigen Symptomen zum Ausdruck bringt) ist die einzige Möglichkeit zur Genesung das Erkennen und Eingehen auf das **Individuelle.**

So ist es möglich, daß zwei Menschen mit den gleichen Beschwerden in der Homöopathie zwei verschiedene Heilmittel erhalten. Dabei berücksichtigt man die jeweilige Konstitution der beiden Individuen. Trotz der übereinstimmenden Beschwerden zeigt der eine Symptome, die der andere nicht hat. In diesen unterschiedlichen Symptomen liegt der einzige Schlüssel zum Auffinden des passenden Heilmittels – und nicht in der evtl. Übereinstimmung der Beschwerden!

Gerade die klassische Homöopathie stützt sich auf die **Unterschiede** zwischen den Menschen. Wiederherstellung der gestörten Lebenskraft bedeutet Heilung.

Die Geschichte der Homöopathie

Dreimal kann man im Lauf der Geschichte homöopathisch orientierte Gedanken und Spuren des homöopathischen Prinzips entdecken: Erstmals in den Schriften des griechischen Arztes Hippokrates (ca. 460–377 v. Chr.). Eine seiner vielen Aussagen zeugt von der Kenntnis des homöopathischen Prinzips: „Das Kalte erwärmt und das Warme kühlt." Jeder, der seine kalten Hände im Winter schon einmal mit Schnee eingerieben hat, weiß, daß der Organismus auf die Abkühlung mit einer erhöhten Wärmezufuhr in den Händen reagiert. Kälte ruft Wärme hervor, Aktion bewirkt Reaktion. Von Hippokrates, den man als einen Vertreter der Antike ansehen kann, ist auch der Satz überliefert: „Vis medicatrix naturae." Das bedeutet „Heilkraft der Natur", wobei die menschliche Natur gemeint ist.

Knapp 2000 Jahre später findet man bei Paracelsus (1493–1541), einem Vertreter des Mittelalters, ebenfalls Aussprüche, die von der Kenntnis des homöopathischen Prinzips zeugen.

Weitere 300 Jahre später ist es der deutsche Arzt und Chemiker Samuel Friedrich Christian Hahnemann (1755–1843, also schon Neuzeit), der dieses Prinzip zu einem Heilkundesystem ausarbeitet. Hahnemann ist nicht der Erfinder der Homöopathie, denn das homöopathische Prinzip ist ein Naturgesetz. Sein Verdienst ist es, dieses Naturgesetz für ein therapeutisches System zugänglich gemacht zu haben.

Das Ergebnis seiner Befunde und Untersuchungen findet man in zwei seiner wichtigsten Werke: „Chronische Krankheiten" und „Organon der Heilkunde". Letzteres ist in sechs Auflagen erschienen, jeweils angepaßt an seine zunehmende Erkenntnis natürlicher Prozesse und Gesetzmäßigkeiten von Krankheit und Gesundheit.

Hahnemann nahm Abstand von der Ausübung der Heilkunst, „um nicht länger Gefahr zu laufen, Schaden anzurichten" und „weil es mir eine Qual war, ständig im dunkeln zu tappen, wenn ich Kranke heilen sollte und aufgrund der einen oder anderen Hypothese von Krankheit Mittel verschreiben sollte, die ihren Platz in der Materia Medica nur einer willkürlichen Entscheidung zu verdanken hatten ..." (Vithoulkas, Alles über Homöopathie, S. 22). Von diesem Augenblick an wendet er sich der Chemie zu und übersetzt medizinische Literatur, um seinen Lebensunterhalt zu bestreiten. Als er an der Übersetzung der Materia Medica des schottischen Professors Cullen arbeitete, stieß er auf eine ausführliche Abhandlung über die Heilwirkung von Chinarinde. Cullen schrieb den Erfolg von Chinarinde (ihr wirksamer Stoff ist Chinin) bei der Behandlung von Malaria der Tatsache zu, daß Chinarinde so bitter sei und dadurch eine anregende Wirkung habe. Hahnemann tat nun etwas, was als Basis für die weitere Entwicklung der Homöopathie gelten kann: Er nahm Chinarinde ein, um zu sehen, welche Wirkung sich zeigen würde. Die von der Chinarinde bei ihm hervorgerufenen Erscheinungen ähnelten auffallend denen der Malaria. Im § 20 des Organon schreibt er diesbezüglich: „Diese im Innern der Arzneien verborgene geistartige Kraft, das Befinden umzuändern und daher Krankheiten zu heilen, ist an sich auf keine Weise mit bloßer Verstandesanstrengung erkennbar. Bloß durch ihre Äußerungen beim Einwirken auf das Befinden läßt sie sich in der Erfahrung – und zwar deutlich – wahrnehmen."

Nach diesem Experiment unternahm Hahnemann gemeinsam mit seinen nächsten Mitarbeitern, seiner Frau und interessierten Kollegen, eine endlose Reihe Untersuchungen mit zahllosen Heilpflanzen, tierischen Giftstoffen und Mineralien. Um es zu betonen: Die Versuche wurden von den Prüfern an sich selbst, nicht an Tieren vorgenommen! Das Ziel war, herauszufinden, auf welche Weise ein Mittel „das Befinden umzuändern" vermag. Die von den Testpersonen an sich selbst wahrgenommenen Erscheinungen wurden systematisch festgehalten und aufgezeichnet. (Systematisch bedeutet: Aufzeichnung aller geistigen, emotionalen, funktionellen und physischen Symptome – von Kopf bis Fuß). So entstand eine ausführliche Materia Medica der Homöopathie – also eine systematische Aufzählung und Ordnung aller durch Heilmittel verursachten und behandelten Erscheinungen, sprich Symptome. Diese Tests nennt man in der Homöopathie „Arzneimittelprüfungen".

Bis auf den heutigen Tag führt man sie noch durch mit neu „entdeckten" Pflanzen, tierischen Giftstoffen, Mineralien und

Metallen. So nimmt der Umfang der homöopathischen Materia Medica ständig noch zu. An dieser Stelle sei angemerkt, daß man unter diesen Heilmitteln nicht chemische Mittel versteht, wie man sie gegenwärtig kennt, sondern Substanzen aus dem Mineralien-, Metall-, Tier- und Pflanzenreich mit heilsamer Wirkung – und zwar in ihrer natürlichen Einheit und nicht als isolierten Wirkstoff. Das heißt beispielsweise, Chinarinde als Ganzes und nicht als die isolierte Wirksubstanz Chinin. Die Zubereitung dieser Heilmittel soll später besprochen werden.

Prinzipien der Homöopathie

Die Homöopathie kennt nun dank der Bemühungen von Hahnemann und seinen Mitarbeitern eine ganze Reihe Mittel und die Symptome, die sie an gesunden Personen hervorrufen können. Gestützt auf seine Entdeckung, daß Chinarinde und Malaria gleichartige Erscheinungen hervorrufen, kam Hahnemann zur Formulierung des homöopathischen Grundgesetzes: Ein Stoff, der bei einer gesunden Person Symptome hervorruft, heilt diese Symptome bei einem Kranken. (Oder – wie es Hahnemann formulierte – „Similia similibus curentur"). Daß Chinarinde die Malaria heilen konnte, war eine Erfahrungstatsache; die Heilung aber beruhte nicht, wie Prof. Cullen annahm, auf ihrer anregenden Wirkung, sondern auf der Fähigkeit dieser Substanz, Symptome gleich der Malaria zu verursachen.

Sobald Hahnemann die Heilmittel ausreichend bekannt waren, d. h. nachdem er ihre genaue Wirkung kennengelernt hatte, begann er wieder zu praktizieren und verschrieb seine Mittel in den damals üblichen Dosierungen. Weil er die Mittel aufgrund der Gleichartigkeit der Symptome von Krankheit und Heilmittel auswählte, erlebte er heftige Verschlechterungen bei den Kranken. Um diese Wirkung zu unterbinden, begann er, die Dosierungen immer mehr zu verringern und schließlich zu verdünnen. Die so verdünnten Mittel waren nun nicht mehr stark genug, die Symptome bei den Kranken zu verschlimmern, sie waren aber auch zu schwach, um eine Wirkung auszuüben. Hahnemann sah sich vor einem offenbar unlösbaren Dilemma. Das Problem konnte er dann dadurch lösen, daß er seine Mittel schrittweise verdünnte und bei jedem Verdünnungsvorgang kräftig schüttelte. Er bemerkte, daß sie dadurch nicht ungiftiger oder gar unwirksam wurden, sondern ihre Wirkung sogar verstärkten!

Wie Hahnemann genau zu dieser Entdeckung gekommen ist, ist nicht bekannt. Fest steht nur, daß seine Einsicht in das wahre Wesen der Natur und der Heilkunst wie auch seine große Belesenheit geheimer Wissenschaften wie Alchimie Grundlage waren für diese Aufsehen erregende Entdeckung. „Kräfte, die im unbehandelten Heilmittel verborgen schlummern, werden erweckt und entwickeln unglaubliche Wirksamkeit“ (Vithoulkas, „Alles über Homöopathie“, S. 29).

Der schrittweise Verdünnungsprozeß und das kräftige Schütteln werden in der Homöopathie **Potenzieren** genannt, die so erhaltenen Heilmittel heißen **Potenzen.** Neben dem Vorteil, daß Hahnemann auf diese Weise die sogenannten Nebenwirkungen ausschloß, wurden nun auch bisher unzugängliche Stoffe anwendbar: Giftstoffe wie Schlangengift und Arsen verloren ihre tödliche, jedoch nicht ihre heilsame Wirkung.

Stoffe, die in ihrer ursprünglichen Form ohne Wirkung sind, wie z. B. Blei und Kiesel zeigten als potenzierte Substanz eine kräftige, vielfältige Wirkung. Den Wirkungsmechanismus dieser Potenzen kann man sich chemisch nur schlecht erklären. Darum wurde (und wird) ihre Wirkung kurzerhand als suggestiv abgetan. Einsteins These, Materie sei konzentrierte, „verdichtete“ Energie, kann vielleicht ein wenig Licht auf die Sache werfen. Das Verdünnen und der Schüttelvorgang setzt diese Energie gleichsam wieder frei. (Hahnemann sagte, die Kräfte des Heilmittels seien „schlummernd im Verborgenen“ anwesend.)

Wenn die Wirkung homöopathischer Potenzen nun nicht auf ihrer chemischen oder materiellen Eigenschaft beruht, muß dies zum logischen Schluß führen, daß diese Wirksamkeit etwas mit Energie zu tun haben muß. Folglich kann auch Heilung kein chemischer oder materieller Vorgang sein, sondern muß ebenso energetischen Prinzipien unterliegen. Somit sind wir wieder bei der Lebenskraft und der Behauptung, Krankheitserscheinungen hätten etwas zu tun mit einer Störung dieser Lebenskraft. Wir halten fest: Homöopathische Potenzen üben ihre Wirkung auf die Lebenskraft des Menschen aus. Durch ihre Eigenschaft als Energie, durch ihre Schwingungsfrequenz, können sie die Lebenskraft beeinflussen und umformen. Die Beeinflussung regt den Organismus zu spezifischen Reaktionen an, die wir Heil-Reaktionen nennen wollen. Eine Aktion auf die Lebenskraft, auf den menschlichen Organismus, wird immer von einer Reaktion gefolgt. „Die starken Mittel der Allopathen beeinflussen nicht die Lebenskraft, sondern nur die chemischen Abläufe des physischen Körpers. Wir brauchen jedoch Mittel, die auf gleichem

Niveau mit der Lebenskraft liegen. Hahnemann hat nun entdeckt, wie man die stofflichen Heilmittel zu verfeinerter Energie, die viel subtilere, direkt auf die Lebenskraft einwirkende Schwingungen besitzt, umwandeln kann. Diese (homöopathischen) Mittel wirken darum um so tiefgreifender, je höher potenziert sie sind. Nur jenes Mittel, das mit der Wellenlänge und Frequenz der individuellen Lebenskraft präzise übereinstimmt, vermag die Störung umzuformen und zu heilen (Voegeli, „Gesundheit und Homöopathie", S. 60).

Die selbstheilenden Mechanismen des Organismus werden erweckt, stimuliert, gleichsam in Bahnen gelenkt. Dadurch trägt die Homöopathie zu einer tatsächlichen Besserung und Stärkung bei und unterdrückt nicht nur die Symptome, wie es die Schulmedizin tut. Die Homöopathie führt zur Kräftigung der Konstitution, weil sie den Organismus zur Aktivität anregt.

Zusammenfassend kennt die Homöopathie folgende Prinzipien:

1. Die Wahl des Mittels beruht auf der Gleichartigkeit/Übereinstimmung der Symptome von Krankheit und Heilmittel.
2. Die Mittel sind potenziert, d. h. ihre verborgene Energie ist freigesetzt.
3. Eine minimale Dosis ist ausreichend. Aus der Gleichartigkeit muß ja eine Empfindlichkeit für das gewählte Mittel bestehen. Einzige Zielsetzung ist, eine (heilbringende) Reaktion hervorzurufen oder zu stimulieren. Ist dies geglückt, ist die weitere Einnahme des Mittels **nicht** mehr notwendig, die Reaktionen sind in Gang gebracht und der Organismus übernimmt den Rest.
4. Man verabreicht jeweils nur ein Mittel.

Die Zubereitung homöopathischer Heilmittel

Man nimmt einen Teil Urtinktur z. B. einer Pflanze oder einer bestimmten Menge Schlangengift und vermischt sie mit 99 Teilen Wasser und Alkohol. Dieses Gemisch wird einige Male kräftig geschüttelt, dann nimmt man ein Hundertstel der Menge und verdünnt wieder mit 99 Teilen Wasser und Alkohol. Erneut einige Male kräftig schütteln. Im weiteren Verlauf wieder einen Teil des neuen Gemisches nehmen, mit 99 Teilen Wasser und Alkohol verdünnen, gründlich schütteln usw. Der Verdünnungsschritt ist jeweils 1 zu 100. Man schreibt dafür den Buchstaben C (C von Centesimal, vgl. Zentimeter: 100 Zentimeter ergeben einen Meter). Die erste Potenz (verdünnen und schütteln) heißt C1, die zweite C2, die dreißigste C 30 usw. Man kann diese Prozedur natürlich endlos fortsetzen bis zu einer unendlichen Potenzreihe. Allerdings sind in der klassischen Homöopathie nur einige Potenzen aus dieser Reihe gebräuchlich, die übrigen dienen lediglich als „Zwischenschritte". Folgende Potenzen finden Anwendung: C3 – C6 – C12 – C 30 – C 200 – M(= C1000) – 10M (= C10 000) – 50M (= C 50 000) – CM (= C100 000) – MM (= C1 000 000) – 2MM (= C2 000 000) und 5MM (= C5 000 000).

Die klassische Homöopathie verwendet diese C-Potenzen und geht meist nicht unter die C 30 und nicht über die MM. Es sind jedoch nicht alle Stoffe löslich. (Man denke z. B. an Gold oder Kiesel). In diesem Fall wird die Ausgangssubstanz (ein Teil) durch stundenlanges, sorgfältiges und kräftiges Verreiben mit 99 Teilen Milchzucker verdünnt. So verfährt man bis zu C3; danach kann man schon auflösen, verdünnen und schütteln.

Das Prozedere ist sehr arbeitsaufwendig und ermüdend. Daher stellen die meisten Apotheken C-Potenzen bis zu C200 mit der Hand her, von da ab mit Schüttelmaschinen. C-Potenzen werden in den Niederlanden nicht hergestellt, sie stammen im allgemeinen aus England, Deutschland und Amerika.

Legt man dem Verdünnungsschritt nicht das Verhältnis 1 zu 100, sondern 1 zu 10 zugrunde (also ein Teil Urtinktur oder Giftstoff, vermischt mit 9 Teilen Wasser und Alkohol, schütteln usw.), spricht man von D-Potenzen. (D steht für Dezimal, vgl. Dezimeter). Klinische und Komplexhomöopathie arbeiten mit diesen D-Potenzen. (Auch die Mittel von Dr. Vogel sind D-Potenzen). D-Potenzen werden in den Niederlanden in großem Stil und ausschließlich maschinell hergestellt.

Unterschiede in der Homöopathie

Homöopathie, wie sie Hahnemann systematisch beschrieben hat, nennt man die KLASSISCHE HOMÖOPATHIE. Die klassische Homöopathie arbeitet ausschließlich nach den Regeln Hahnemanns und Kents (ein berühmter amerikanischer Homöopath des beginnenden 20. Jahrhunderts, der viel zur „Vervollkommnung" dieses Systems beigetragen hat). Man strebt nach Förderung und Wachrufen heilbringender Reaktionen des Kranken, **nicht** nach Entfernung der Symptome. Sobald dieser Prozeß in Gang gebracht ist, setzt man die Medikation ab. Man wartet ab, bis die Reaktionen schwächer werden oder sich verändern. Anfänglich wird dies nach etwa sechs bis acht Wochen eintreten. Je nach Reaktionskraft der jeweiligen Konstitution können diese Reaktionen auch kürzer oder länger anhalten. Wird während der homöopathischen Behandlung die Konstitution allmählich stärker, werden auch die heilenden Reaktionen länger anhalten, um schließlich zu völliger Genesung zu führen. Der Zeitraum, in dem sich dies abspielt, hängt ganz vom Ernst der Beschwerden, vom Ausmaß der Störung der Lebenskraft, der verfügbaren Kraft der Konstitution, früher eingenommenen (meist chemischen) Mitteln und der Dauer der Störung ab. Weitere Prinzipien der klassischen Homöopathie sind in den Kapiteln „Prinzipien der Homöopathie" und „Die homöopathische Konstitutionsbehandlung" aufgeführt.

Neben der klassischen Homöopathie gibt es noch zwei weitere Formen der Homöopathie, die klinische und die Komplexhomöopathie. Beide sind neueren Datums und allenthalben bekannt von Selbstbehandlungsbüchern, Drogerien und Reformhäusern. Die klinische Homöopathie arbeitet mit D-Potenzen (überwiegend Niederpotenzen wie D3, D6 und D12 – mit geringerer energetischer Kraft). Sie basiert auf der Gleichartigkeit zwischen Heilmittelsymptomen und den (örtlichen) Krankheitserscheinungen (z. B. des Magens) und verordnet ihre Dosen mehrmals täglich. Außerdem werden verschiedene Mittel zugleich verschrieben.

Auch die Komplexhomöopathie arbeitet auf der Basis der Übereinstimmung (örtlicher) Erkrankungen mit Heilmittelsymptomen. Alle (oder die wirksamsten) Mittel, die ein bestimmtes Beschwerdebild beeinflussen können, werden zu einem Präparat zusammengestellt. So entsteht ein Komplex. Die kombinierten Mittel sind fast immer D-Potenzen und müssen oft lange und mehrmals täglich verabfolgt werden, um Erfolge zu zeigen.

Die Mittel von Dr. Vogel stehen zwischen den beiden Homöopathieformen. Tatsächlich spricht man jedoch bei keiner der drei Formen von reiner Homöopathie.

ZUSAMMENFASSUNG

Die Homöopathie beruht auf einem Denkmodell, das heutigen Vorstellungen eher fremd ist. Sie geht davon aus, daß etwas, das bestimmte Symptome verursacht, diese auch heilen kann.

Das Wirkprinzip homöopathischer Arzneimittel ist: „Aktion bedingt Reaktion". In der Homöopathie hat die Beobachtung bestimmter Erscheinungen größte Bedeutung. Sie erkennt diese Erscheinungen als ein Ganzes, als die Form des kranken Organismus. Kein einziges Phänomen ist zufällig, jedes ist Teil eines tiefen **inneren** Zusammenhanges. Krankheitserscheinungen sind Ausdruck und Eckpfeiler dieses inneren – meist noch verborgenen – Zusammenhanges. In diesem Sinne sieht die klassische Homöopathie die Existenz einer örtlichen Erkrankung (z. B. eines Ekzems) nicht als eigenständige Einheit, sondern sie versucht stets, den Zusammenhang mit dem Ganzen, mit der Totalität der Persönlichkeit zu entdecken. Die klassische Homöopathie spricht von Arzneimittel**bildern.** Als Methode kann man sie beschreibend und vergleichend nennen.

Sie betrachtet Arzneimittelbilder und Persönlichkeitsbilder als Einheit und kommt durch Vergleich beider zur Wahl des passenden Mittels – ganz im Gegensatz zur Schulmedizin, die nicht mit Bildern, sondern nach Schemata arbeitet. Die Schulmedizin spricht von anregenden, betäubenden, blutverdünnenden, konstringierenden und stimmungshebenden Stoffen, anstatt das Gesamtbild zu berücksichtigen. Sie spricht von kranken Organen und Krankheitserregern und hat die Krankheit zum wichtigsten Gegenstand ihrer Untersuchung gemacht, während sich die Homöopathie auf den Kranken richtet, auf den Gesamtkomplex seiner Symptome und auf seine Persönlichkeit. „Die einzige Möglichkeit, der Krankheit zu begegnen, ist, die Gesundheit des Kranken zu verbessern.“ (Vithoulkas).

Die homöopathische Konstitutionsbehandlung

Neben der Therapie akuter Erkrankungen wendet die klassische Homöopathie die sogenannte Konstitutionsbehandlung an. Unter Konstitution versteht man die Gesamtheit der individuellen Merkmale geistiger, emotioneller, funktioneller und körperlicher Art, der vererbten Merkmale und der spezifischen Reaktionen auf Einflüsse von außen. Jeder Mensch hat seine eigene Konstitution und stellt dementsprechend ein Individuum dar, das sich von allen anderen Individuen unterscheidet. In diese Prägung ist gewissermaßen der Auftrag eingeschlossen, sich der Möglichkeiten zu bedienen, die ihm seine Konstitution bietet; zu lernen, eigene spezifische Probleme, die die Konfrontation mit der Außenwelt aufwirft, zu lösen und mit ihnen umzugehen – kurz: zu vollkommener Harmonie zu gelangen.

Der Mensch entwickelt sich in seinem Leben fort. Man kann sagen, seine Konstitution entfaltet sich allmählich. Er wird ständig sich ändernden Lebensumständen ausgesetzt, sowohl von innen wie von außen. (Auf geistigem, emotionalem und physischem Niveau). Während dieses Entwicklungsprozesses kann einiges mißlingen. Probleme werden nicht angepackt oder nicht gelöst, Möglichkeiten werden entdeckt oder unterschätzt, Fähigkeiten werden unterdrückt. Das Bild, das der Mensch von sich selber aufbaut oder das ihm seine Umgebung aufdrängt, kann ihn von seiner wahren Wesensart wegführen.

Das Leben verläuft in Phasen von etwa sieben Jahren. Jede Phase hat ihre eigenen Probleme. Schließlich beschäftigen ein fünfjähriges Kind andere „Probleme" (vor allem im Zusammenhang mit seinem Wachstum) als jemand mit 45. (Weitere Literatur siehe Literaturverzeichnis.)

Probleme können zu Reibungspunkten werden, Verlust des Gleichgewichts und Disharmonie hervorrufen. Der Organismus wird versuchen, zu kompensieren, zu regulieren und zu korrigieren. Wir erfahren dies als Krankheit, aber in Wirklichkeit ist es ein Versuch, die Gesundheit wiederzuerlangen. Wenn solche Prozesse unterdrückt oder falsch behandelt werden, verschwinden sie zwar aus dem direkten Wahrnehmungsfeld und scheinen gelöst zu sein, aber auf tieferer Ebene können sie die Konstitution stören. Die klassische Homöopathie ist bestrebt, die so aus dem Gleichgewicht gebrachte Konstitution wieder zu ordnen und ins rechte Gleis zu setzen. Das ist nicht immer gerade einfach und kann, wenn sich die Konstitution verschlechtert, einige Zeit beanspruchen.

In der klassischen Homöopathie spricht man von Heilmitteln, und zwar um **selbst** zur Gesundheit zu gelangen und nicht, um passiv geheilt zu werden. Wie schon weiter oben erwähnt, werden Heilmittel zur Selbstheilung angewendet, d. h. um heilsame Reaktionen anzuregen. Heilung ist ein aktiver Prozeß, zu dem der Mensch selber beitragen muß. Er kann Genesung nicht an sich vollziehen lassen. Passivität wird sich auch als sinnlos erweisen. Denn wenn die Konstitution nicht durch Anstrengung (Reaktionen!) besser und kräftiger wird, werden dieselben Beschwerden immer wieder zurückkehren.

Die klassische Homöopathie ist eine sehr aktive Heilmethode, bei der der Patient voll mitarbeiten muß, wenn auch nur durch seinen Bericht **all** seiner Symptome während der homöopathischen Anamnese. Bei Kindern, die sich noch nicht selber ausdrücken und ihre Symptome objektiv betrachten können, sind es die Eltern, von denen der aktive Beitrag verlangt wird. Während dieses Interviews müssen wirklich alle Symptome zur Sprache kommen; auch alle offenbar unwichtigen Gefühle und Wehwehchen. Die Homöopathie sieht das **Gesamt**bild der Erscheinungen als Ausdruck der konstitutionellen Störung. Der Homöopath fragt den Patienten nach den spezifischen Zeiten seiner Beschwerden, wann und wodurch Verschlimmerung oder Besserung auftritt und wie seine Schmerzen sich genau anfühlen. Er wird ihn nach jeder Konsultation bitten, den Verlauf seiner Beschwerden detailliert aufzuschreiben. Aus dem Verlauf der Beschwerden kann er genau den Heilungsprozeß verfolgen und die geeignetste Behandlung einleiten. Dies bedeutet, das zu diesem Moment am besten passende, meist gleichartige Mittel zu wählen.

Die Konstitutionsbehandlung ist in der klinischen wie in der Komplexhomöopathie unbekannt. Diese beiden konzentrieren sich nur auf die Behandlung von Erkrankungen als selbständige Einheit, ohne sich in die tieferen, inneren Zusammenhänge der Erscheinungen zu vertiefen. Damit gehen sie an der individuellen Konstitution, aus der diese Erscheinungen erwachsen, vorbei.

Die Behandlung von Kindern

Während einer Konstitutionsbehandlung kann ein Erwachsener zu bestimmten Einsichten über sich selber kommen. Er wird den inneren Zusammenhang zwischen seinen Symptomen und seiner Lebensweise erkennen und so zur Heilung gelangen. Bei Kindern ist das anders. Die Fähigkeit zur Selbsterkennung und zum Abstandnehmen von sich selbst ist noch wenig entwickelt. Demgegenüber kennt ein Kind weniger Widerstand, und in seiner spontanen „Ungebremstheit" kommt es leichter zur Selbstheilung. Der Schweizer Homöopath Voegeli nennt die Behandlung von Kindern auch „das Eldorado der Homöopathie".

Im allgemeinen kann man sagen, daß sich ein Kind während seiner ersten zehn Lebensjahre mit dem Aufbau und der Formgebung seines Körpers „beschäftigt". Es ist bestrebt, dies gleichsam so „einzurichten", daß es mit seiner Individualität übereinstimmt. Nach dem zehnten Lebensjahr wächst der Abstand zur Außenwelt, entwickelt sich eine gewisse Kritikfähigkeit, und individuelle Charakterzüge treten deutlicher ans Licht. Dessen ungeachtet sind auch während der Konstitutionsbehandlung kleiner Kinder die individuellen Charakterzüge, die sich schon (manchmal nur vage, manchmal deutlicher) abzeichnen, von größter Bedeutung. Ein langes Zitat aus Voegelis „Gesundheit und Homöopathie" kann dies noch verdeutlichen:

„Beobachten wir die Heilung chronischer Krankheiten, so zeigt sich deutlich, daß fast immer die Assimilation (Umsetzung) eines oder mehrerer Grundstoffe (z. B. Kalzium, Magnesium oder Kalium) nicht ausreichend ist. Mit anderen Worten kann die von Geburt an gestörte Lebenskraft den physischen Organismus nicht ausreichend aufbauen. Ihre Arbeit wird unzulänglich!

Ein Beispiel: In einem bestimmten Organismus besteht ein „Zuwenig" an Kalzium, während ein Überschuß an Kalium besteht. Die Folge ist eine Unordnung vitaler Funktionen und ein Mangel an Abwehrkräften. Dieses gestörte Gleichgewicht kann jedes Element des physischen Körpers betreffen. Ein solcher Organismus kann dann nicht mehr normal funktionieren. Chronische Krankheiten sind die Folge.

Die Schulmedizin hat gleichartige Beobachtungen gemacht. Sie weiß z. B., daß die Englische Krankheit (Rachitis) mit einem Kalziummangel einhergeht. Als Gegenmaßnahme hat sie die Verabreichung von Kalzium versucht. Aber die Ergebnisse waren schlecht. Der Fehler liegt nämlich nicht in einem Kalziummangel in der Nahrung, sondern in einer biologischen Minderversorgung des Organismus selbst. Der Körper kann in diesem Fall das Kalzium nicht assimilieren (verarbeiten). Das ist der Grund für den Kalziummangel. Die Verabreichung hoher Dosen Kalzium hat manchmal sogar toxische Wirkung.

Jede unzureichend verarbeitete Substanz wirkt wie eine Vergiftung. Die toxische Wirkung nimmt mit der Menge der Zufuhr zu. Die Gabe von Kalzium führt dann z. B. gerade zur Entkalkung. Dies gilt nicht nur für die Englische Krankheit. Im Prinzip ist die Verabreichung jeder mangelnden Substanz schädlich. Wird die Substanz jedoch in hoch potenzierter Form gegeben, wirkt sie nicht mehr schädlich. Sie kompensiert dann gerade den Mangel an Lebenskraft, und diese wird somit fähig, die betreffende Substanz wieder zu verarbeiten. Damit wird nach einer bestimmten Zeit der Schaden behoben, der durch das Nichtvorhandensein der betreffenden Substanz entstanden ist.

Die Behandlung chronischer Krankheiten umfaßt darum in erster Linie die Korrektur mangelhafter Stoffwechselvorgänge. Dies geschieht durch die Verschreibung homöopathischer Heilmittel in Hochpotenzen. Nur die energetischen Mittel, die nach den Anweisungen von Hahnemann hergestellt wurden, können dies bewirken. Die reine Urtinktur, ja oft sogar die Niederpotenzen des an sich passenden Mittels vermögen das nicht.

Die Erfahrung lehrt, daß jeder schlecht funktionierende Stoffwechsel ein bis zwei Monate benötigt, bis er wieder funktioniert. Der Organismus ist nach Ablauf dieser Zeit jedoch noch nicht ganz im Gleichgewicht. Rückfälle in den alten Zustand kommen manchmal vor. Darum ist es notwendig, den Kranken noch längere Zeit unter Kontrolle zu halten, um seinem Organismus neue, energetische Impulse geben zu können, sobald eine neue Dysfunktion sichtbar wird.“

Die Arzneimittelbilder

Die Erscheinungen, die ein bestimmtes Mittel während der Arzneimittelprüfung hervorruft, zeigen einen bestimmten inneren Zusammenhang. Die Gesamtheit der Symptome ergibt gleichsam das Bild einer Persönlichkeit, eines Individuums. Dies ist der Grund dafür, daß sich die klassische Homöopathie auf den Vergleich zwischen Arzneimittelbild und Krankheitsbild stützt. (Was auslösen kann, kann auch heilen!) Das Bild des Heilmittels kann man aufgrund der Arzneimittelprüfung erkennen oder auch durch Beobachtung der Pflanze, des Tieres oder des Minerals, aus dem das Mittel bereitet ist, in seiner natürlichen Umgebung. In den folgenden Bildern oder Typisierungen soll versucht werden, etwas von diesem Zusammenhang zwischen äußerer und innerer Natur deutlich werden zu lassen.

LITERATUR: Siehe Literaturverzeichnis am Ende des Buches.

Die Kindertypen

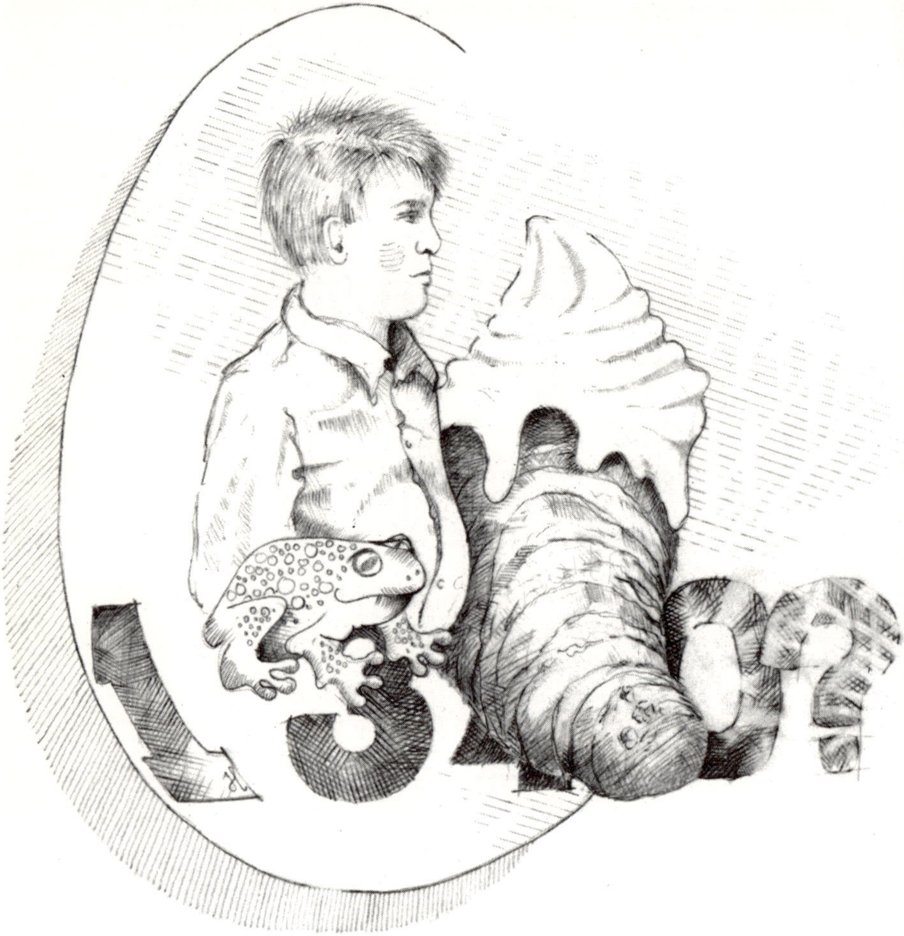

Calcium carbonicum

Gruppe 1: Aufbau, Form und Wachstum

Im großen und ganzen könnten alle Heilmittel aus diesem Buch unter diese Überschrift fallen. Bei näherer Betrachtung sind es aber speziell die verschiedenen Calcium-Typen – der Phosphor- und der Silicea-Typ –, die charakteristisch für diese Gruppe sind, da sie mit der Verarbeitung der für den menschlichen Organismus so grundlegenden Mineralien Kalk, Phosphor und Kieselsäure zu tun haben.

Calcium carbonicum

Ein amerikanischer Homöopath äußerte einmal die Behauptung, jedes Kind müsse gleich nach der Geburt eine Dosis Calcium carbonicum erhalten, um das Wachstum in die richtigen Bahnen zu lenken. Solch eine Maßnahme wäre sicher voreilig und meist auch überflüssig, aber sie zeigt, welche Bedeutung man dem Calcium (= Kalk) für gutes Wachstum und Entwicklung des Organismus beimessen muß.

Die Natur kennt „unendlich" viele Erscheinungsformen des Kalks. Die Erdkruste mit ihren mächtigen Bergketten wäre ohne Kalk undenkbar; Schalentiere benötigen, um ein anderes Beispiel zu nennen, Kalk für ihre zahllosen, ganz unterschiedlichen Gehäuseformen. Will die Natur etwas aufbauen, in eine Form bringen, ist für sie Kalk unentbehrlich. Auch der Mensch errichtet Bauwerke aus Kalkstein und Marmor.

Man hat den Eindruck, als ob im Calcium keine Bewegung möglich sei, alles steht steif und „fest wie ein Haus".

Kalk fühlt sich trocken an und neigt wenig dazu, mit Wasser eine Verbindung einzugehen. So vermißt man an diesem Mineral die Dynamik, die für das Wasser kennzeichnend ist. Calcium ist völlig adynamisch; es verleiht Festigkeit, Unbeweglichkeit und Form.

Der menschliche Organismus enthält mehr Calcium als jedes andere Mineral. Die Gestalt des Menschen wird im wesentlichen von seinem Knochengerüst bestimmt. Ohne Knochen und Bein wäre der Mensch eine formlose Masse. Die Festigkeit und steife Struktur des Skeletts gewährleistet das Calcium. Neben dem Knochengestell, das den Großteil Kalk benötigt, brauchen auch das Nervensystem und das Blut ihren Teil. Die Nerven, die nie zu „dynamisch" werden sollen, müssen gleichsam ein wenig „gebremst" werden. Auch dafür sorgt der Kalk. Eine lebensnotwendige Aufgabe des Blutes ist seine Fähigkeit, zu gerinnen, wenn es Wunden und Verletzungen schließen muß. Wieder spielt Calcium bei der komplizierten Kettenreaktion der Blutgerinnung eine entscheidende Rolle.

Zusammenfassend kann man die Bedeutung des Calciums folgendermaßen umschreiben: **formgebend** (Skelett/Gestalt) – **hemmend** (ohne Hemmung gerät das Nervensystem außer Kontrolle) – **abdichtend** (Blutgerinnung).

Welche Bedeutung dem formgebenden Charakter des Calciums zukommt, kann uns eine Krankheit wie die Rachitis (Englische Krankheit) verdeutlichen. Bei der Rachitis liegt ein Fehler in der Formgebung vor, so daß es zur Mißbildung des Skeletts kommt. Es scheint so, als ob Kinder, die an dieser Krankheit leiden, keine feste Basis, kein steifes Fundament besitzen.

Für die Herstellung des Heilmittels Calcium carbonicum verwendet man nach der Anweisung Hahnemanns den mittleren Teil einer Austernschale. Was für eine Auster ihre Schale bedeutet, kann man sich ausmalen; den Calcium carbonicum-Typ kann man auch mit einer Auster ohne Schale vergleichen: weich, formlos und unbeschützt.

DER TYPUS

Meist ist ein Calcium carbonicum-Typ weichlich, dick und lustlos. Häufig hat er blonde Haare, helle Haut, blaue Augen. Obgleich als Kind vielleicht erstaunlich wendig, besitzt er recht wenig geistige und körperliche Energie. Eine Untersuchung offenbart hinter einem gesunden Aussehen mehr Fett als Muskulatur. Er neigt zu Rachitis, mit verbreiterten Epiphysen (Endteile der Röhrenknochen), großem Kopf, sich langsam schließenden Fontanellen und vermehrtem Schwitzen.

Diese Kinder sind sehr fröstelig, werden aber bei der geringsten Anstrengung schnell warm. In der Nacht schwitzen sie, vor allem am Kopf, recht stark. Der Schweiß hat einen säuerlichen Geruch und hinterläßt auf dem Kopfkissen einen Flüssigkeitssaum. Trotz der großen Kälteempfindlichkeit brauchen sie immer frische Luft. Die frische Luft gibt (kurzzeitig) das Gefühl von Vitalität und Energie.

Durch die Schwäche seiner Gewebe wird ein Calcium carbonicum-Typ schon nach kurzer Belastung müde. Setzt man das Kind auf einen Stuhl, dann bleibt es schön brav sitzen, spielt ein bißchen mit den Fingern und sackt langsam nach unten. Meistens hat es nicht die Energie, etwas zu unternehmen. Im allgemeinen ist seine Haut feucht und kühl, besonders an Händen und Füßen. Solch ein Kind klagt häufig über das Gefühl, als sei Kälte im einen oder anderen Körperteil, und darum ist es auch sehr sensibel für Kälte und Feuchtigkeit.

Nicht immer sind es die ganz jungen Kinder, die zu diesem Typ passen. Auch ältere können Merkmale des Calcium carbonicum-Typs zeigen. Sie werden von ihnen eine feuchte, kalte und schlaffe Hand entgegengestreckt bekommen. (Die englische Homöopathin Margaret Tyler bemerkte einmal, man habe das Gefühl, ein Frosch schüttle einem die Hand). Diese Kinder schauen wirklich gesund und gutgenährt aus, während sie in Wirklichkeit geistig und körperlich lustlos sind. Sie sind träge in der Schule, verlangsamt beim Spielen, leicht verstauchen sie sich ihren Knöchel und haben überhaupt schmächtige Muskeln, bei kleinen Belastungen schwitzen sie schon, und immer wieder bekommen sie ihre Erkältung.

Häufig haben sie auch geschwollene Tonsillen und dicke Halsdrüsen und ein ziemlich dickes Bäuchlein. Ihnen fehlt jedes Durchhaltevermögen, jede Energie, und dazusitzen mit nichts oder wenig tun, kann sie ganz zufriedenstellen. Viel mehr Möglichkeiten gibt es auch nicht, weil geringe geistige und körperliche Anstrengung sie schon erschöpft. Das Gedächtnis und Konzentrationsvermögen sind sehr schwach. Das bringt Angst mit sich. Angst, andere könnten feststellen, daß etwas nicht in Ordnung sei. Ein Calcium carbonicum-Typ verträgt es absolut nicht, ausgelacht zu werden. Er wird also um alles in der Welt dieses

Risiko vermeiden. Mit seinem ungeschickten Verhalten läuft das Kind beim Spielen ständig Gefahr, schnell im „Aus“ zu stehen oder nur Mitläufer zu sein; das weiß es auch. Also zieht es vor, erst gar nicht mitzumachen. Anstatt durchzuhalten und sich durch Training immer mehr Gewandtheit anzueignen, kurz, sich an irgend etwas „festzubeißen“, wirft das Calcium carbonicum-Kind gleich die Flinte ins Korn.

In der Schule geht es genauso. Sehr oft hat ein Kind dieses Typs Schwierigkeiten mit dem einen oder anderen Fach (meist Rechnen). In diesem Fach wird es überhaupt keine Anstrengung mehr unternehmen, sondern aufgeben. Ist sich das Kind nicht absolut seiner Sache sicher (und das geschieht nur zögernd), so kann man es mit nichts dazu bringen, eine offensichtliche Antwort auf eine Frage zu geben. Lieber schweigt es und läßt sich als dümmlich ansehen, als daß es das Risiko eingeht, eine verkehrte Antwort zu geben. Daß es damit die Lacher in der Klasse nur gegen sich stellt, ist genau das Gegenteil dessen, was es erreichen wollte.

Diese mangelnde Risikobereitschaft könnte man bezeichnen als „Angst, die eigene Schwäche zu offenbaren“. Daß sich das Kind nicht standfest und sicher auf seinen Beinen fühlt (bildlich und wörtlich gemeint), spielt natürlich auch eine große Rolle. Was die Angst betrifft, muß es sich nicht um einen Calcium carbonicum-Typ handeln, denn ein Kind ist von Natur aus ängstlich (obwohl es nicht so ungeschützt ist wie eine Auster ohne Schale). Es kann sich um Kleinigkeiten sorgen oder an der Vorstellung festhalten, daß morgen oder bald etwas ganz Schlimmes passieren wird. Auch im Dunkeln fühlt sich ein solcher Konstitutionstyp nicht ganz wohl in seiner Haut. Er traut sich nicht allein ins Bett und will in der Nacht eine Lampe über dem Bett brennen lassen. Liegt dann ein Calcium carbonicum-Kind im Bett und schließt die Augen, sieht es lauter unheimliche Bilder. Grausige Gesichter und schreckliche Gestalten jagen dem Kind die Gänsehaut über den Körper und hindern es am Einschlafen. Am schlimmsten ist, daß die Schreckensbilder nicht verschwinden, wenn es die Augen wieder aufmacht. Ist das Kind dann doch eingeschlafen, kann es mitten in der Nacht wieder von Alpträumen wachgerüttelt werden. So ein Typ braucht eine Schale, mit anderen Worten Calcium carbonicum. Wie stark für das Kind das Unvermögen ist, abzuschalten, sieht man auch daran, daß es garantiert nicht einschlafen kann oder in der Nacht schreiend wach wird, wenn es etwas Unheimliches in einem Buch gelesen oder im Fernsehen gesehen oder gehört hat. Ja sogar ein Stich oder der Anblick einer Injektionsnadel kann so beängstigend sein, daß es in Ohnmacht fällt.

Es fehlt also grundlegend an Festigkeit und Standvermögen. Neben dem Knochengerüst und dem Nervenkostüm wird dies auch am Lymphsystem deutlich. Man hat den Eindruck, als sei das Calcium carbonicum-Kind – wie im übrigen auch die Auster – zu wäßrig. Das zeigt sich in der Tendenz zu chronischer Erkältung, Drüsenschwellung und -entzündung, zu Schleimbildung in den Luftwegen und Schleimhautentzündungen am ganzen Körper. Solch ein Typ „verkalkt" gleichsam leicht und muß darum diesen Überschuß durch Feuchtigkeit ausgleichen.

Im Wind tränen die Augen übermäßig, vor allem das rechte. Bettnässen bleibt lange Zeit ein Problem. Der Fontanellenschluß und der Zahndurchbruch verlaufen langsam und äußerst mühsam. Das Kind lernt erst spät das Sprechen, richtet sich viel später auf als seine Altersgenossen und tut seinen ersten schwankenden Schritt meist nicht vor dem 14. bis 18. Lebensmonat. An diesem Bild von Trägheit sieht man, wie langsam und mühsam dieser Typus feste Form annimmt.

Dieses Kind hat immer Diarrhöe oder breiartigen Stuhl. Er hat mangels Gallenfarbstoff eine helle Farbe und riecht eigenartig sauer. Er nimmt ebensowenig feste Form an; es kann aber auch Verstopfung bestehen. Es ist verständlich, daß der träge Darm eine Übereinstimmung bildet mit der trägen Geisteskraft und dem verschlafenen Verhalten des Calcium carbonicum-Typs. Das Kind kann gut und gern eine Woche keinen Stuhlgang haben, ohne davon sonderlich belastet zu sein. Die Art des Stuhlgangs, der, wie erwähnt zu weich oder zu hart ist, entspricht den wesentlichen Schwierigkeiten von einem Calcium carbonicum-Kind: keine Form und keine Dynamik.

Schließlich sei als Merkmal die starke Abneigung gegen Fleisch und warme Speisen genannt, ebenso das große Verlangen nach Eis und Eiern (beide sind gute Quellen von Kalk).

Milch als wichtiger Kalklieferant kann vom Kind stürmisch begehrt oder auch energisch abgelehnt werden; das wechselt stark.

ZUSAMMENFASSUNG

1. Neigung zum Dickwerden. Großer Kopf und dicker Bauch. Verzögerter Zahndurchbruch, träges Laufen- und Sprechenlernen; Fontanellen bleiben lange Zeit offen.
2. Unruhe und Ängste; Alpdrücken (Nervensystem zu wenig gehemmt).
3. Das Kind schwitzt leicht; nachts ist das Kopfkissen triefend naß von sauer riechendem Schweiß.
4. Schlechte Blutzirkulation; Kältegefühl an eigenartigen Körperstellen; Hände und Füße kalt und feucht.
5. Sauer (Schweiß, Durchfall, Mageninhalt).
6. Stuhlgang entweder zu weich oder zu hart; Stuhl von heller Farbe, manchmal wie Fensterkitt; während des Zahndurchbruchs saurer Durchfall.
7. Verlangen nach Eiern, am liebsten weichgekocht.
8. Chronisch geschwollene Drüsen und ständige Erkältung; schlecht heilende Wunden.
9. Verschlimmerung: körperliche und geistige Anstrengung; kaltes und feucht-kaltes Wetter; Vollmond; Stehen; Milch; Zahndurchbruch; enge Kleidung.
   Besserung: trockenes, warmes Wetter; auf der schmerzenden Seite liegen.

Ätiologien: kalter, feuchter Wind; Feuchtigkeitsverlust; Angst, geistige Anstrengung; unterdrückter Schweiß.

Calcium phosphoricum

Vergleiche die allgemeinen Betrachtungen über Calcium unter Calcium carbonicum.

Calcium geht mit vielen anderen Elementen Verbindungen ein. Man nennt solche Verbindungen Calciumsalze. In der Homöopathie benützt man eine ganze Reihe dieser Salze – in potenzierter Form selbstverständlich. So ist beispielsweise Calciumcarbonat das Salz von Calcium und Kohlensäure, Calciumfluorid das Salz von Calcium und Fluor, Calciumsulfat von Calcium und Schwefel, Calciumphosphat von Calcium und Phosphor.

Werden diese Salze einem homöopathischen Potenzierungsprozeß unterzogen, so erhält man folgende Mittel: Calcium carbonicum – Calcium fluoratum – Calcium sulfuricum – Calcium phosphoricum.

Gemeinsamer Bestandteil all dieser Mittel ist das Calcium. Daher wird man die Hauptwirkungsrichtungen von Calcium auch immer mehr oder weniger antreffen. Die wichtigsten Wirkungen von Calcium betreffen die Formgebung, die Hemmung und die Abdichtung. Dasjenige Element, mit dem Calcium eine Verbindung eingegangen ist, bringt gewissermaßen Abwechslung in diese Hauptwirkungen. Obwohl das Element Calcium immer anwesend ist, kann man doch große Unterschiede feststellen. Die Arzneimittel sind untereinander nicht austauschbar, sondern zeigen ein eigenes charakteristisches Symptomenbild. Kurz, jede Calciumverbindung paßt zu einem ganz bestimmten Menschentyp.

Beim Calcium phosphoricum-Typ bringt das Element Phosphor viele neue Aspekte zum Basismittel Calcium carbonicum. Die fundamentalen Eigenschaften der Passivität, Unbeweglichkeit, Sich-Abschließen und das Festhalten an der Form werden vom Phosphor in eine andere Richtung gelenkt.

Der phlegmatische, indolente und plumpe Calcium carbonicum-Typ mit seinem Verlangen nach steter Regelmäßigkeit macht einer zerbrechlichen Persönlichkeit Platz, die sich vor

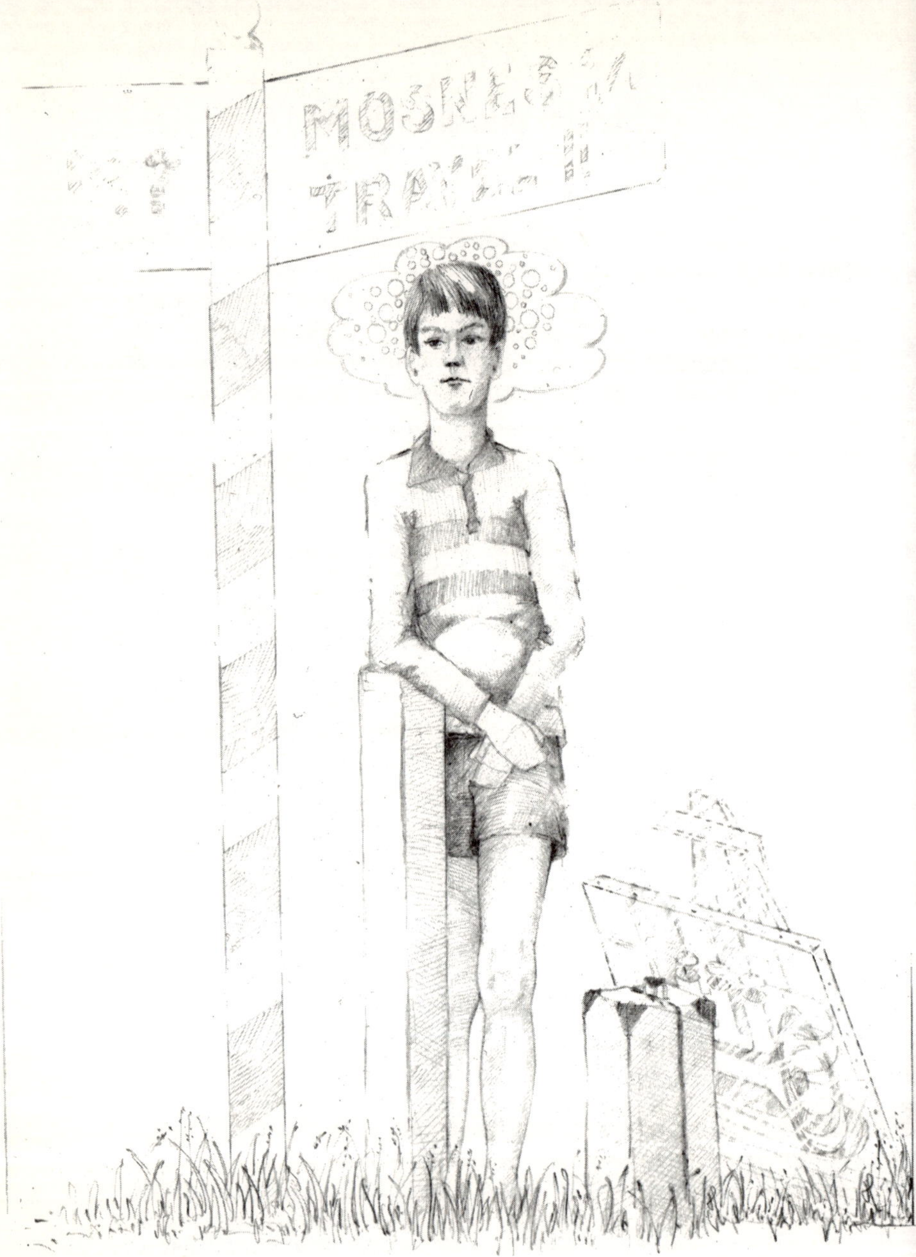

Calcium phosphoricum

konventionellen und praktischen Dingen scheut; Phantasie und Sinn für Kunst geben den Ton an.

Für richtiges Wachstum und Ernährung braucht der Organismus unbedingt Calciumphosphat. Man findet es wieder im Blutplasma, im Speichel und Magensaft, in Knochen, dem Bindegewebe, Zähnen und in der Muttermilch. Es zeigt eine spezifische Affinität zu Eiweiß, das dann im Organismus die organische Grundlage für dieses Salz bildet. Wegen seiner Bedeutung für den Aufbau neuer Blutzellen entsteht bei einem entgleisten Calciumphosphatstoffwechsel schon bald Blutarmut. Besonders für den Wachstumsbeginn wirkt dieses Salz als Stimulans.

Während ein Calcium carbonicum-Kind zu dick, weich und formlos bleibt, schießt dieser Typ gleichsam ins Kraut. Dadurch wird er schwach und mager. Er ist so filigran, daß man befürchten muß, er könnte jeden Moment zerbrechen.

Es ist eine Folge des Wachstums und liegt nicht an der Ernährung des Kindes, etwa an schlechter, unnatürlicher Ernährung oder an Unterernährung. Die zugeführte Nahrung kann völlig in Ordnung sein, und doch wird das Kind Probleme haben, weil die Ursache für seine Schwierigkeiten auf einer anderen Ebene liegen. Das Kind kann die Nahrungsbestandteile, namentlich das Calciumphosphat, nicht umsetzen und verarbeiten. Wie schon erwähnt, hängt dies nicht mit einem körperlichen Manko, sondern mit einem gestörten „Organisationsprinzip“ des Organismus zusammen. (Hahnemann sprach vom „Lebensprinzip“, wie schon in der Einleitung ausgeführt. Von den Anthroposophen wird es „Lebenskörper“ genannt.) Zufütterung, Eisenpräparate oder eine tägliche Kalktablette können das Problem nicht wirklich lösen; man muß es auf der Ebene beeinflussen, wo es auch liegt, nämlich auf energetischer, dynamischer Ebene. Ein Heilmittel kann nur dann wirklich helfen, wenn es bis zu diesem Niveau vordringt. Aufgrund des Potenzierungsprozesses wird ein homöopathisches Mittel befähigt, diese grundlegende Voraussetzung zu erfüllen. Calcium phosphoricum, in der richtigen „Stärke“ potenziert, wird bei der Ursache der Störung angreifen und kann sehr wohl als stoffliche Komponente vom Kind aufgenommen und verwertet werden, um seine Schwierigkeiten doch noch in die richtige Bahn zu lenken.

DER TYPUS

Das Element Phosphor gibt bei diesem Typ den Ton an. Es bewirkt eine Überfunktion des Gewebes, manchmal auch der Drüsen, und das führt zu allgemeiner Schwächung des Körpers. Die Gliedmaßen werden lang, viel zu lang, das Wachstum schießt über sein Ziel hinaus. Die dünne Haut ist dunkel getönt, ebenso die Augen und das Haar. Lange Augenwimpern und ein schmales, fein geschnittenes Gesicht verleihen dem Kind ein zartes Aussehen. Seine Brust ist schmal gebaut, seine Hände lang und schlank. Die Zeichen des plötzlichen Wachstumsschubes schließen sich oft an eine Periode längerer Krankheit an. Durch das zu schnelle Wachsen werden die Gewebe geschwächt und verlieren an Widerstandsfähigkeit, so daß die Abwehr gegen akute Erkrankungen nur minimal und die Rekonvaleszenz stark verzögert ist. Aus der ungleichen Kräfteverteilung entstehen auch Wachstumsstörungen des Skeletts; die Fontanellen bleiben lange offen oder öffnen sich wieder, nachdem sie sich schon geschlossen hatten. Der Zahndurchbruch ist mit großen Mühen und starken Schmerzen verbunden. Diese Kinder lernen spät das Laufen, nicht aufgrund ihrer allgemeinen Passivität wie beim Calcium carbonicum-Typ, sondern wegen ihrer Schwäche. Denn passiv ist ein Calcium phosphoricum-Kind sicher nicht, es ist nervös und agitiert. Abends wird es besonders aktiv, weshalb es nicht einfach ist, solch ein Kind ins Bett zu kriegen. Aber der Bedarf an Schlaf ist groß, und morgens kann man das Kleine fast nicht wachrütteln. Für einen richtigen Ausgleich müßte man es eigentlich lange ausschlafen lassen.

Es ist ein Gefühlstyp, der sich schwertut mit der Regelmäßigkeit und Routine des Alltags. Introvertiert und wenig beständig lebt er in seiner eigenen Traumwelt. Enthusiasmus, Freude und Verdruß vergehen so schnell, wie sie gekommen sind. Seine Phantasie steht ganz im Vordergrund, er liebt die Abwechslung und kommt fast um bei monotonen Tätigkeiten. So ist er auch leicht für Ausflüge und Reisen zu begeistern; das Problem ist nur wieder, daß sie nicht zu lange dauern dürfen, weil der Drang nach fortwährender Abwechslung und Veränderung den Ferienaufenthalt bald öde und alltäglich erscheinen lassen. Das Kind drängt wieder nach Hause zurück, um dort sein Glück zu suchen.

Das unstabile Wesen gibt einem Calcium phosphoricum-Typ „Beflügelung“ mit einem deutlichen artistischen Einschlag. Diese Entwicklung kommt seinen künstlerischen Qualitäten beim Malen, Zeichnen und Musizieren sehr entgegen. Dafür ist der aufgezwungene tägliche Schulbesuch ein Kreuz für das Kind. Vertieft in seiner eigenen Traumwelt erlebt es die Schule und Lehre nur als „Gast von einer anderen Welt“. Soll es lange Rechenaufgaben lösen oder sich konzentrieren, ist es schnell erschöpft und bekommt Kopfschmerzen. Diese Schulkopfschmerzen sind oft mit einem heißen Kopf, kalten Füßen und Magenbeschwerden verbunden, überhaupt wird das Kind während des Schuljahres häufig krank. Wenn es lange sitzen muß, wie das in der Klasse ja zu erwarten ist, schlafen seine Arme und Beine ein, ohne daß es etwa eine schlechte Sitzhaltung einnimmt.

Ein Calcium phosphoricum-Typ ist reizbar, nervös und ruhelos. Man hört ihn klagen über einen heißen Kopf oder seinen Magen. Jeder Versuch zu essen wird mit Beschwerden quittiert, und unverdaute Speise kommt wieder herauf. Vor allem Milch wird schlecht vertragen. Stark gesalzene, pikante Speisen werden begehrt, wie Geräuchertes, Schinken, Speck, Wild und Geflügel. (Während dem Calcium carbonicum-Typ der Sinn nach Süßem, nach Eis und Eiern steht.)

Eigentlich beginnen die Verdauungsbeschwerden schon in den ersten Lebensmonaten, wenn der Säugling bei der Brustfütterung derbe Magenkrämpfe bekommt und den Großteil der Muttermilch wieder erbricht. Er verträgt die Milch nicht und verweigert schließlich die Brust, obwohl Muttermilch ansehnliche Mengen Calciumphosphat enthält, die einen Impuls für das Wachstum liefern. Der Stuhl wird grün und schleimig, enthält Unverdautes und wird unter laut brummenden Winden abgesetzt. Auch wenn das Kind größer wird, keine Brustnahrung mehr erhält und selbständig essen lernt, bleibt die Verdauung ein Problem. Früchte, Milch und kalte Getränke werden schlecht vertragen. Der Magen beginnt, wie schon erwähnt, zu schmerzen, der Bauch bläht sich auf, und später folgt Diarrhöe (heiß, grün, unverdaut, unter lauten, stinkenden Winden) oder Erbrechen.

(Magensaft und Speichel, die jede Verdauung einleiten, enthalten ebenfalls viel Calciumphosphat.)

Ähnlich dem Calcium carbonicum-Typ ist das Kind sehr kältesensibel, allerdings transpiriert es weniger. Bei kaltem, feuchten Wetter reagiert es empfindlich oder bei Wetterveränderungen, besonders wenn Schnee angesagt ist. Im Sommer tut dem Kind trockene, warme Witterung gut.

Man hat einen langgewachsenen, mageren Typ mit schlaff hängendem Bauch vor sich. Was die äußere Erscheinung an Länge gewinnt, verliert sie an der inneren Qualität der Gewebe. Die jungen Gewebe bekommen nicht die Zeit und Möglichkeit, sich zu stabilisieren. Das Längenwachstum scheint ungebrochen anzuhalten und nicht mehr aufzuhören. Natürliches Wachsen ist charakterisiert durch rhythmisch sich abwechselnden Längenzuwachs und Gewichtszunahme, von vertikaler und horizontaler Zulage. Beim Calcium carbonicum-Kind überwiegt die Gewichtsvergrößerung, während das Größenwachstum zurückbleibt, beim Calcium phosphoricum-Kind ist es genau umgekehrt. Immer geht es um ein Zuviel oder Zuwenig an Quantität – auf Kosten der Qualität.

Erwähnung finden müssen noch die Beschwerden, die durch Flüssigkeitsverlust entstehen: Diarrhöe, Erbrechen, Transpiration, Sputum bei chronischer Bronchitis mindern die Qualität der Gewebe noch mehr. Das Ergebnis ist starke Ermüdbarkeit. Durch das schnelle Wachstumstempo entstehen belastende Wachstumsschmerzen, die so stark werden können, daß sie das Kind am Einschlafen hindern, und es abends weinend das Bett verläßt.

ZUSAMMENFASSUNG

1. Magere, schlaffe Kinder, deren Problem die Wachstumsschübe sind, äußerlich dunkel, empfindsam und zerbrechlich.
2. Schwierigkeiten beim Zahndurchbruch und -wechsel.
3. Mädchen in oder um die Pubertät.
4. Vorgewölbter, schlaffer Bauch; das Kind hat eine schlechte Haltung (mangelhaft verkalkte Wirbelsäule).

5. Magen/Darm-Beschwerden: Jeder Versuch zu essen verursacht Beschwerden; Erbrechen unverdauter Nahrung, namentlich nach Milch; Verlangen nach gesalzenen, scharf gewürzten Gerichten.
6. Grünlicher, heißer, unverdauter Durchfall. Brummende, stinkende Winde.
7. Chronische Affektionen der Schleimhäute; Veranlagung zu Nasenpolypen; Neigung zu Lymphdrüsenschwellungen.
8. Knochenbrüche heilen sehr schlecht (unzureichende Verkalkung), mühsames Erholen von akuten Erkrankungen; jede „vorüberwehende“ Infektionskrankheit wird aufgeschnappt.
9. Verschlimmerung: feuchtes, kaltes Wetter; Tauwetter; kurz vor Schneefall; Frühjahr und Herbst; Früchte; Zahndurchbruch und Zahnwechsel; Wetterveränderungen; geistige Anstrengung und Konzentration.
   Besserung: Liegen; Ausschlafen.

Ätiologien:
zu schnelles Wachstum; zu große geistige Belastung (beim Lernen); Kummer; Enttäuschung; Naßwerden; unangenehme Nachricht; Flüssigkeitsverluste.

Calcium fluoratum

Calcium fluoratum wird auch Calcium fluoricum genannt und gehört zur Calcium-Gruppe. Trotz seiner Ähnlichkeit mit Calcium carbonicum und Fluoricum acidum ist seine Wirkung nicht eine Summe oder Differenz dieser beiden, sondern zeigt einen ganz eigenen „Charakter“, was man schon an den Symptomen des Calcium fluoratum in homöopathischer Potenz und auch an den Erscheinungsformen und Eigenschaften von Flußspat (= Calciumfluorid) in der Natur erkennen kann.

Den Namen Flußspat verdankt es seiner Eigenschaft, Metalle leichter zum Schmelzen zu bringen. Es handelt sich um ein Gestein von geringer Härte, das man in verschiedenen Farbvariationen findet. In Cumberland verwendet man es als Puder gegen Schwellungen und Eiterungen. Flußspat und Fluorid hat etwas „Fließendes“. Dies zeigt sich außer der schon genannten Eigenschaft als Schmelzmittel auch in dem Phänomen der sogenannten „Fluoreszenz“. Neben seiner Eigenfarbe strahlt der Stein ein bläuliches Licht aus, manche Fluoride sogar ohne direkte Lampen- oder Sonnenbestrahlung.

Calciumfluorid spielt im menschlichen Organismus eine wichtige Rolle bei der Knochenentwicklung, der „Abrundung“ des Zahnschmelzes und der Bildung aller elastischen Gewebe wie der Haut, des Binde- und Stützgewebes, der Gefäßwände, Gelenkkapseln und Knochenhaut. Eine Störung im Calciumfluoridhaushalt wird sich also in einem Elastizitätsverlust offenbaren, an Erschlaffung oder Gewebsdehnung. Erschlaffung führt zu mangelnder Durchblutung und vermindertem Aufnahmevermögen des Gewebes. Man erkennt diese an Schwellungen, zum Beispiel durch verhärtete Lymphdrüsen. Daneben bleibt die „Abrundung“ des Zahnschmelzes und der Knochen unvollkommen, die Zahnbildung läßt zu wünschen übrig. Es scheint so, als ob die Oberfläche der Knochen, die ja normalerweise abgerundet ist, durchbrochen wird und sich Knochengewebe gleichsam über seine Grenzen wagt und Knochenauswüchse bildet. Diese ständige Neigung zu Schwellung und Verhärtung ist gerade so, als ob das „Fließende“ des Calciumfluorids zum „Erstarren“ gekommen sei.

Das Über-die-Grenzen-Fließen auf der einen Seite und die Erschlaffung, welche zu Stauung und Verhärtung führt, auf der anderen Seite bestimmen das Erscheinungsbild des Calcium fluoratum. Aber wir dürfen die Farbe Blau nicht vergessen, denn diese gehört auch zu diesem Element. Besonders, weil Fluorit immer blaues Licht ausstrahlt, ob es nun rot, schwarz, braun, gelb oder rosa gefärbt ist. Blau steht in der Farbensymbolik für Wärme und Harmonie. Vielleicht ist es das, was dem Calcium fluoratum-Typ vermittelt werden kann, der durch Mangel an Stabilität und Gleichgewicht gekennzeichnet ist.

DER TYPUS*

Der Calcium fluoratum-Typ ist klein. Sowohl der Oberkiefer wie auch die Stirn stehen, kaum auffallend, etwas nach vorne. Die kleinen Zähne, die nicht weiß, sondern blauweiß sind, stehen unregelmäßig und meist auch etwas auseinander. Die Lippen sind schmal. Wenn das Kind lacht, kann man das Zahnfleisch seines Oberkiefers gut sehen. Sein Haar ist spröde und brüchig und hat einen hohen Stirnansatz. Das Kind tut sich schwer beim Geradestehen, es hat eine schlechte Haltung, oft wie ein S oder mit Hohlrücken (Skoliose und Lordose). Ein Calcium fluoratum-Typ läuft zwar schnell, aber recht ungelenkig. Alles geht stoß- und ruckartig, man hat immer den Eindruck, das Kind fällt beim Laufen gleich nach vorne. Mangel an Gleichgewicht und Koordination geben seinen Bewegungen etwas Unregelmäßiges, Schlaksiges. Die Bänder und Muskeln sind schlaff, was diesen Typ „schlangenartig“ macht, er bewegt sich mit den fremdartigsten Verwindungen, was ihn zum geborenen Akrobaten prädestiniert. Trotz der Geschmeidigkeit fehlt die Harmonie, weil die Bewegungen überschießen und einen übertriebenen, ja clownartigen Eindruck machen. Natürlich treten diese Erscheinungen noch nicht unmittelbar nach der Geburt auf, sondern zeigen sich erst allmählich während der Entwicklung des Kindes.

*) geistige Symptome nach Angaben von Dr. Fortier Bernoville.

Dann zeichnet sich auch das geistige und emotionale Bild ab. Im Vordergrund stehen die Instabilität und der Mangel an Harmonie. Das Kind zeigt sich lebhaft und mehr oder weniger ungehemmt. Es kann sich nicht zurückhalten; was es sagen will, das muß es von sich geben. So kommt es, daß es oftmals ins „Fettnäpfchen tritt". Wenn es dann zu peinlichen Situationen kommt, empfindet dies der Calcium fluoratum-Typ häufig als Schaden und Schande. Der Kontrollverlust über die Bewegungen findet hier seine Parallele im unüberlegten und impulsiven Handeln. Pläne müssen unmittelbar realisiert, die Ausführung sofort fertig sein. Nun haben ja Kinder von Natur aus etwas Spontanes und Impulsives, beim Calcium fluoratum-Kind ist dieser Zug aber so stark, daß er übertrieben und dadurch unnatürlich und auffällig wirkt. Schlaffes Gewebe und eine schlappe Art sind charakteristisch für diesen Typ.

Schnell die Situation erkannt, will das Kind auch schnell ans Werk. Doch es erwägt und bedenkt zu wenig, und der Erfolg seiner Anstrengungen wird wechselnd und mäßig bleiben. Da es sein Ziel nicht erreicht, schweift es in nutzlose Tändelei ab. Ständig verliert es den roten Faden, man muß das Kind korrigieren und auf seine wesentlichen Aufgaben zurückbesinnen. Es hat ein wetterwendisches, unschlüssiges und wenig standfestes Wesen ohne Selbstdisziplin; das Kind muß lernen, methodisch zu arbeiten und auch seine schwachen Muskeln in körperlichen Übungen zu kräftigen.

Die Unstabilität des Kindes verlangt nach Stütze und Führung. (Vgl. den Silicea-Typ, für den dasselbe gilt; beide Typen zeigen körperlich eine Erschlaffung des Binde- und Stützgewebes. Während der Calcium fluoratum-Typ aber eher ein schlaffes Wesen und Mangel an Disziplin aufweist, entspringt beim Silicea-Typ das Verlangen nach Unterstützung seiner Angst und Unsicherheit.) Es möchte nicht gerne allein sein, sondern mit jemandem sprechen können. Es reagiert schnell, eigentlich zu schnell, aber zu wenig energisch. Seine Äußerungen und sein Gebaren sind übertrieben und stehen in keinem Verhältnis zu seinen wirklichen Gefühlen. Hier erkennen wir wieder das Fließende mit seiner Neigung, die Grenzen zu überschreiten (s. oben).

Dieser Typ ist schon in jungen Jahren gut mit dem Wert des Geldes vertraut. Das mutet bei einem Kind sicherlich eigenartig an, hier kann man es sich aber erklären: Geld gibt mit seinem festen Wert einen gewissen Halt, vielleicht sogar Stabilität. Damit kommt Geld eine unnatürlich große Bedeutung zu. (Erwachsene Calcium fluoratum-Typen haben eine ruhelose Angst vor Geldverlust und Verarmung. Erst wenn sie finanziell gut versorgt sind, gibt ihnen das ein Gefühl der Sicherheit. Es scheint wie ein Gegengewicht zu ihrer eigenen Labilität und mangelndem Standvermögen.)

Auf körperlicher Ebene führt die Erschlaffung der Gewebe zur Anstauung von Substanz und Erstarrung von Flüssigkeit. Alle Ausscheidungsmechanismen sind unzureichend. Gelenke krachen aufgrund ungenügender Gelenkschmiere, das Mittelohr – zunächst chronisch vereitert – verliert seine Funktionsfähigkeit; durch Kalkablagerungen verhärtet sich das Trommelfell, was zu Hörverlust und störenden Mißempfindungen wie Ohrensausen und Dröhnen überleiten kann. An den Lidrändern verstopfen sich die Talgdrüsen der Wimpern oder die Meibomschen Drüsen, so daß sich Hagel- oder Gerstenkörner entwickeln (der Arzt spricht von Chalazion und Hordeolum). Auch die Haut verliert ihre Elastizität, so daß die Handflächen aufspringen, die Nagelränder chronisch entzündet sind oder am Anus kleine jukkende Risse entstehen.

Untersuchen wir den Hals, so finden wir chronisch vergrößerte und verhärtete Lymphknoten und Tonsillen. Die Nase sondert einen unangenehm riechenden, klumpig-dicken, grüngelben Ausfluß ab, der harte Krusten bildet. Trockener, kruppartiger Husten ist ein häufiges Symptom. Nach warmen Mahlzeiten und im Liegen fängt der Kehlkopf an zu kribbeln, als ob sich ein Fremdkörper darin verlegt hätte. Nur mühsam wird gelber, zäher Schleim abgehustet, ohne daß das Reizgefühl nachläßt oder sich der vermeintliche Fremdkörper löst. In der Nacht wird alles schlimmer, ebenso nach kalten Getränken. Warme Flüssigkeit schafft vorübergehend Erleichterung.

Der Calcium fluoratum-Typ hat eine kreideweiße Haut oder wie von Alabaster (Alabaster kommt von lat. albus = weiß). Man kann den Verlauf der Blutgefäße unter der Haut deutlich verfolgen. Weil auch die Gefäßwände zu schlaff sind, neigt der Erwachsene im späteren Leben zu Krampfadern und Hämorrhoiden.

Erschöpfung nach übermäßiger Belastung kann beim Schulkind zu akuten Verdauungsproblemen führen. Ihm wird übel nach dem Essen, und es fühlt sich „unpäßlich". Die Nahrung wird sofort unverdaut wieder erbrochen. Jede Beanspruchung seiner geistigen Kräfte geht bei dem Kind auf Kosten seiner Verdauung. Der Stuhlgang ist mühsam, oft begleitet von Schwindel und dumpfen Kopfschmerzen. Der Stuhl ist zunächst hart, wird dann aber zu breiigem Durchfall.

Diese Erscheinungen wird man nicht immer beobachten können; uns geht es ja auch eher um das Aufzeigen einer Tendenz und der Richtung, in die alle Symptome weisen. Das ausgeprägte Resultat wird sich oft erst in späteren Lebensabschnitten offenbaren. Was während der Kinderjahre noch eine bestimmte Beweglichkeit hat, wird im späteren Leben, erst recht im Alter, alle Dynamik einbüßen. Verhärtung und Verkalkung sind die Endphasen eines gestörten Calcium-fluoratum-**Prozesses.** Anfangs versucht der Körper, sich der angehäuften Abfallstoffe zu entledigen mittels chronischer Eiterungen, manchmal mit Durchbrüchen nach außen (Fisteln) oder Einkapselung und Speicherung (Zysten). Dieses Bestreben, „körperfremde" Substanzen abzustoßen, beruht auf dem Unvermögen, sich eine bestimmte Materie zu eigen zu machen. Es bleibt eine Disharmonie beim Versuch, stoffliche und auch emotionale Impulse zu verarbeiten und in körpereigene umzusetzen.

Das heißt nicht, daß Verkalkung und Verhärtung nicht auch schon beim Calcium fluoratum-Kind vorkommen. Die steinharten Drüsen, die Kapsel- und Ränderschwellungen, Verhärtungen, Auswüchse, Erschlaffungen und Aussackungen des Stütz- und Bindegewebes findet man auch schon bei Jüngeren. Paßt dann das oben genannte psychische Bild dazu, handelt es sich um Calcium fluoratum-Typen.

Noch ein klinischer Hinweis: Verklebungen nach Operationen deuten auf vermehrte Bindegewebsbildung hin, die gewissermaßen am falschen Ort passiert. Auch dieses Phänomen fügt sich in das Calcium fluoratum-Bild ein.

Schließlich sei erwähnt, daß diese Kinder zwar klein, nicht aber hager sind wie der Silicea-Typ. Ein breiter Rumpf mit kurzen Beinen; charakteristisch ist die auffallende Geschmeidigkeit – trotz des mehr oder minder plumpen Körperbaus; man kann nicht von dick, weich und steif reden wie beim Calcium carbonicum-Kind.

ZUSAMMENFASSUNG

1. Das Kind ist von kleiner Gestalt mit breitem Rumpf und kurzen Beinen; die Haut ist kreideweiß und läßt die Blutgefäße deutlich durchscheinen.
2. Mangelnde körperliche und geistige Ausgeglichenheit. Körperhaltung, Gang und Gebaren sind schlecht koordiniert. Schlaffe Muskeln und Bänder erwecken Geschmeidigkeit.
3. Spricht ohne jede Überlegung; handelt zu impulsiv; wirkt übertrieben.
4. Schnell von Begriff, schnell bei der Hand, schnell wieder abgelenkt; mangelnde Selbstdisziplin; handelt nicht energisch genug; launenhaftes, schlaffes Wesen.
5. Alle Ausscheidungsvorgänge sind unzureichend: Folge sind Anstauung und Verhärtung infolge Ablagerung von Abfallstoffen und Kalksalzen.
6. Steinharte Lymphdrüsen; drohende Vereiterung.
7. Knochenauswüchse; Fisteln; Zysten; Schwellungen und Verdickungen; Hagel und Gerstenkörner.
8. Verdauungsprobleme nach geistiger Überanstrengung.
9. Verschlimmerung: beginnende Bewegung; Stillsitzen; Wetterveränderungen; Kälte, Feuchtigkeit; kaltes Wetter; Luftzug.
   Besserung: weitere Bewegung; Wärme; warme Umschläge.

Phosphorus

Phosphor kommt als freies Element in der Natur nicht vor, ist aber Bestandteil vieler Mineralien. Man findet es in zwei verschiedenen Formen: als gelben und als roten Phosphor.

Legt man ein Stück gelben Phosphor auf den Tisch, tritt eine interessante Erscheinung auf: er beginnt ein eigenartig grünes Licht auszustrahlen und zugleich einen merkwürdigen Geruch zu verbreiten, einen Geruch, der auch bei der Entladung elektrischer Funken entsteht (Ozon!).

Wartet man noch etwas länger, so bildet sich eine Art Nebelschwaden, die sich um den Klumpen verdichten. Schließlich entzündet sich der Phosphor unter Zischen und heller Flamme.

Aus diesem Grund wird gelber Phosphor unter Wasser aufbewahrt.

Roter Phosphor ist weniger aktiv und reaktionsfreudig. Außerdem ist er ungiftig, während der gelbe stark giftig ist.

Phosphor hat offensichtlich etwas mit Licht zu tun. Phosphorus bedeutet: „Lichtträger". Er wurde in früherer Zeit zur Herstellung von Zündhölzern verwendet.

Im menschlichen Organismus kommt dem Phosphor eine enorm wichtige Rolle zu. In praktisch allen Stoffwechselvorgängen einschließlich des Nervensystems erfüllt er eine wichtige Funktion.

Ausdrücke wie „Es ging ihm ein Licht auf" oder „Er ist bestimmt kein Licht/keine Leuchte" weisen auf eine Beziehung zwischen dem Licht und dem abstrakten Begriff hin. Licht wirkt auf den menschlichen Organismus stimulierend, kräftigend und fördert das Denkvermögen und die Begriffsbildung. Man muß sich nur vor Augen halten, was geschieht, wenn man niedergeschlagen und depressiv ist; man sieht nur noch die dunkle Seite des Lebens, alles wirkt düster.

Licht ist die Prophylaxe und das Heilmittel bei Rachitis, es fördert die Heilung von Knochenbrüchen und Wunden und regt zu tieferem Atmen an. (Rachitis entsteht durch eine Störung des Verhältnisses Calcium : Phosphat im Körper. Sie wird verschlimmert, wenn der Mensch zu wenig ans Licht kommt.)

So kann man Phosphor in Beziehung bringen mit dem „inneren Licht", mit Einsicht, Bewußtsein und Selbstbewußtsein.

Alkohol wirkt dem gelben Phosphor entgegen, so wie er auch das Selbstbewußtsein vernebelt.

Natürliche Quellen des Phosphors sind schließlich: Fisch, Fleisch, unbehandeltes Getreide, Milch, Eier, Nüsse und Saatkörner.

DER TYPUS

Das Kind, das man dem Phosphor-Typ zuordnet, ist schlank und hochgeschossen, meist für sein Alter zu groß; seine Haut zart und hell, fast transparent. Es hat blaue Augen und feines, seidiges Haar, leuchtend rot oder blond mit einem goldglühenden Schimmer (man denke an ein Streichhölzchen!).

Die inneren Organe und Gewebe, die die Organe miteinander verbinden, können bei dem schnellen Längenwachstum nicht mithalten. Die Körperhaltung ist etwas nach vornüber gebeugt.

Auch geistig ist das Phosphor-Kind sehr zart. Es reagiert überempfindlich auf Sinneseindrücke wie Licht, Lärm, Musik, Gerüche, Krankheit, Berührung und atmosphärische Veränderungen.

Bei persönlichen Kontakten reagiert das Kind ebenfalls sehr sensibel. Es fühlt haargenau die Stimmung eines anderen Menschen, und die Atmosphäre der Umwelt macht einen tiefen Eindruck auf das Kind. Im allgemeinen braucht es viel Stütze und Wohlwollen. Es fühlt sich schlecht, wenn es allein ist, und darum sucht es die Gesellschaft.

Das Kind gewinnt schnell die Sympathie anderer, ist angenehm und freundlich im Umgang, paßt sich sehr leicht an und wirkt recht animierend. Diese Reaktionsweise zeugt von großem Enthusiasmus, der jedoch schnell abflaut. Das Kind gleicht einem Schmetterling, der schwerelos von einer zur nächsten Blüte flattert.

Die ungewöhnlich große Gefühlsamkeit kann bis zu übertriebener Verzückung gehen oder sogar bis zum Hellsehen. Der Gesichtsausdruck ist dabei angeregt und verklärt. Solch ein Kind ist für die Umgebung ein offenes Buch: Man kann aus seinen Gesichtszügen ablesen, was in ihm vorgeht.

Durch das Tempo, mit dem das Kind die Dinge beleben kann, wird es schnell erschöpft und müde. Dann will es in Ruhe gelassen werden und scheint der Umgebung gegenüber gleichgültig zu werden. Gedächtnis und Konzentrationsvermögen lassen zu wünschen übrig, aber ein kurzes Schläfchen bringt das Kind schnell wieder zu Kräften.

Der Übergang vom erregten, aufgedrehten Zustand, von wichtiger Betriebsamkeit zu völliger Erschöpfung und Gleichgültigkeit verläuft sehr abrupt (vgl. an dieser Stelle die zwei Formen des Phosphors: der gelbe Phosphor, der sehr aktiv und heftig reagiert bis zur Selbstentzündung; der rote Phosphor, inert, inaktiv, gewissermaßen ausgelöscht).

Das Phosphor-Kind leidet immer unter vielen Ängsten: es darf nicht alleingelassen werden, fürchtet sich vor der Dunkelheit, vor Unwetter, es hat ängstliche Vorahnungen und sieht der Dämmerung mit Angst und Bangen entgegen.

Sobald das Kind im Bett liegt, steigert sich die Unruhe noch mehr. Plötzlich erscheinen Geister, schreckliche Wesen und grimmige Gesichter, es bildet sich ein, jemand lauere ihm unter dem Bett auf. In Hast und Angst verläßt es das Bett und sucht Gesellschaft – das Einschlafen wird zum großen Problem.

Schlafwandeln ist ein Phänomen, das speziell bei Phosphor-Kindern vielfältig anzutreffen ist.

Das Phosphor-Kind ist sehr empfindlich bei atmosphärischen Veränderungen. Steht ein Unwetter bevor, wird es extrem unruhig. Es ist dann ungewöhnlich ängstlich und nicht im Bett zu halten. Seine Angst kann so groß werden, daß es zum Durchfall kommt. Auch Schneefall fühlt es herannahen: ein lebendes Barometer.

Durch sein schnelles Wachstum und das dynamische Verhalten treten Störungen zwischen Auf- und Abbau der Gewebe auf; der Bedarf an Nährstoffen ist größer als das Angebot. Das Kind hat einen enormen Appetit und wird nachts vom Hunger wach. Es muß dann etwas essen, um wieder einschlafen zu können.

Aber auch unter Tags hat das Phosphor-Kind ständig Hunger, sogar nach einer deftigen Mahlzeit klagt es bald wieder über Hungergefühle. Und trotzdem nimmt es kein Gramm Gewicht zu.

Man beobachtet ein starkes Verlangen nach herzhaft gewürzten Speisen, die übrigens nicht immer gut vertragen werden (Diarrhöe). Ganz typisch ist auch der Bedarf an frischen, saftigen Dingen, Eis und eiskalten Getränken. Vor allem die Magenschmerzen werden durch eiskaltes Wasser gelindert – jedoch nur vorübergehend, denn sobald sich das Wasser im Magen erwärmt hat, muß sich das Kind übergeben.

Der Kreislauf ist recht unbeständig. Das Gesicht des Kindes rötet sich leicht, besonders nach jeder Aufregung und Anstrengung. Aufregung kann aber auch zu Schwindel führen.

Sowohl die Überempfindlichkeit für Sinneswahrnehmungen, als auch seine übertriebene Unruhe vor atmosphärischen Veränderungen und die Struktur seiner Haut (fast durchscheinend) lassen ein Phosphor-Kind gleichsam als durchlässig erscheinen. Das drückt sich auch aus in seiner Neigung zu Blutungen; selbst kleine Wunden bluten stark. Das Blut ist hellrot. Überall im Körper kann es zu Blutungen kommen (Darm, Zahnfleisch, Nase, Unterhautgewebe, Netzhaut).

Hat sich ein Phosphor-Kind erkältet, bekommt es mit ziemlicher Sicherheit bald eine Bronchitis. Es wird heiser und hat einen sehr unangenehmen Reizhusten, der sich im Liegen verschlimmert, im Sitzen aber leichter wird. Auffallend ist die Verschlechterung in kalter Luft, beim Sprechen und Lachen. Der Husten wird schlimmer, sobald das Kind vom Warmen ins Kalte geht.

Die Suche nach Kontakt und Anlehnung führt zu einem starken Verlangen nach Massage und Eingeriebenwerden. Reiben bringt Linderung der Beschwerden. Man kann sich die Besserung durch eine direkte Übertragung von Energie erklären. (Ältere Phosphor-Patienten sind dankbare, treue Kunden von Magnetiseuren und Masseuren.)

Der rote Faden, der sich durch das ganze Phosphorbild zieht, ist die Durchlässigkeit und Beeinflußbarkeit dieses Typs. Das Kind ist kaum imstande, sich gegenüber den Einflüssen der Außenwelt abzuschirmen. Die Fähigkeit, zwischen ich und „nicht-ich“, zwischen „mein und dein“ zu unterscheiden, ist gar nicht oder zu schwach ausgebildet; ebenso ist auch das Selbstbewußtsein gering. Es scheint, als ob ein Phosphor-Kind in seiner Umgebung aufgeht oder darin zerfließt.

Das schwache Selbstbewußtsein erklärt auch die Suche nach Stütze und körperlichem Kontakt. Der Phosphor-Typ kann seinen eigenen Bedürfnissen nicht selber nachkommen, sondern braucht dazu ständig jemand anderen.

Die Grenzen zwischen ich und „nicht-ich" fließen ineinander über, und das Kind gerät buchstäblich aus sich selber heraus: fast so wie der gelbe Phosphor, der sich selbst entzündet. So wird auch die Erschöpfung und Apathie erklärbar.

ZUSAMMENFASSUNG

1. Hochgewachsen und schlank. Helles, rotblondes oder rotes Haar. Temperamentvoll, lebendig, übersensibel. Mit vielen Ängsten belastet.
2. Gleichgültig, selbst den nächsten Familienangehörigen gegenüber. Spricht wenig oder nur in einsilbigen Worten. Episoden höchster Anstrengung und Enthusiasmus. Sonst Abkehr von geistigen und körperlichen Anstrengungen. Großes Bedürfnis nach Aufmerksamkeit und Kontakt. Voller Ängste (dies entspricht v. a. dem roten Phosphor, während der gelbe Phosphor zu Selbsterschöpfung neigt.)
3. Hellrote Blutungen, die nur schwer zu stillen sind.
4. Hohles, leeres Gefühl im Magen; möchte am liebsten ständig essen, auch nachts.
5. Verlangen nach Gesalzenem, nach kalten Getränken und Erfrischendem.
6. Aufgenommene Nahrung erscheint in kleinen Mengen unverdaut wieder im Munde.
7. Ausgiebige, schmerzlose, aber erschöpfende Diarrhöe; der Stuhl enthält kleine weiße Teilchen; hat das Gefühl, als ob der Anus fortwährend offenstehe.

8. Große Probleme mit den Luftwegen; Gefühl von schwerem Druck auf der Brust; Bronchitis nach jeder Erkältung; Husten verschlimmert sich beim Übergang von warmer in kalte Luft, beim Sprechen, Essen, Lachen, Trinken und beim Liegen auf der linken Seite.

9. Verschlimmerung: Kälte (mit Ausnahme der Magen- und Kopfschmerzen); Wetterveränderungen; vor und während Unwetter; in der Zeit zwischen Dämmerung und Mitternacht. Besserung: Liegen (aber nicht auf der linken Seite); Schlafen (auch nur kurz).

Ätiologien: Wut; Angst; Verdruß; geistige Anstrengung; starke Emotionen; starke Gerüche; Unwetter; Flüssigkeitsverlust; Wunden; nach Durchnässung.

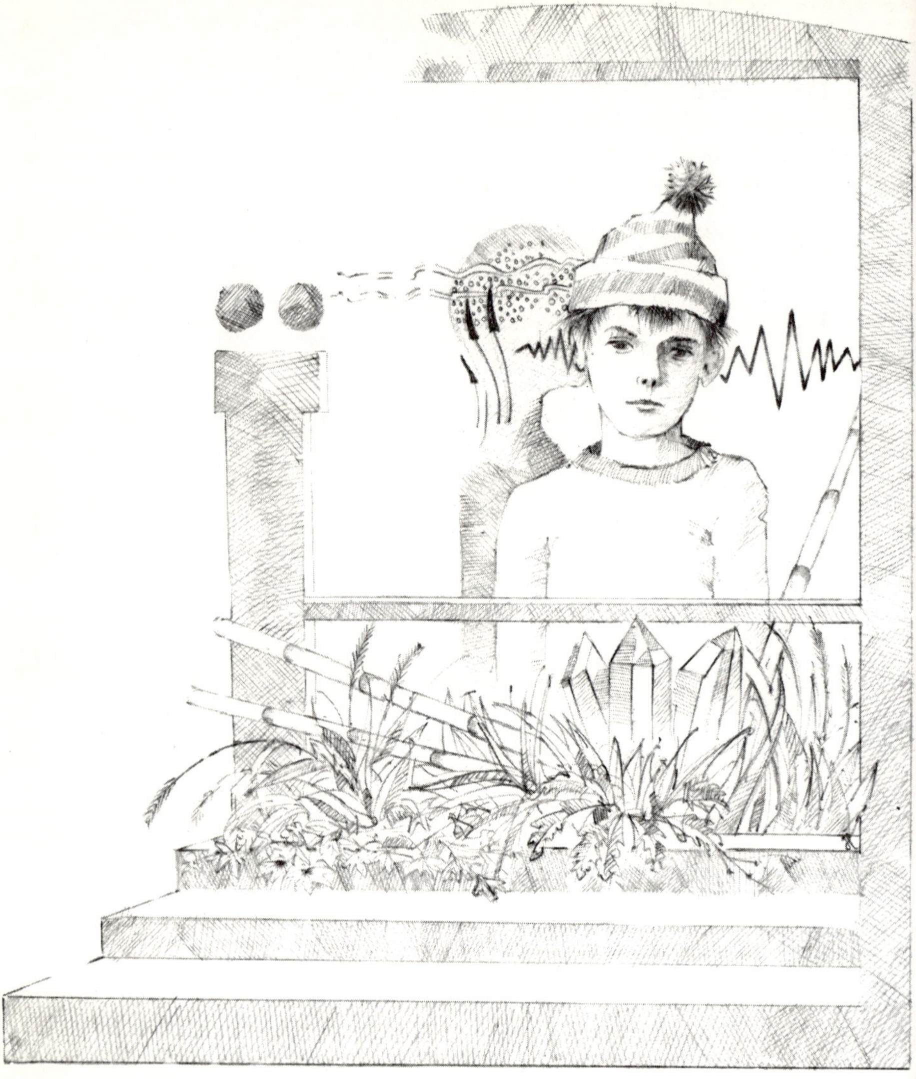

Silicea

Silicea

Neben Chamomilla und Calcium carbonicum ist Silicea wahrscheinlich das meistverkaufte Heilmittel aus dem ganzen Arsenal harmloser Mittel, die frei verkäuflich sind. Es wird von vielen Firmen auf den Markt gebracht, oft mit der Qualifikation „praktisch für alles gut". Das ist gar nicht so verwunderlich, denn Kieselsäure (= Silicium) ist für den Organismus unentbehrlich. Es ist allerdings ein Mißverständnis, zu glauben, jeder müsse nun über längere Zeit Silicea regelmäßig einnehmen. Längst nicht jeder Mensch hat Probleme mit seinem Kieselsäurestoffwechsel. Es ist unsinnig, kritiklos Silicea einzunehmen, um die Abwehrkräfte zu stärken oder weil sich die Nägel spalten und brechen ... Daß Kieselsäure die Widerstandskraft beeinflußt, steht außer Zweifel, darum wird es aber noch nicht zum allgemein wirksamen, resistenzsteigernden Mittel! Es gibt nämlich kein Heilmittel, das für jeden Menschen gut ist. Nur die Wahl nach dem **individuellen** Symptomenbild macht ein Heilmittel wirksam. So paßt auch Silicea ausschließlich auf den Silicea-Typ, der Schwierigkeiten mit der Verarbeitung und Umsetzung von Kieselsäure hat. Ein weiteres Problem ist die richtige Wahl der Potenz. Darauf zu achten, ist wichtig, denn eine gutgewählte Potenzierung Silicea zeigt für neun bis zehn Wochen ihre heilende Wirkung, wobei unnötig wiederholte Gaben nur den Heilungsprozeß stören.

Über das Mineral Silicium kann man viel erzählen. Die Eisblumen, die man im Winter am Fenster beobachten kann, bestehen bei näherer Betrachtung aus mehr oder weniger prächtig geformten Eiskristallen. „Krystallos" ist das griechische Wort für „Eis" und für „Quarz". Schließlich wurde das Wort zum Sammelbegriff für jegliche Materie, die sich aus dem formlosen gasförmigen oder flüssigen Zustand zu fester, geformter Materie verdichtet hat. Silicea (Quarz, Bergkristall) wurde auch das Symbol eines Kristallisationsprozesses. Auf unserer Erde ist Kieselsäure neben Sauerstoff das vielfältigste Element; es geht zahllose Verbindungen ein. Seine Salze nennt man Silikate. Fast 50 % der Erdkruste bestehen aus Kieselsäure-Verbindungen, die sich oft nur durch ihren Wassergehalt voneinander unterscheiden. In der Anfangsphase der Erdentwicklung haben sich ganze Gebirge aus Kieselgestein formiert. Dieses Urgestein stellt das Kristallisationsprodukt der Erde aus einem gasförmigen Zustand dar.

Seit altersher spricht man von „vollendet klaren und reinen Quarzkristallen, die Offenbarung einer höheren, wenn auch unsichtbaren Macht". „Das mag daher rühren, daß die meisten Kristalle das Licht reflektieren oder oft sogar verstärken." Die völlige Abhängigkeit des Menschen vom Sonnenlicht machte die Sonne zum fernen, unerreichbaren Beschirmer; die Kristalle waren die Verwandten der Sonne und repräsentierten einen Teil ihrer Macht und ihres Schutzes. Trug man diese Steine als Amulette bei sich (als Abgesandte der Sonne), so konnte man sich stark und sicher fühlen. Dieser Zuwachs an Sicherheit ließ einen die täglichen Arbeiten energischer und durchgreifender anpakken. „Der makellose, klare Kristall, der besonders nach Regenfall oder Tau einen hohen Glanz zeigte, schien einem mitzuteilen, daß er durch die Verbindung von Sonnenlicht und Wasser entstanden war." So wurde der Quarz als der Regenbringer verehrt. Regen ist unentbehrlich für die Fruchtbarkeit des Landes, und klarer Kristall wurde zum Mittler zwischen „der Erde und den unsichtbaren Mächten, die den Regen bringen". Auch die alte Legende aus der Schweiz, die erzählt, daß der Bergkristall erstarrtes Gletschereis ist, das nie mehr auftauen kann, trägt in seinem Kern noch Teile dieser Auffassung.

Der „moderne", rationalistisch denkende Mensch wird dies alles abtun als Aberglaube und Folklore. Aber wenn man weiß, daß die Nabelschnur, die die Verbindung von der Form- und Lebenskraft der Mutter zum Embryo darstellt, praktisch aus reiner Kieselsäure besteht, wird man vielleicht anders darüber denken. Nun, auch heute noch scheint Kieselsäure ein Vermittler des Lebens zu sein. Dem statischen Kalk steht die Dynamik des Wassers der Kieselsäure gegenüber. Man muß sich vor Augen halten, daß Quarz das Endprodukt eines dynamischen Prozesses ist, der schließlich zur Kristallisation überleitet.

Wie sieht es nun mit der Kieselsäure in der Natur aus? Aus dem Boden, der immer stark mit diesem Element angereichert ist, nehmen Pflanzen Silikate auf, die sie gegen Austrocknen schützen. Der Großteil wird im Stamm und in den Stengeln abgelagert. Besonders Gräser, Farne, Algen, Palmen, Ackerschachtelhalm und Bambus enthalten sehr viel Silikat. Diese Pflanzen sind geradezu das Symbol für Biegsamkeit und Elastizität. Die kieselsäurehaltige Erdkruste ist gewissermaßen die Haut der Erde; auch Tiere und Pflanzen besitzen eine Haut, die sie gegen Einflüsse von außen schützt und den Zusammenhalt der Gewebe sichert. Die Haut – sei es die der Erde, der Tiere oder der Pflanzen – enthält viel Kieselsäure oder ihre Verbindungen. So kann man die Hauptaufgabe dieses Elements zusammenfassen als Vermittler von Biegsamkeit und Widerstand.

Im menschlichen Organismus finden wir die Kieselsäure in der Haut, in Nägeln, Haaren, Organkapseln und im Bindegewebe. Hier zeigt sich wieder ihre Funktion: Steifheit, Biegsamkeit und Widerstand. Aber Widerstand leisten zu können, „in Form" zu bleiben bei Druck von außen, ist ein aktiver Prozeß. Der Körper bedient sich dabei seines Lymphsystems, der Milz und der weißen Blutkörperchen. Es wird schon eintönig, aber wieder spielt die Kieselsäure dabei eine Hauptrolle. Eine einmalige Gabe Silicea in homöopathischer Potenz bewirkt eine gesteigerte Aktivität, beinahe eine explosive Vermehrung der weißen Blutzellen!

Als Ergebnis dieser langen Einleitung kann man die Kieselsäure verstehen als den Mittler zwischen dem eigenen, individuellen, kreativen Kern (der eigenen „Sonne") und der letztendlichen Ausformung im Körper. Bei wem dieser Prozeß harmonisch abläuft, sind keine Probleme mit Widerstand und Elastizität zu befürchten.

DER TYPUS

Der Silicea-Typ ist schmächtig und friert leicht. Er ist mager, aber nicht so hochgeschossen wie das Phosphor-Kind. Er hat eine auffallende Blässe und eine feinstrukturierte Haut. Das Haar, das beim Calcium-Typ kräftig gekräuselt ist, ist viel zarter, hat aber auch nicht den glühenden Glanz eines Phosphor-Typs; das Haar ist sandfarben.

Geistig und körperlich ist das Silicea-Kind wenig stabil. Das, was seinem Denken Halt geben kann, nämlich Konzentrationsvermögen und ein gutes Gedächtnis, entbehrt es. Eine geistige Anstrengung führt daher aber schnell zur Erschöpfung. Das Kind zeigt sich mutlos und ängstlich, es hat kaum Selbstvertrauen und Stabilität. Das Kind traut sich auch nicht viel, es wagt nicht, eigene Beschlüsse zu fassen aus Angst, der Plan könnte mißlingen. Es schwankt und zweifelt und sucht bei anderen Unterstützung. Die Schwelle, sich zu etwas durchzuringen, ist sehr hoch. Nimmt aber das Kind einmal diese Hürde, dann geht alles gut, und man kann gar nicht verstehen, warum man sich so aufgeregt hat. Der ständige Zweifel an den eigenen Fähigkeiten entspricht in etwa der Unsicherheit, die einem Urmenschen beim Untergang der Sonne überkam: Das ängstliche Zweifeln an der Rückkehr und der Abwesenheit der äußerlichen Sonne muß man betrachten wie den Zweifel an der Verbundenheit mit dem eigenen, innerlichen Kern (der „Sonne“). Diese Unsicherheit führt zu einer Blockade der Tatkraft, der Kreativität, schließlich zu Unentschlossenheit und Angst. Auch der geringe innere Widerstand, die Beugsamkeit, die schwache Dynamik (das „Wasser“), die zu äußerer Abwehrschwäche überleiten, sind daraus zu erklären.

Die mangelnde Elastizität und Flexibilität macht das Kind halsstarrig und trotzig. Hat es sich einmal etwas in den Kopf gesetzt, dann kann man es kaum mehr vom Gegenteil überzeugen, es beharrt dickköpfig darauf, recht zu haben. Man hat den Eindruck, als ob es mit diesem Verhalten sein letztes bißchen Selbstvertrauen bewahren und beschützen wolle. Durch sein starrköpfiges und rechthaberisches Betragen kann man mit dem Silicea-Kind nur schwer umgehen. Bei jedem Widerspruch fliegen einem die Vorwürfe nur so um die Ohren. Ein Kind, das prinzipiell auf alles mit Nein antwortet, tut dies oft nur aus einer großen, inneren Unsicherheit. (In der Homöopathie kennen wir eine Anzahl Typen, die ständig nein sagen. Die Beweggründe sind jedoch immer andere und erlauben, sie auseinanderzuhalten. Der Zincum-Typ beispielsweise sagt immer nein, weil er so müde ist, der Tuberculinum-Typ, weil er immer quer läuft und der Silicea-Typ, weil er unsicher ist.)

Diese Kinder reagieren allergisch auf tröstende Worte: Sie werden zornig und launisch und ziehen sich in sich selbst zurück.

Andererseits haben sie ein enormes Bedürfnis nach Aufmerksamkeit und Unterstützung; man darf sie nur nicht zu offensichtlich gewähren lassen. (In diesem Zusammenhang sei daran erinnert, daß auch die einzelnen Körperorgane Stütze brauchen. Dafür sorgt das sog. Stützgewebe. Sein Gehalt an Kieselsäure ist sehr hoch! So erkennt man im Körper die Widerspiegelung geistiger und emotionaler Prozesse.)

Ebenso wie der Arsen-Typ ist der Silicea-Typ gewissenhaft und pedantisch. Kann man ihn dazu bewegen, für einen anderen etwas zu tun, ohne gleich nein zu sagen, führt er seine Aufgabe sehr akkurat aus. Bis zum Pünktchen auf dem i sorgt er sich um jede Kleinigkeit. „Stundenlang kann er Dinge ordnen." Eine Sammlung anzulegen, z. B. von Mineralien, ist geradezu ein Bedürfnis, das man vielfältig beim Silicea-Kind antrifft. Es kann Tage damit verbringen, seine Sammlung zu ordnen und wieder umzuordnen. Später zeigt das Kind „oft einen lebendigen Geist und beachtliche Intelligenz. Die exakten Fächer liegen ihm, denn die Logik der Vorlagen und das große Arsenal verläßlicher Daten geben ihm ein sicheres Gefühl. Nur die Vorprüfungen und Examen versetzen es in Angst, denn schon im voraus weiß es, daß es doch nicht bestehen wird, und schon vorher niedergeschlagen sieht es ihnen entgegen. Ist es aber einmal mit der Vorbereitung beschäftigt, dann läßt es auch sein Gedächtnis nicht im Stich und es besteht die Prüfung dank seiner gewissenhaften und guten Vorbereitung" (Jacqueline Barbencey).

Alle Einflüsse von außen schlagen stark durch. Der Geschmacks- und Tastsinn und besonders das Gehör sind überempfindlich. Aber aufgrund der völligen Schwäche kann diese Überempfindlichkeit zur Belastung und Abstumpfung der Wahrnehmungsfunktionen führen. Das allgemeine Bild zeigt also eine geringe Resistenz gegenüber Einflüssen von außen und zugleich ein unbeugsames und wenig flexibles Reagieren auf die wechselnden Anforderungen und Impulse des täglichen Lebens.

Auch auf der körperlichen Ebene zeigt sich der Mangel an Widerstand und Biegsamkeit. Das Kind ist stark kälteempfindlich und verlangt nach warmer Kleidung und einer dicken

Mütze auf dem Kopf. Die Füße sind so kalt, daß die Wärmflasche zur täglichen Gewohnheit wird. Häufig ist auch ein Kopfschmerz, der sich vom Nacken oder Hinterkopf bis über den ganzen Kopf ausbreitet. Wärme lindert ihn.

Berührung, Gerüche und grelles Licht verschlimmern, Reiben oder beständiger Druck (Unterlage!) bessern. Das Kopfweh wird besser, wenn eine Mütze bis über beide Ohren gezogen oder ein Tuch straff um den Kopf gebunden wird.

Die Haut des Silicea-Kindes verliert leicht ihre Elastizität. Wunden heilen schlecht und neigen schnell zur Eiterung. Der Eiter ist von schlechter Qualität: dünnflüssig, grün, stinkend. Die Genesung scheint ewig zu dauern oder die Beschwerden kehren ständig wieder zurück.

Abszesse, Furunkel und Unterhautentzündungen, die nicht durchbrechen wollen, sind nicht selten. Narben brechen ständig wieder eitrig auf, bis sich schließlich Fisteln bilden können.

Die Lymphdrüsen sind oft chronisch vergrößert und entzündet, das Kind bekommt seine Erkältungen nicht los. Im Gegenteil, auch die Tonsillen oder Nasennebenhöhlen entzünden sich.

Man hat den Eindruck, als ob die (schwache) Oberfläche (der Haut) jedesmal durchbrochen würde. Vergleicht man dies mit der Erdkruste, der Haut der Erde, so entsprechen ihre Öffnungen, die Vulkane, den Fisteln. Die Gemeinsamkeit zwischen den Öffnungen der „Haut" der Erde und der des Menschen ist eine zu schwache Aktivität der Kieselsäure. Der menschliche Körper hat die Aufgabe, aufgebrochene Haut mit Hilfe von Narbengewebe abzudichten. Für Silicea-Kinder ist typisch, daß diese Reaktion zu schwach ist, Narben wieder aufbrechen und in Eiterung übergehen.

Die geringe Elastizität führt zur Bildung unbiegsamen Gewebes: Lymphdrüsen und Haut werden hart.

Das Silicea-Kind schwitzt übermäßig, namentlich am Kopf (während des Schlafes), an den Händen und Füßen. Der Schweiß stinkt und kann so scharf sein, daß die Haut an den Füßen aufreißt und blutet.

Finger- und Zehennägel sind schlecht geformt, verwachsen oder spröde und zeigen weiße Flecken.

Ein Silicea-Kind lehnt warme Speisen ab und verlangt Geräuchertes und Wurst (so wie der Calcium-phosphoricum-Typ).

Der Stuhlgang ist sehr mühsam. Nach viel Anstrengung gelingt es dem Kind, den Stuhl zur Hälfte herauszupressen, aber sobald es die Anstrengung unterbricht, gleitet er wieder zurück. Es scheint, als ob der Stuhlgang ebenso verlegen und zweifelnd ist wie das Kind selbst und sich lieber nicht „nach draußen" wagt.

ZUSAMMENFASSUNG

1. Kinder mit hellem Äußeren, feiner, trockener Haut, blassem Gesicht und schlaffem Gewebe.
2. Wanken und Zweifeln; aber reizbar, wenn es gestört wird; fällt leicht in Tränen; das Kind fängt an zu heulen, wenn man ihm freundlich zuspricht.
3. Mangelndes Selbstvertrauen. „Schwellenfurcht". Überempfindlichkeit und Angstträume.
4. Chronischer Kopfschmerz, der sich vom Nacken oder Hinterkopf über den ganzen Kopf ausbreitet oder über einem Auge, v. a. dem rechten, lokalisiert. Verschlimmerung durch Kälte oder Feuchtigkeit. Besser durch Druck, Wärme und ruhiges Liegen in einem abgedunkelten Zimmer.
5. Verstopfung. Kind ist zu schwach zum Pressen; Stuhl schlüpft zurück. Geblähter Bauch, stinkende Winde, schlimmer durch Milchtrinken.
6. Ungesunde Haut. Jede Wunde entzündet sich und eitert; mißgeformte Nägel; Nagelränder sind chronisch entzündet; Zehennägel wachsen ein.
7. Stinkender Schweiß, v. a. an den Füßen; Beschwerden können entstehen durch Unterdrückung des Fußschweißes.
8. Stechende Schmerzen wie durch Messerstiche; Verschlimmerung durch Bewegung.

9. Mangel an Vitalität und Körperwärme.
Verschlimmerung: Kälte und Waschen mit kaltem Wasser; nach Impfungen; unterdrückter Fußschweiß; während des Neumonds.
Besserung: Wärme; dicke Mütze auf dem Kopf; im Sommer; mäßig warmes, feuchtes Wetter.

Ätiologien:
Impfung; Flüssigkeitsverlust; Splitter; übermäßige körperliche Anstrengung; Versagensangst; unterdrückter Fußschweiß.

Schließlich noch ein Zitat von Jacqueline Barbencey über den Silicea-Typ: „Psychisch gesehen handelt es sich um eine Ich-Schwäche mit folgenden Besonderheiten:
- Überempfindlichkeit aufgrund von Unsicherheit;
- Gefühle der Verwundbarkeit, die jeden Schritt auf etwas Neues zu mühselig und jede Zustands- oder Umgebungsveränderung zu einem schwer verdaulichen Ereignis machen;
- übersensibel für jede – auch nur symbolische oder angedeutete – Form von Verlassenwerden, Frustration oder Ablehnung;
- Mangel an Selbstvertrauen und Bedürfnis nach Unterstützung und Hilfestellung, ohne die sich Reaktionen von Kapitulation und Passivität entwickeln oder auch machtlose Wut auf sich selbst oder andere. Solche Verhaltensmuster muß man als Hilfeschrei deuten, der für diese Personen die einzig mögliche Kommunikationsform zu Hause oder anderswo darstellt;
- im extremsten Fall schließlich – völliges Scheitern und große Schuldgefühle – kann es in früher Kindheit zu psychischen Wachstumsstörungen und sogar Wachstumshemmungen kommen."

Sanicula

Sprudelwasser erfreut sich großer Beliebtheit. Auf der Flasche kann man lesen, welche Mineralien darin enthalten sind.

Manche Leute trinken Mineralwasser aus gesundheitlichen Gründen. Sie betrachten den Gehalt an Mineralstoffen als wertvolle Ergänzung ihrer Nahrung. Von einigen Quellen nimmt man an, daß ihr Wasser heilende Wirkung besitze. Ein tägliches Bad in dem heilbringenden Wasser gilt als Allheilmittel für viele Beschwerden.

Diese Heilkraft beruht auf dem Mineralanteil im Quellwasser, vor allem dann, wenn es besonders reich an einem bestimmten Mineral ist. Doch ist auch Brunnenwasser kein Wundermittel, das jedem Heilung bieten kann.

Das liegt nicht am Wasser, sondern am Badenden. Das Wasser muß gleichsam „auf ihn passen", wenn es Erleichterung oder Heilung geben soll. So kann ein Calcium carbonicum-Typ in Quellwasser, das reich an Magnesium ist, ganze Tage im Bad verbringen; er wird keine Besserung verspüren.

Zur Herstellung des Heilmittels Sanicula verwendet man das Mineralwasser aus einer Quelle in Ottawa, Illinois, USA. Das Wasser läßt man verdampfen, so daß die Mineralien, die das Wasser enthielt, übrigbleiben und durch Verreibung zu der homöopathischen Arznei verarbeitet werden können.

Jedes Mineral besitzt einen eigenen „Charakter", einen speziellen „Typ", der mit dem Persönlichkeitsbild des Menschen übereinstimmt. Allerdings enthält Sanicula viele Mineralien, u. a. Natrium, Calcium, Magnesium, Aluminium und Kieselsäure. So liefern all diese Mineralien ihren Anteil am Gesamtbild, das Sanicula vertritt. Ein Wirrwarr von Symptomen muß die Folge sein! Und genau das ist der rote Faden, der sich durch das Sanicula-Bild zieht: ständige Veränderung. Und: zielloser Beschäftigungsdrang.

DER TYPUS

Ein Kind, das zum Sanicula-Typ gehört, zeigt viel Ähnlichkeit mit dem Silicea-Kind. Vielleicht ist das Sanicula-Kind noch reizbarer; jedenfalls ist es labiler und hat weniger Durchsetzungsvermögen als ein Silicea-Typ.

Das Kind ist widerspenstig und störrisch, schreit und tritt um sich, will sich nicht anlangen lassen. Vor Zorn wirft es sich nach hinten über. Es ist so gereizt, daß schon das Geringste ausreicht, einen heftigen Wutanfall auszulösen. Praktisch alles wird falsch aufgefaßt. In dieser Reaktion ähnelt es sehr dem Chamomilla-Typ (siehe dort).

Das wichtigste Merkmal ist jedoch die Unstetigkeit: Starrsinn und launisches Verhalten können sehr schnell in Lachen und Ausgelassenheit umschlagen. Ständig beschäftigt sich das Kind mit etwas anderem, kann seine Aufmerksamkeit nicht auf eine Sache konzentrieren; es irrt ruhelos im Zimmer herum, kommt nirgends zur Ruhe. Alles fängt es an, nichts führt es zu Ende. Auch mit den Gedanken irrt es umher; es kann sich nicht bei einem Gesprächsthema halten, sondern schweift ab, beginnt mit einem anderen Thema, vergißt aber, was es sagen wollte, usw.

Beim älteren Kind macht das Lesen Schwierigkeiten, andauernd driften seine Gedanken ab, und alles, was sich in der Umgebung abspielt, lenkt es ab.

Die Angst vor der Dunkelheit ist stark. Das Kind hat den unwiderstehlichen Drang, sich nach hinten umzusehen. In der Nacht träumt es von Dieben und Räubern. Auffallend ist die Angst, berührt zu werden oder jemandem zu nahe zu kommen. Solch ein Kind wird sich nie im Bett an jemanden anschmiegen; selbst das Aneinanderlegen der eigenen Beine ist unerträglich. Dies rührt daher, daß die Haut bei Kontakt gereizt wird und schwitzt.

Die körperlichen Symptome wechseln auch ständig. Sanicula-Kinder zeigen eine bunte Vielfalt an Symptomen, so, als hätten sie von anderen Typen jeweils ein paar „aufgepickt“ und auf einen großen Haufen zusammengeworfen (man denke an die Vielfalt der Mineralien in Sanicula).

Die Diarrhöe sieht ständig anders aus: wie Rührei, schäumend grün, wie Froschlaich, wäßrig-gelb. Allerdings kommt eine Verstopfung beim Sanicula-Kind häufiger vor. Erst spürt es tagelang keinen Drang, dann hat es so harten Stuhl, daß es sich sehr anstrengen muß und auch große Schmerzen dabei hat. Dabei kann es auch geschehen, daß der Stuhl wieder zurückschlüpft, wie wir das auch bei Silicea-Kindern kennen.

Bei Durchfall passiert es, daß das Kind vom Tisch weg plötzlich rennen muß, und oft ist es dann schon zu spät. Das Kind hat keine Kontrolle über seinen Schließmuskel; der Stuhl entwischt, wenn es steht, läuft oder im Bett liegt. Es muß die Beine überkreuzen, um ihn halten zu können. Und hinterher bleibt immer noch das Gefühl, daß „noch etwas kommen müßte".

Charakteristisch ist das Gefühl des „Berstens". Der Darm scheint bersten zu wollen, während des Stuhlgangs scheint das Hinterteil zu bersten, auch die Blase fühlt sich an, als werde sie gleich platzen (wobei der Harndrang ziemlich unvermittelt einsetzt und kaum zu halten ist). Ein berstendes Gefühl im Kopf beim Husten, selbst die Brust scheint zerspringen zu wollen.

Ein Sanicula-Kind verbreitet einen unangenehmen Geruch, Sekret aus dem Ohr und der Fußschweiß stinken, Winde und Stuhlgang riechen nach verdorbenem Käse. Dieser Eigengeruch verschwindet nicht einmal nach einem ausgiebigen Bade.

Auch die Nase läuft in vielen „Variationen". Die Nasenränder sind wund, die Nase ist voller gelber Krusten. Der Nasenfluß ist dünn und scharf oder dick, gelb-grün und reichlich oder weiß, zäh und faserig oder voller dunkler Blutklumpen. Die Nase juckt, und das Kind niest. Morgens beim Aufwachen reibt sich das Kind mit seiner Faust die Augen und Nase.

Obwohl das Sanicula-Kind gut ißt, nimmt es nicht zu. Als Säugling trinkt es ständig und fällt doch vom Fleisch. Die älteren Kinder verlangen gierig nach Fleisch, Speck und Schinken. Und trotzdem machen gerade Fleisch, Speck und Schinken Beschwerden. Überhaupt wird Salzigem der Vorzug gegeben, während Brot völlig uninteressant ist. So hat das Frühstück für das Sanicula-Kind keinen Reiz.

Es hat großen Durst; gierig trinkt es Mengen an Wasser.

Sanicula-Kinder haben häufig mit dem Magen zu tun. Säuglinge bringen gleich nach der Mahlzeit im großen Schwall die Nahrung wieder herauf, um danach in tiefen Schlaf zu verfallen. Das Erbrochene sieht aus wie Schmierkäse.

Bei Älteren rebelliert der Magen schon während des Essens. Nach der Mahlzeit fühlt er sich an wie aufgeblasen, und das

Kind reißt sich die Kleider vom Leibe. Während der Mahlzeit kann es dem Kind auch einmal plötzlich schlecht werden, und es muß sich übergeben.

Die Liste möglicher Symptome könnte noch endlos fortgesetzt werden, bis man den Wald vor Bäumen nicht mehr erkennt. In der klassischen Homöopathie geht es jedoch nicht darum, daß alle nur denkbaren Symptome vorhanden sind und passen, sondern um die großen Züge, den roten Faden. Der rote Faden ist das Charakteristische an einem bestimmten Mittel oder einem bestimmten Kindertyp, nicht die vollständige Sammlung der Symptome. Für die Wahl des Heilmittels sind geistige Symptome und einige Charakteristika von ausschlaggebender Bedeutung.

ZUSAMMENFASSUNG

1. Mageres Kind mit geblähtem Bauch. Ältliches Aussehen. Die Haut ist trocken, schlaff, pickelig und hier und da rhagadig.
2. Ängstlich. Träumt von Dieben. Kann kaum noch weiterschlafen, wenn das Haus nicht sorgfältig nach Dieben abgesucht worden ist.
3. Widerwillen gegen Berührung. Verträgt es nicht, nahe neben jemand zu liegen.
4. Kaum liegt es unter der Decke, beginnt es zu schwitzen. Das Kind strampelt die Decke von sich weg, gleichgültig, wie kalt es auch ist.
5. Schwitzen während der ersten Schlafperiode, besonders am Hinterkopf und im Nacken.
6. Unstetes Kind. Wechselt ständig seine Beschäftigung, kann nicht mit Aufmerksamkeit bei einer Sache bleiben, führt nichts zu Ende, vergißt, was es sagen wollte.
7. Querköpfig und störrisch. Wirft sich vor Zorn hintenüber.
8. Verlangen nach Salzigem, Fleisch, Speck und Schinken.

9. Harter Stuhlgang, der zurückschlüpft. Oder stets wechselnde Diarrhöe. Unwiderstehlicher Stuhldrang während der Mahlzeit.

Lycopodium

Vor etwa 600 Millionen Jahren bildete Lycopodium (der Bärlapp) zusammen mit Farnen und Schachtelhalm die Urwälder. Damals erreichte er noch die gigantischen Ausmaße von gut 40 Meter. Dieser ehemalige Riese ist heute eine Pflanze von viel bescheidenerer Größe. Sein Stengel schlängelt sich über den Grund und kann unter optimalen Bedingungen doch noch an die zehn Meter lang werden. (Der Engländer nennt den Bärlapp deswegen „grount pine", d. h. die Fichte, die am Boden kriecht.)

Man findet den Bärlapp auf trockenem Grund, auf Weiden und in lichten Tannenwäldern. Die Pflanze selbst ist auch trokken und dürr; ihre Sporen, die wie feines, gelbes Pulver aussehen, sind ebenfalls besonders trocken und bekannt für ihre stark wasserabstoßende Eigenschaft. Früher wurden die Sporen des Bärlapps dafür benützt, um Pillen darin zu rollen, damit sie nicht aneinanderkleben.

Außerdem sind die Sporen außergewöhnlich hart. Man braucht Stunden, um die Umhüllung der Sporen zu entfernen, wodurch der weiche Kern frei wird. Wenn man eine Handvoll Sporen anzündet, entflammt ein heller Blitz; so verwendet man sie in Feuerwerken und auf der Bühne, um Blitze nachzuahmen.

Eine Bärlapp-Pflanze benötigt bis zur vollen Entwicklung 12 bis 20 Jahre. Das ist dieselbe Zeit, die ein Baum braucht, für eine Pflanze also sehr lange. Man kann festhalten, daß der Bärlapp langsamt wächst, trocken, dürr, aber hart ist, „mit verborgenem Feuer" und enorm zählebig.

Lycopodium ist in der Homöopathie ein sehr bedeutendes Mittel mit weitgefächertem Anwendungsgebiet.

DER TYPUS

Das Lycopodium-Kind ist mager, mit einem ziemlich aufgetriebenen Bauch. Im Gegensatz zu der feinen Haut und der unstabilen Blutzirkulation des Phosphor-Kindes sieht dieses Kind ein bißchen fahl aus. Das Kind schwitzt nicht leicht und hat eine dickere Haut. Eigenartigerweise erhalten seine anfänglich noch völlig unversehrten Gesichtszüge im Lauf der Jahre eine tief gefurchte Zeichnung. Die Stirn ist voller Runzeln, als mache sich das Kind ständig Sorgen.

Das ist auch so. Ein Lycopodium-Kind hat eine ganze Menge (wenn auch unbegründeter) Sorgen. Schon schnell ist es dahintergekommen, daß sein Körper nicht der stärkste ist; bei Balgereien zieht es meist den kürzeren, bei Spielen, bei denen es auf die Körperkraft ankommt, kann es mit seinen Kameraden nicht mithalten. Seinem Selbstvertrauen kommt das sicher nicht zugute. Es wird verlegen mißtrauisch und äußerst vorsichtig. Vor allem neue und unerwartete Situationen lösen eine Art Schreckreaktion aus; das Kind weiß nicht, wie es sich „verhalten" soll: Es lacht über ernste Dinge, heult, wenn es ein Wort des Dankes oder ein Kompliment bekommt, und lacht, wenn man nach ihm schaut.

Unbewußt versucht es, seine Unsicherheit zu maskieren. Ein Lycopodium-Kind versucht immer besonders selbstsicher zu erscheinen, verhält sich herrisch und anmaßend und weiß alles besser. Wenn es vermeintlich für dumm gehalten wird, schnaubt es sein Brüderchen oder Schwesterchen an und ist über jede Kleinigkeit beleidigt. Es fühlt sich sehr schnell benachteiligt oder zu kurz gekommen, behauptet dann, ein anderer kriege immer mehr, er sei immer der letzte und komme immer zuletzt dran.

Auch in den körperlichen Symptomen kommt dieser „Streit" zwischen Verstand und vitaler Energie zum Ausdruck. Körperlich ist das Kind nicht stark, es hat einen Widerwillen gegen lange Wanderungen und Sport. Seine Muskeln sind schwach.

Die Verdauung macht Schwierigkeiten. Der Bauch ist aufgetrieben, die Eingeweide rumoren lautstark und geben viele Winde ab. Mehlspeisen, Kohl und Bohnen machen besonders Beschwerden. Dann gärt es heftig im Gedärm, der Unterbauch bläht sich auf, und Stuhlgang kommt nur mühsam.

Ein Lycopodium-Kind geht „gierig vor Hunger" an den Tisch, um nach ein paar Happen schon wieder satt zu sein. Oder es sagt erst, keinen Appetit zu haben, kann dann aber nach einigen Bissen kaum mehr mit dem Essen aufhören.

Auffallend ist das Verlangen nach Süßigkeiten (Energie!). Morgens fühlt sich das Kind nicht erfrischt, reagiert mürrisch und ist gereizt. Häufig wacht es schon morgens um 4 Uhr auf.

Gegen 4 Uhr nachmittags ist das Kind am Ende seiner Kräfte. Es hängt nur noch herum, launisch, will nur sofort etwas essen. (Man weiß aus Versuchen, daß der Blutzuckergehalt – die zur Verfügung stehende Energie – gegen Ende des Nachmittags am niedrigsten wird. Das ist bei jedem Menschen so, nur belastet das nicht jeden. Lycopodium-Typen schon, denn ihre vitale Energiereserve ist nicht besonders groß.)

Charakteristisch für Lycopodium ist die Rechtsseitigkeit der Beschwerden: Der Kopfschmerz sitzt v. a. rechts, die rechte Tonsille ist entzündet, auf der rechten Halsseite sind die Lymphdrüsen vergrößert, und der rechte Unterbauch ist schmerzhafter. Der rechte Fuß ist kalt, während der linke warm bleibt. Eigenartig ist, daß die Schmerzen die Neigung haben, von rechts nach links zu wandern.

Lycopodium-Kinder haben oft mit Angina zu tun, wobei die rechte Mandel entzündet ist. Schlucken tut ihnen weh, nur warme Getränke erleichtern. Aber auch die linke Tonsille kann sich entzünden: Typisch für Lycopodium ist die Angina, die rechts beginnt und nach links zieht.

Bekommt ein Lycopodium-Kind Bronchitis und Lungenentzündung, dann wohl aufgrund seiner überwiegenden „Kopfarbeit" und seines Bewegungsmangels, wenn es im dumpfen Zimmer bei schlechter Luft ruhig sitzt. Es beginnt mit einer verstopften Nase, die den Schlaf unangenehm stören kann. Dann verlegt sich die Luftröhre mit dickem gelben und grünen Schleim, und das Kind kriegt es mit der Angst zu tun. Seine Nasenflügel heben sich wie Fächer auf und ab im Bemühen, Luft zu bekommen.

ZUSAMMENFASSUNG

1. Kinder mit scharfem Verstand und schwachem Körper, v. a. der obere Körperteil ist abgemagert; Grübchen im Gesicht, magerer Hals, aber ein aufgetriebener Leib.

2. Mangelndes Selbstvertrauen; voller Sorgen und Ängste; besorgt, „übergangen" zu werden, mißtrauisch; kann nur schwer teilen; Mißgunst und Eifersucht.

3. Herrisches Verhalten; im Innern dagegen sehr unsicher.
4. Gähnsucht. Hat nach ein paar Bissen schon genug. Oder kann nicht mehr aufhören zu essen.
5. Auffallend großes Verlangen nach Süßigkeiten.
6. Geblähter Bauch; lautes Rumoren und „Gurgeln“ im Leib; viele Winde.
7. Beschwerden rechtsseitig; wandern von rechts nach links.
8. Trockene Haut und Schleimhäute; verstopfte Nase; trockene Krusten oder zähe, gelbe Schleimpfropfen in der Nase; chronische Angina.
9. Verschlimmerung: von 16 bis 20 Uhr; enge Kleidung; Lärm; warmes, stickiges Zimmer; große Hitze oder Kälte.
   Besserung: bei gemäßigten Temperaturen; mäßig sonniges und trockenes Wetter; Bewegung; frische Luft; warme Speisen und Getränke.

Ätiologien:
Angst vor Scheitern; Schreck; Wut und Ärgernis.

Causticum

Unter Causticum versteht man in der Schulmedizin ein Ätzmittel, einen Sammelnamen für Stoffe, die „örtlich Gewebe vernichten können“. Beispiele sind: starke Säuren, Karbol, Jod, Fluor, Brom, Chlor, Silbernitrat, Salpetersäure und Schwefelsäure. Man verwendet sie, um Wucherungen der Haut, z. B. Warzen, wegzuätzen.

Der Gründer der Homöopathie, Samuel Hahnemann, versuchte, dieses „kaustische Prinzip“ so rein wie möglich in einem Präparat zu verkörpern. Dieses Präparat nannte er Causticum.

Zu Hahnemanns Lebzeiten und noch Jahrzehnte später war unter den Chemikern und Homöopathen der Streit darüber im Gange, ob Hahnemanns Behauptung richtig sei, das „kaustische Prinzip eingefangen“ zu haben. Die Gegner der Homöopathie argumentierten, das Präparat enthalte keinerlei wirksame Bestandteile, es beruhe nur auf einem Hirngespinst Hahnemanns.

Worauf nun die Wirkung des Präparates genau beruht, ist noch immer unbekannt. Das Wirkungsspektrum hält sich in der Mitte zwischen Ammonium- und Kaliumpräparaten, obwohl die Anwesenheit von Kalium im Causticum von Hahnemann nie dargelegt worden ist.

Trotz dieser Unklarheit und dem Gezänk um die Technik haben sich Homöopathen nicht davon abhalten lassen, von Causticum nach Hahnemann Gebrauch zu machen. (Allerdings in potenzierter, nicht in purer, unverarbeiteter Form.) Daß man besser fährt, sich auf seine eigenen Beobachtungen zu stützen und das Hickhack über Wirkung oder Unwirksamkeit links liegenzulassen, zeigt sich aus den vortrefflichen Resultaten mit dem „homöopathischen Causticum“.

DER TYPUS

Ein Kind, das zum Causticum-Typ gehört, hat meist dunkles Haar und fahle Hautfarbe. Es ist wenig geschmeidig in seinen Bewegungen, beinahe steif und stolpert sogar über die „Blumen im Teppich“.

Durch seine Ungelenkigkeit und Tapsigkeit verstaucht sich das Kind sehr schnell einen oder mehrere Muskeln. (Ein Calcium carbonicum-Kind ist auch ungelenkig, aber es verrenkt sich eher seine[n] Knöchel.) Es scheint, als sei recht viel Spannung in den Muskeln; diese Spannung findet man auch im geistigen Bild wieder.

Ein Causticum-Kind macht sich Sorgen um die Zukunft und glaubt, daß alles schiefgehen werde. Es hat unangenehme, undefinierbare Vorahnungen. Diese pessimistischen Gedanken machen das Kind ruhelos und verdrießlich. Es kann kaum zur Ruhe kommen und scheut die Dämmerung und den Abend, denn dann wird alles schlimmer. Es will abends nicht allein ins Bett gehen, weil es sich besonders vor den unheimlichen Bildern fürchtet, die es sieht, wenn es seine Augen zumacht.

Das Causticum-Kind ist sehr sensibel und beginnt beim geringsten Anlaß zu weinen. Die Schmerzempfindlichkeit ist nicht so groß, aber dafür sein intensives Mitleid mit dem Kummer anderer Menschen. Es beginnt zu heulen, wenn es nur denkt, ein anderes Kind könnte traurig sein: Es weint um den Kummer anderer und weint mit, wenn es jemand anderes weinen sieht. Der Gedanke an Schmerz greift das Kind viel mehr an als der Schmerz selber; es kann sogar ziemliche Schmerzen tapfer aushalten; ein anderes Kind heulen zu sehen – das erträgt es nicht. Dies ist sehr charakteristisch für Causticum-Kinder.

Sowohl die innere Spannung, die sich in dem schnellen Weinen zeigt, wie auch auf körperlicher Ebene die angespannten Muskeln (v. a. die Beugemuskeln) und Sehnen können ins Gegenteil umschlagen: in zu große Entspannung und sogar Lähmung. Eine Lähmung kann sich im Versorgungsgebiet einzelner Nerven äußern, wie an den Augenlidern, die halb über die Augen fallen und nicht mehr nach oben gezogen werden können. Oder an der schlaffen Lähmung einer Gesichtshälfte, z. B. wenn sie einem eisigen Wind ausgesetzt war. Auch die Zunge kann gelähmt sein, wodurch die Sprache mühsam, stotternd und undeutlich wird, oder das Kind verliert plötzlich seine Stimme, weil die Stimmbänder gelähmt sind.

Die meisten Lähmungen bei Causticum-Kindern äußern sich jedoch in Form von Kontrollverlust über den Blasenschließmuskel; beim Husten, Singen, Lachen oder Niesen verlieren sie immer etwas Urin. Auch Bettnässen ist eine häufige Störung. Typisch ist das Einnässen während des ersten Schlafes.

Den Lähmungserscheinungen verwandt sind Verkrampfungen, unwillkürliche Zusammenziehungen von Muskeln, Zittern und Ruhelosigkeit. Die unwillkürlichen Muskelkontraktionen betreffen Muskeln des Gesichts und der Gliedmaßen. Eigentümlich und ein weiteres Charakteristikum für Causticum ist, daß sich die Verkrampfungen auch in der Nacht während des Schlafes fortsetzen.

Abends beim Einschlafen und in der Nacht kann das Kind seine Beine nicht stillhalten; eine angenehme Haltung zu finden, scheint unmöglich.

Schmerzen, die ein Causticum-Kind haben kann, sind oft brennender Art: Ein brennender Magen, brennende Haut, ein Brennen in der Luftröhre oder ein Gefühl, als sei die Schleimhaut aufgerauht.

Beim Husten entsteht ein hohler und trockener Beiklang; obwohl das Kind seine Brust voller Schleim hat, kann es ihn nicht abhusten, weil es nicht tief und fest genug Luft holen und husten kann. Ein Schluck kalten Wasses kann sowohl den Husten wie auch das rauhe, brennende Gefühl in der Luftröhre lindern („löschen"!).

Lycopodium-Kinder sind wild auf Süßigkeiten, Causticum-Kinder haben dagegen einen Ekel davor! Viel lieber ist ihnen Geräuchertes und Wurstwaren. Nach dem Essen bekommen sie oft gewaltigen Durst.

Die Haut ist trocken und ungesund. Oft findet man zahlreiche Warzen an den Händen, um die Nägel, im Gesicht und an den Rändern der Augenlider.

Schließlich ist Causticum ein hervorragendes Mittel für die Folgeerscheinungen von Brandwunden. Ein Kind, das nach einer Verbrennung nicht mehr „ganz das alte" geworden ist, gehört meistens zum Causticum-Typ.

In der brennenden Natur der Schmerzen, der mangelnden Wiederherstellung nach Brandverletzungen und dem gehäuften Auftreten von Warzen kann man den Ursprung von Causticum erahnen: ein Ätzmittel.

ZUSAMMENFASSUNG

1. Kinder mit dunklem Haar und fahlgelbem Hautkolorit.
2. Heulen wegen jeder Lappalie; intensives Mitleiden beim Kummer anderer; schwermütig und pessimistisch; trübsinnige Vorahnungen.
3. Straff gespannte Muskeln und Sehnen.
4. Lähmungen: einer Gesichtshälfte, der Augenlider, der Stimmbänder, der Zunge, der Blase.
5. Schmerzen werden empfunden als brennend oder wie aufgerauht.
6. Trockener, krampfartiger, hohlklingender Husten; meist zusammen mit Heiserkeit oder Stimmverlust; Kind kann seinen Schleim nicht abhusten; Husten wird besser durch einen Schluck kalten Wassers.
7. Warzen; Folgen von Brandwunden.
8. Große Ruhelosigkeit; kann seine Beine abends im Bett nicht stillhalten.
9. Verschlimmerung: Trockenes, kaltes Winterwetter; Luftzug; abends, Dämmerung; Waschen.
   Besserung: Feucht-warmes Wetter; Wärme.

Ätiologien:
Schreck; Verdruß oder Sorgen; Brandwunden; unterdrückter Hautausschlag (Warzen!); zu spätes Zubettgehen.

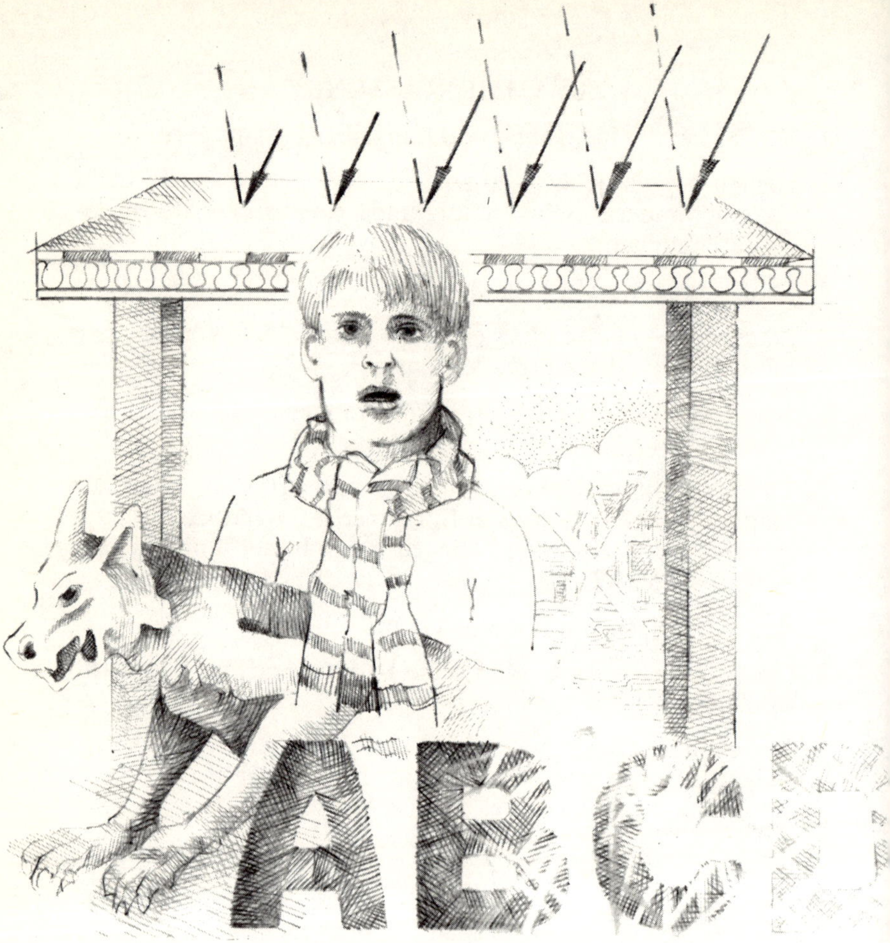

Barium carbonicum

Gruppe 2: Kinder, die in ihrer Entwicklung zurückgeblieben sind

Die folgenden Mittel aus der zweiten Gruppe passen alle mehr oder weniger auf die Kinder, die in irgendeiner Weise in ihrem körperlichen oder geistigen Entwicklungsstand zurückgeblieben sind. Das auffallendste Mittel dieser Gruppe ist wohl Barium carbonicum, weil sein Symptomenbild am deutlichsten das retardierte, zurückgebliebene Kind widerspiegelt.

Barium carbonicum

Barium kommt in der Natur nicht in freier Form vor, sondern geht Verbindungen mit anderen Elementen ein. Am häufigsten kommt es als Bariumsulfat (eine Verbindung mit Schwefel) und als Bariumkarbonat (Bindung an Kohlensäure) vor.

Das Wort Barium leitet sich vom griechischen Wort „barys" ab, was „schwer" bedeutet und die charakteristische Eigenschaft des Bariums beschreibt. In der Industrie verwendet man Baryt (= Bariumsulfat, auch Schwerspat genannt), um das Spülwasser bei Erdölbohrungen schwerer zu machen. Als Füllmaterial fügt man es Gummi und Farben bei.

Eine zweite Eigenschaft von Barium und seinen Verbindungen ist die Undurchlässigkeit für Luft und Licht. Glanzpappe erhält einen guten Schutz gegen Luft- und Lichteinwirkung durch den Gehalt von Barium, das nichts durchläßt.

Auch im medizinischen Bereich kennt und benutzt man diese Eigenschaft. Jeder, der sich im Krankenhaus schon einmal eine Röntgenaufnahme des Magens und der Speiseröhre hat machen lassen, kennt den dicken, weißen Brei, den er vorher schlucken mußte; das ist Bariumbrei. Die Röntgenstrahlen können das Körpergewebe, aber nicht den Bariumbrei durchdringen. So erhält man auf dem Foto eine Kontrastdarstellung und kann anhand derer Rückschlüsse über den Zustand von Magen und Speiseröhre erhalten. Selbst die Magensäure kann den Brei nicht „durchdringen", er ist unlöslich und verläßt den Körper in derselben Form, wie man ihn geschluckt hat. In der Schweiz steht ein Krankenhaus, in dem die Wände der Röntgenabteilung aus Baryt hergestellt wurden. Das Baryt absorbiert die radioaktive Strahlung und läßt nichts nach draußen dringen.

Lösliche Bariumverbindungen wie Bariumcarbonat und Bariumchlorid werden nach Einnahme schon vom Magen und Darm aufgenommen, was tödlich sein kann, wenn nicht rechtzeitig eingegriffen wird.

Aus Untersuchungen weiß man, daß eine bariumfreie Ernährung zu Wachstumshemmungen führt. Zugleich entsteht ein Symptomenbild, das große Übereinstimmung mit den Erscheinungen enormer Überdosen Calcium zeigt. Barium und Calcium sind miteinander verwandt.

Schwere, Undurchlässigkeit und Wachstum sind die Schlüsselworte für Barium.

DER TYPUS

Das Barium carbonicum-Kind hat viel gemeinsam mit dem Calcium carbonicum-Typ. Es handelt sich um ein Kind, das für sein Alter viel zu klein und sowohl geistig als auch körperlich ein „Zwerg" geblieben ist. Es ist entweder zu dick und weich oder zu dünn und schwach, auf jeden Fall zu klein.

Ein Charakteristikum vom Barium carbonicum-Kind, das ins Auge sticht, ist die außergewöhnliche Schüchternheit, die auch das ganze Verhalten bestimmt: Jeder Fremde jagt dem Kind Angst ein. Kommt ein Unbekannter zu Besuch, verkriecht sich das Kind, z. B. unter den Tisch, oder setzt sich mit dem Rücken zum Gast. Solch eine Schüchternheit ist ein Gemisch aus mangelndem Selbstvertrauen, Angst und Mißtrauen, die zu völliger Passivität oder aber geschäftiger Aktivität mit „nichts" führen. Solange der Besuch bleibt, rührt das Kind kein Spielzeug an.

Solch ein Kind wird immer unschlüssig sein und sich nie trauen, einen Entschluß zu fassen. Sein Verhalten wird von einer gewissen Feigheit bestimmt.

Allein zu sein verursacht Angst; allein nach draußen gehen zu müssen, kann sich zur Panik steigern. Ein Barium carbonicum-Kind, das in der Stadt aufgewachsen ist, kann in Panik geraten, wenn es den weiten Raum auf dem Land sieht, denn das ist ihm ja fremd.

Häufig spricht es von Alpträumen, ohne daß es genau sagen könnte, wovor es sich fürchtet. Die Fähigkeit, sich auszudrücken, ist recht begrenzt, überhaupt lernt es erst später sprechen wie auch der Zahndurchbruch, das Laufenlernen und das physische Wachstum nur mühsam Fortschritte machen.

Neben der Neigung, schon wegen des kleinsten Anlasses zu weinen, stellt man eine große Reizbarkeit fest: Bagatellen lassen das Kind plötzlich in Wut ausbrechen.

Jedes Kind ist auf seine Art vergeßlich, das ist ganz normal. Aber die Vergeßlichkeit des Barium carbonicum-Kindes ist abnormal. Sogar beim Spielen kann es seine Aufmerksamkeit nur ganz kurz zusammenhalten. Mangelndes Konzentrationsvermögen ist ein auffallendes Merkmal.

Auch in der Schule ist es nicht viel besser; das Kind paßt nicht auf, kann sich nicht auf ein Kapitel konzentrieren, und was es am einen Tag gelernt hat, scheint am nächsten schon wieder völlig vergessen zu sein. Stellen wir uns vor, das Kind müßte das Alphabet lernen. Nach einer halben Stunde Üben und Wiederholen sagt es tadellos das Alphabet auf, man ist zufrieden und läßt es spielen. Bittet man es eine Stunde später, nochmals das Alphabet aufzusagen, dann schaut es einen unverständig an, hat alles vergessen und weiß eigentlich gar nicht, was man von ihm möchte.

Ein Barium carbonicum-Kind kann nichts in sich aufnehmen. Jeder Lernstoff geht zum einen Ohr herein und zum anderen wieder heraus. (Vgl. die Eigenschaft des Baryts bei der Röntgenaufnahme: es saugt alles in sich auf.)

Man erkennt also, daß die Eigenschaften „Schwere, Undurchlässigkeit und Wachstum“ des Bariums gerade beim zu leichten, zu kleinen und vergeßlichen Barium carbonicum-Kind fehlen. Barium carbonicum in homöopathischer Potenz stimuliert die Entwicklung dieser Eigenschaften.

Ein Barium carbonicum-Typ ist sehr schnell erschöpft, und jede Bemühung, etwas durchzuhalten, macht es nur noch schlimmer. Das ganz kleine Kind wird dann böse und mürrisch, das ältere bekommt nach „langdauernder“ Anstrengung unangenehmen Kopfschmerz (immer nur über den Augen und der Nasenwurzel!), so daß es kaum noch seine Augen offenhalten kann.

Als weiteres fällt bei praktisch allen Barium carbonicum-Kindern die große Empfänglichkeit für Erkältungen auf. Es fängt an mit einer wunden Kehle, die Tonsillen schwellen an, und auch die Halsdrüsen reagieren mit. Die Angina ist sowieso oft vorhanden und kann so chronisch werden, daß das Kind bei kaltem Wetter nur mal vor die Haustüre zu gehen braucht, um sie wieder „aufzuschnappen". (Im Fall einer akuten Angina gibt man einem Barium carbonicum-Kind jedoch besser Barium muriaticum anstelle von Barium carb.)

Die Kombination von chronisch entzündeten Mandeln, schlechtem Hören, Lustlosigkeit und Schwierigkeiten, sich zu konzentrieren und zu lernen, ist nun schon bekannt. Der dümmliche Gesichtsausdruck und der offene Mund, Geräusche in den Ohren beim Schlucken und Niesen und übermäßiger Speichelfluß gehören zu diesem Bild. Typisch sind auch geschwollene, harte Drüsen am Hals, um die Ohren und im Bauch.

Dicker Schleim strömt aus der Nase oder die Nase ist schmerzhaft trocken. Die Oberlippe ist geschwollen, und an den Nasenflügeln sieht man Krusten. Viele Barium carbonicum-Kinder zeigen auch einen krustigen Ausschlag auf dem Kopf und verkrustete Lidränder. Sie gehen nicht gerne ins Bad, weil Wasser den Zustand verschlimmert.

Wie das Calcium carbonicum-Kind hat auch dieses mit kalten, klammen und schwitzenden Füßen zu tun, wobei der Schweiß unangenehm riecht.

In der Nacht juckt und kribbelt die Haut unerträglich, und das Kind kratzt sich die Haut wund, die sich entzündet und eine farblose Flüssigkeit abgibt. Wunden heilen nur schwer. Auch Warzen und entzündete Nagelränder gehören zu den möglichen Symptomen.

Die Gesamtheit von Schwellungen und Entzündungen der Lymphdrüsen mit „Neigung, zur Haut durchzubrechen und zu vereitern" nennt man offiziell Skrofulose. Deswegen sagt man, ein Barium carbonicum-Typ habe eine skrofulöse oder lymphatische Konstitution. Das Gesicht muß nicht immer aufgeblasen und voll sein, wie meist beim Calcium carbonicum-Kind, sondern kann auch kränklich, mager und vorgealtert sein.

Interessant in diesem Zusammenhang ist eine andere Altersgruppe, die in mancher Hinsicht zu Barium carbonicum paßt, das Greisentum. Barium carbonicum paßt für greisenhaft wirkende Kinder und kindergleiche Greise.

Neben dem Lymphsystem hat Barium carbonicum nämlich auch Beziehung zu den Blutgefäßen: Der erschöpfte Alte, der zu schwach ist, etwas zu tun, sich ständig hinlegen muß, überempfindlich auf Kälte reagiert und wenig Fett am Leib hat. Seine Gehirndurchblutung ist gestört, was zu Schwindel führt und zu Kopfschmerz mit dem Gefühl, das Gehirn sei „losgelöst", das Gefühl, als sei die Kopfhaut zu stark gespannt oder die Einbildung, es sei „eine Spinnwebe im Gesicht". Fügt man dem noch den Gedächtnisverlust, Schlaflosigkeit, die Abkehr von Freunden, das nachlassende Selbstvertrauen, das mangelnde Entscheidungsvermögen und kindliches Verhalten hinzu, dann ist die klinische Diagnose Gefäßverkalkung oder (in fortgeschrittenen Fällen) eine senile Demenz schon bald gestellt.

Die Übereinstimmung des Barium carbonicum-Bildes mit diesem Krankheitsbild ist auffallend. So paßt dieses Mittel auf die beiden äußeren Enden der Lebensskala: das Kind, das zu früh alt wird und der Greis, der kindisch wird.

ZUSAMMENFASSUNG

1. Zwergenhafte, ältlich wirkende Kinder mit einer lymphatischen Konstitution.

2. Geistige und körperliche Schwäche.

3. Ungewöhnliche Schüchternheit und Entschlußlosigkeit; Furcht vor fremden, neuen Dingen.

4. Schwaches Gedächtnis, kein Konzentrationsvermögen; Kind kann nichts aufnehmen oder lernen.

5. Drüsenschwellungen und -entzündungen; akute und chronische Angina; „jeder kleine Luftzug wird aufgeschnappt".

6. Stinkender, kalter Fußschweiß; Beschwerden nach unterdrücktem Fußschweiß.

7. Mangelhafter Haarwuchs oder Haarausfall.
8. Geschwollener, harter Bauch; „knochenharter“ Stuhl.
9. Verschlimmerung: durch die Anwesenheit Fremder; Waschen; kaltes, feuchtes Wetter; auf der schmerzhaften Seite liegen; nach dem Essen; Denken an Beschwerden.
   Besserung: warme Umschläge.

Ätiologien:
Fremde Umgebung oder fremde Menschen; unterdrückter Fußschweiß.

Borax

Bor ist ein Element, das deutliche Ähnlichkeit mit Kiesel zeigt. Zwei Borverbindungen wurden früher häufig gebraucht: Borsäure und Borax (auch gegenwärtig sind sie noch nicht aus der Mode).

Borsäure kommt in heißen Quellen vor und kristallisiert in weißen, glänzenden Schuppen. Die dreiprozentige wäßrige Borsäurelösung findet in der Medizin als Borwasser Anwendung für Augenwässer und schwache Desinfektionsmittel.

Anfang dieses Jahrhunderts wurde für die Konservierung von Marmelade häufig von Borsäure Gebrauch gemacht, was aber mittlerweile wegen schädlicher Wirkungen verboten wurde.

Borax ist das Natriumsalz der Borsäure und wird zur Behandlung von Schleimhautentzündungen des Mundes verwendet.

Beide Borverbindungen sind nicht ungefährlich, weil sie schlimme Vergiftungserscheinungen bewirken können. Besonders starker Gewichtsverlust (durch gesteigerte Ausscheidung von Fett und Wasser), Irritation und Entzündungen der Schleimhäute im Verdauungstrakt, Erbrechen und Diarrhöe, Speichelfluß und mangelnder Appetit, Blasenkrämpfe und Hautausschlag sind die Folgen einer Überdosis Borsäure oder Borax. Der Körper versucht, das übermäßige Borax im Speichel, im Urin und der Muttermilch zu eliminieren.

Calcium, Phosphor, Kieselsäure und Magnesium sind Beispiele für Mineralien, die im menschlichen Körper vorkommen und ihre eigenen, spezifischen Funktionen erfüllen. Störungen der Umsetzung oder Aufnahme des einen oder anderen Minerals ergeben ein Symptomenbild, das für dieses Mineral charakteristisch ist. So hat der Calcicum carbonicum-Typ „Probleme" mit der Umsetzung von Kalk, ein Silicea-Typ mit Kieselsäure, ein Phosphorus-Typ mit Phosphor und der Magnesium-Typ mit Magnesium.

Borax kommt nicht von Natur aus im Körper vor, zeigt aber Ähnlichkeiten mit Natrium, das im Überfluß und überall im Organismus des Menschen vorhanden ist.

Borax verursacht bestimmte Symptome. Symptome, die manche Kinder zeigen, ähneln diesen Borax-Symptomen, so daß auf der Basis dieser Übereinstimmung oder Gleichartigkeit das Heilmittel Borax für diese Kinder genau paßt. Eines der homöopathischen Gesetze besagt, daß etwas, das in hoher Dosierung Schaden verursacht, in minimalen Dosen auch heilen kann.

DER TYPUS

Das Kind, das Borax als Heilmittel braucht, ist meistens blond, hat eine schlaffe, runzelige Haut und schlaffe Muskeln. Als Säugling will es nicht trinken. Das kommt daher, daß die Schleimhaut seines Mündchens mit kleinen weißen Geschwürchen, sog. Aphthen besetzt ist. Der Mund des Kindes fühlt sich an der Brust der Mutter heiß an. Es läßt die Brustwarze los, heult vor Schmerz (oder Ärger?) und wird schließlich die Brust verweigern.

Es hat Beschwerden, wenn die Zähne durchbrechen. Neben den Aphthen hat das Kind häufig Durchfall. Kurz bevor es Wasser läßt, fängt es an zu heulen.

Borax-Kinder sind auffallend empfindlich für plötzliche Geräusche: sie erschrecken sich „zu Tode“. Auch in der Schwierigkeit, nachzudenken, zeigt sich die Überempfindlichkeit des Nervensystems. Zwingt man ein Borax-Kind zu geistiger Anstrengung, so kann es sogar krank werden: So wird es seine Zeit vertändeln und müßig mal dies, mal das „tun“. In der Schule ist es faul. Wenn es sich anstrengen würde, könnte es lernen.

Der Unterschied zum Barium carbonicum-Kind ist die viel größere Reizbarkeit des Borax-Kindes. Sie gipfelt jedoch nicht in Heulen, wie so oft beim Barium carbonicum-Kind, sondern in einem heftigen Wutanfall. Dann tritt es um sich, schreit und schimpft. Abends ist es sehr nervös und unruhig; typischerweise läßt die Unruhe dann oft gegen 11 Uhr nach.

Sehr charakteristisch ist die Verschlimmerung bei Abwärtsbewegungen. Genauso wie Barium carbonicum-Kinder werden auch Borax-Kinder leicht reisekrank. Doch ist bei letzteren die spezifische Abscheu gegen abwärts gerichtete Bewegungen eigenartig, weniger ein allgemeines Unbehagen bei Bewegungen.

Treppenabsteigen verursacht Schwindel und Kopfweh. Schon

das Borax-Baby verzieht sein Gesicht angstvoll, schreit und klammert sich an der Mutter fest, wenn es in sein Bettchen gelegt wird, die Treppe hinuntergetragen oder gewiegt wird. Ältere Kinder kreischen, wenn sie mit dem Lift abwärts fahren müssen. Diese Angst ist für Borax so eigentümlich, daß man sie von allen anderen Mitteln unterscheiden kann. (Die Verschlimmerung durch Abwärtsbewegung macht Borax zum optimalen Mittel für See- und Luftkrankheit. „Jedesmal, wenn das Schiff oder das Flugzeug nach unten sackt, kommt in meinem Magen alles nach oben.“)

Borax-Kinder sind so sensibel, daß sie selbst vor geringstem Schmerzempfinden (z. B. im Ohr) zusammenschrecken.

Neben dem überempfindlichen Nervensystem ist die Verdauung ein zweiter „Problemkreis“ beim Borax-Typ. Besonders die Schleimhäute des Verdauungstraktes sind betroffen. Wie wir gesehen haben, schädigt zuviel Borsäure oder Borax die Schleimhaut des Darmes, wodurch die Nahrung nicht mehr gut genug aufgenommen werden kann und eine Mangelernährung die Folge ist. Ein Borax-Kind ist mager, bleich oder fahlgelb, kann seine Nahrung nicht richtig verdauen, und seine Haut hat viele Runzeln.

Charakteristisch für Borax sind die zahllosen weißen Aphthen im Mund, die leicht zu bluten beginnen. Vermutlich verteilen sich diese Aphthen über alle Schleimhäute des Verdauungskanals. Nach dem Essen schwillt der Bauch an, es folgen Koliken und Diarrhöe, besonders Früchte (Äpfel und Birnen!) verursachen ein Völle- und Druckgefühl im Magen. Der Stuhlgang ist breiig-schleimig, gelb bis grünlich und ist immer mit zwickenden Schmerzen und Rumoren im Bauch verbunden. Sehr oft hat das Kind Stuhldrang. Wenn es „fertig“ ist, ist es auffallend fröhlich und aufgeweckt, während es vorher noch mürrisch, lustlos und unzufrieden war.

Die Augenlider entzünden sich, v. a. im inneren Lidwinkel, sehr leicht und kleben in der Nacht aneinander; zwischen den Wimpern erkennt man kleine weiße Körnchen. Die Nase ist voll von dickem, grünem Schleim; die Nasenflügel sind entzündet und mit Krusten bedeckt, die leicht zu bluten beginnen. Die Nasenspitze ist glühend rot.

Auch die Schleimhaut der Blase ist betroffen: Das Kind heult vor und zu Beginn des Wasserlassens. Der Urin ist richtig heiß.

Borax-Kinder neigen stark zum Speichelsabbern. Meist ist der Speichelfluß durch die Aphthen im Mund verursacht.

ZUSAMMENFASSUNG

1. Blonde, magere Kinder mit schlaffer, runzeliger Haut.
2. Überempfindlich für plötzliche Geräusche; sehr schreckhaft.
3. Faul; verdösen die Zeit.
4. Überaus reizbar; heftige Wutausbrüche; schimpfen und schreien.
5. Ausgesprochene Verschlimmerung durch abwärts gerichtete Bewegung.
6. Oberflächliche Entzündung der meisten Schleimhäute (Augen, Nase, Mund, Magen, Darm, Blase).
7. Übermäßiger, schleimiger, gelber oder grünlicher Stuhl, besonders nach Genuß von Früchten. Nach dem Stuhlgang sehr aufgeweckt; vorher sehr gereizt.
8. Aphthen im Mund sind sehr empfindlich, heiß und bluten leicht; schlimmer durch Berühren und Essen von sauren oder süßen Speisen; Durst, v. a. morgens; oft kombiniert mit Diarrhöe (beim Zahndurchbruch!)
9. Verschlimmerung: Abwärtsbewegungen; plötzliche Geräusche; Früchte.

Natrium muriaticum (= Natrium chloratum)

Wer „Natrium“ sagt, meint „Salz“ und hat es darum mit Natriumchlorid zu tun. Natriumchlorid ist die Verbindung des Alkali-Metalls NATRIUM und der Säure CHLOR und wird allgemein nur „Kochsalz“ genannt. Natrium und Chlor können nicht „auseinander“ und gehen direkt eine Verbindung ein.

Von allen Mineralien, aus denen sich die Erdkruste zusammensetzt, ist Natrium am besten löslich in Wasser. Immer „strebt“ es zum Wasser hin. So enthält das Meer viele gelöste Mineralien, von denen aber Natriumchlorid am reichsten vertreten ist.

Der Einfachheit halber wollen wir weiterhin statt Natriumchlorid nur Natrium sagen.

Das Meer enthält nicht überall dieselbe Konzentration Natrium. So wie die Luft durch Druckunterschiede in Bewegung bleibt, so sorgen auch die unterschiedlichen Salzkonzentrationen des Seewassers für Strömung. Diese Strömung ist insofern von Bedeutung, als mit ihr Mineralien, die sich am Meeresgrund befinden, zur Oberfläche gespült werden. Dort lebt das Plankton, das sich von diesen Mineralien ernährt und selber wieder Anfang einer langen Nahrungskette ist. Ohne Strömung kein Plankton, ohne Plankton kein höheres Leben, also ohne Strömung auch kein Leben. Ohne Natrium könnte das Meerwasser nicht frei strömen, es würde von unten her frieren; Natrium hält das Wasser in Bewegung.

Im menschlichen Körper verhält es sich nicht anders. Um die Körperzellen herum befindet sich ein äußerst feiner Spaltraum, in dem sich Wasser befindet. In diesem Wasser spielt Natrium, genauso wie im Meerwasser, die Hauptrolle. Natrium erhält in diesem „Meer des Körpers“ das Flüssigkeitsgleichgewicht aufrecht, die Durchströmung mit Nährstoffen und den Abtransport von Abfallstoffen.

Blut besteht ebenso zum größten Teil aus Wasser. Man spricht vom Blutplasma, in dem man – genauso wie in dem Wasser um die Körperzellen – große Mengen gelöster Mineralien findet. Aus Untersuchungen weiß man, daß das Verhältnis von Calcium, Kalium und Natrium in diesem „Körperwasser“ genau dem des Seewassers entspricht. Man nimmt ja auch an, daß der Ursprung des Lebens im Meer begann und der Mensch gleichsam immer noch ein Stückchen in sich trägt. (Lediglich der Gehalt an Magnesium ist im „Körperwasser“ höher als im Seewasser. Siehe hierzu auch die Einleitung zu Magnesium carbonicum.)

Vom Austausch zwischen Zelle und Umgebung hängt der gesamte Stoffwechsel ab. Ohne Natrium könnte das nicht funktionieren, denn es regelt die Durchströmung der Körperflüssigkeiten und die Abfuhr der Abfallstoffe. Natrium hält ein Gleichgewicht aufrecht. So sind die Schlüsselworte von Natrium „Durchströmung, Beweglichkeit und Aufrechterhaltung des Gleichgewichts“.

DER TYPUS

Ein Natrium muriaticum-Kind ist klein, mager und untergewichtig. Es neigt zu Blutarmut (ein veralteter Ausdruck für Blutarmut ist Chlorose, abgeleitet von Chlor; man denke an Natriumchlorid).

Das Kind entwickelt sich nur träge, die Drüsen am schlanken Hals sind leicht vergrößert. Trotz der allgemeinen Hautblässe errötet es recht schnell. Die Haut ist wenig elastisch, mal zu trocken, mal zu fettig. In der Pubertät entwickelt sich aus der fetten Haut leicht eine ausgedehnte Akne.

Die langsame Entwicklung ist eine Parallele zum Barium carbonicum-Kind, das aufgrund schlecht koordinierter Bewegungen erst spät laufen lernt. Auch das Natrium muriaticum-Kind lernt erst spät laufen, weil es eine unruhige Hast und schwache Muskeln hat. Es stößt überall an den Möbeln an, ungelenkig und doch ungeduldig bewegt es sich durch das Zimmer.

Die Sprache ist oft mangelhaft und holprig aufgrund von Artikulationsschwierigkeiten und nicht, wie beim Barium carbonicum-Kind, aufgrund mangelnder Intelligenz.

Natrium, das soviel mit Bewegungen der Körperflüssigkeit zu tun hat, muß eine Beziehung zu Ausscheidungsorganen wie Nieren, Schleimhäuten und Haut haben. Das Natrium muriaticum-Kind hat oft Probleme mit dem Flüssigkeitshaushalt. Die Schleimhäute von Mund und Zunge sind ausgetrocknet, in der Kehle scheint eine Gräte zu sitzen, Geschmack und Geruch sind nicht oder nur schwach ausgebildet; der Stuhl ist hart und bröckelig, die Haut trocken. Die natürliche Reaktion darauf ist das Verlangen nach Flüssigkeit. Ein Natrium muriaticum-Kind hat ständig Durst.

Doch die ungleichmäßige Flüssigkeitsverteilung kann sich auch im Gegenteil äußern: Speichelfluß, sofort tränende Augen beim Lachen, Niesen und an der frischen Luft, wäßriges Nasensekret und dünnflüssiger Durchfall. Es ähnelt den Erscheinungen bei Heufieber.

Das Bindegewebe (das Gewebe, das die einzelnen Organe miteinander verbindet), Muskel- und Nervengewebe und die Haut enthalten im Verhältnis am meisten Natrium, und eine Störung im Natriumstoffwechsel bleibt nicht ohne Folgen für diese Gewebe. Zuviel Natrium bewirkt Flüssigkeitseinlagerung (Ödeme), zuwenig Abmagerung und Gewebsverlust. Das Natrium muriaticum-Kind ist mager und zu klein, seine Muskelkraft ist gering, und es macht immer bald schlapp. Bei älteren Natrium muriaticum-Typen können mäßige Rückenschmerzen entstehen, die von der mangelnden Stützkraft des Gewebes herrühren. Eine Linderung dieser Beschwerden erreicht man durch äußeren harten Druck, der die Stützfunktion gleichsam übernimmt. Deshalb sind auch möglichst harte Betten vorzuziehen. Beim Sitzen ist stets ein hartes Kissen zwischen Rücken und Stuhllehne zu benutzen. (Diese Erscheinung wird man kaum bei kleinen Kindern, dann aber schon zum Zeitpunkt der Pubertät feststellen können.)

Wenn die Haut zu trocken wird, springen die Lippen und die Mundwinkel auf, es bilden sich Bläschen mit waßrigem Inhalt auf der Oberlippe, der sogenannte Fieberausschlag, mit dem die Natrium muriaticum-Kinder eigentlich ständig herumlaufen. In der Mitte der Oberlippe kann durch die Trockenheit ein charakteristischer, vertikaler Spalt entstehen. Die Augen sind entweder zu trocken oder es fließen übermäßig Tränen. Die Augenmuskeln funktionieren nicht besonders gut, das Kind muß seine

Augen zukneifen beim Lesen oder bekommt drückende Kopfschmerzen in der Stirn.

Manchmal kommt auch ein pochender Schmerz in der Stirn vor, so, als würden tausend kleine Hämmerchen im Schädel klopfen. Später kann sich daraus eine Migräne über einem Auge entwickeln, wobei der Schmerz von rechts nach links oder andersherum wandern kann. Vor dem Beginn der Kopfschmerzen sieht das Kind schwarze Flecken oder Lichtblitze vor seinen Augen, es sieht bleich aus, und Übelkeit und Erbrechen können folgen; durch Hinlegen oder Schlafen wird es besser. (Auch hier gilt, daß dieses Symptom erst bei Älteren auftritt, bei denen der Natriumstoffwechsel schon längere Zeit gestört ist.)

Das Kind fühlt sich schlechter in der Sonne und bei warmem Sommerwetter. Gerade der Kopfschmerz nimmt dann zu. Durch Wärme und Flüssigkeitsverlust (Schwitzen) gerät der Natriumgehalt des Gewebes noch mehr durcheinander.

Beim Natrium muriaticum-Kind besteht ein beachtlicher Appetit, und trotzdem nimmt es kaum zu, vor allem verlangt es nach salzigen und herzhaften Speisen: es nimmt sogar heimlich Salz zu sich, nuckelt an der Maggiflasche, wo andere Kinder am Zuckerpott naschen (wie z. B. das Lycopodium-Kind).

Ebenso auffallend wie der Bedarf an Salz ist die Abneigung gegen Brot, vor allem Roggenbrot. Das Kind kann es nicht verdauen, es liegt ihm wie ein Stein im Magen. Das für die Stärke im Brot verantwortliche Enzym beginnt seine Wirkung bereits im Mund und setzt sich normalerweise im Magen fort. Doch durch die übermäßige Produktion von Magensaft (Salzsäure!) beim Natrium muriaticum-Typ kann es seine Wirkung nicht genügend entfalten, und das Brot bleibt teils unverdaut im Magen liegen (wie ein Stein).

Im Prinzip gilt dies auch für andere Nahrungsmittel, die reich an Stärkemehl sind, wie Makkaroni und Spaghetti.

Während der Mahlzeit stehen dem Kind die Schweißperlen auf der Stirn, schon während und nach dem Essen bekommt es großen Durst.

Die Zeit, in der normalerweise dem Menschen am meisten Energie zur Verfügung steht, liegt zwischen 10 und 11 Uhr morgens. Für den Natrium muriaticum-Typ ist das jedoch die schlechteste Zeit des Tages; um diese Zeit beginnt z.B. sein Kopfschmerz (also während der Schulzeit).

Die trockene Haut kann übergehen in ein Ekzem, das sich an der Innenseite des Ellenbogens, in den Handflächen (trockene, gesprungene Haut), an der Stirn-Haar-Grenze und am Hinterkopf befindet. Vom Nesselausschlag wurde schon berichtet. Daneben hat dieses Kind schnell Beschwerden mit Neidnägeln, die außergewöhnlich empfindlich sind und sehr schlecht heilen.

Mit dem Natrium muriaticum-Kind unternimmt man besser keinen „Strandurlaub"; denn an der See verschlechtern sich alle seine Symptome.

Auf körperlicher Ebene ist die Durchströmung und die Flüssigkeitsbalance gestört, und auch geistig sieht man dieselbe Störung, nämlich mangelhafte Durchströmung. Das Kind heult sehr schnell, sogar ohne jeden Anlaß beginnt es zu weinen. Die Tränen brechen aus, wenn man es nur anschaut. Aber versuchen Sie nicht, es zu trösten, denn dann wird es noch viel schlimmer. Ein Natrium muriaticum-Kind kann fast einen Krampfanfall bekommen, wenn man es trösten will. Läßt man es in Ruhe, dann wird es sich beruhigen und von einem sicheren Plätzchen aus alles unter Kontrolle haben. Oberflächlich gesehen ähnelt es der Reaktion eines Barium carbonicum-Kindes. Allerdings ist bei diesem die Reaktion durch Angst und Schüchternheit bedingt, beim Natrium muriaticum-Kind auch pure Wut über fremde Einmischung.

Das voll entfaltete geistige Bild kann man vor allem beim älteren Natrium muriaticum-Kind, z.B. im Pubertätsalter, beobachten. Es ist in sich selbst gekehrt und schweigsam. Es verabscheut gutgemeinte Ratschläge und Einmischung in seine Angelegenheiten; dann wird es wütend, stampft aus dem Zimmer und läßt die Türe laut zuschlagen, um sich in der sicheren Abgeschiedenheit des eigenen Zimmers auszuheulen. (Seine Tür schließt es hinter sich ab!)

Ein plötzlicher Lachanfall, der für Außenstehende völlig unerklärlich ist, verrät eine starke innere Spannung. Diese Spannung macht das Kind extrem reizbar und überempfindlich für Emotionen: wenn es lacht, tränen die Augen so, daß man meint, es habe geweint. Das Kind ist innerlich nicht mehr ausgeglichen,

Lachen und Heulen, fröhliche und zornige Stimmung wechseln sich schnell ab. Doch meistens schlägt die Balance zur negativen Seite um. Dann ist es schwermütig oder gleichgültig, fühlt sich gleich auf die Zehen getreten und scheint freudlos durchs Leben zu gehen. Besonders Kummer und Enttäuschung werden nur schwer verdaut. Das Kind kann nie seinen Verdruß richtig loswerden, sondern schluckt ihn hinunter und kann sich viel später noch an alles bis ins kleinste Detail erinnern. Durch diese unangenehmen Erinnerungen kann sogar der Schlaf gestört sein, weil sie in ständiger Wiederholung im Kopf des Kindes herumspuken.

Das Natrium muriaticum-Kind kann nicht vergessen, es kann aber auch nicht vergeben: im stillen schürt es Haß gegen jeden, der ihm „etwas angetan hat".

Auf geistiger Ebene gibt es ebensowenig Durchströmung. Ein Natrium muriaticum-Kind geht so in sich selbst und seine (düstere) Gedankenwelt hinab, daß Unaufmerksamkeit und Vergeßlichkeit die unmittelbaren Folgen sind. Es kann sich mit nichts längere Zeit aufmerksam beschäftigen, macht Sprech- und Schreibfehler und hat Schwierigkeiten mit dem Lernen.

Die innere Anspannung und Unruhe führen zu Hast; in seiner Hast rennt es an Tischkanten, wirft Dinge vom Tisch und stößt mit seinem Kopf ständig an dieselbe Schranktür. Auch diese Hast trägt zu den Sprech- und Schreibfehlern bei.

Am liebsten ist das Kind alleine und vermeidet den Kontakt zu anderen Menschen, weil es nicht weiß, „was es sagen soll". Manche Menschen sagen, daß sie in Gesellschaft ein „Brett vor dem Hirn haben". Diese Erscheinung paßt auf den Natrium muriaticum-Typ, der sich wie ein Siegel verschließt. Während das Phosphor-Kind für seine Umgebung wie ein offenes Buch ist, bringt man beim Natrium muriaticum-Kind nichts oder nur wenig in Erfahrung.

ZUSAMMENFASSUNG

1. Kleine, zu magere und zu leichte Kinder; Hals und Nacken mager, ältliches Gesicht; Haut zu bleich, zu trocken oder fettig.

2. Schweigsames, verschlossenes Kind; weinerlich, regt sich aber maßlos über Nichtigkeiten auf, vor allem über Lärm; wirbt zwar um Aufmerksamkeit, verträgt aber absolut keinen Trost.

3. Wendet sich von der Gesellschaft ab, ist lieber allein; reagiert sehr emotionell auf Musik; schneller Wechsel von Heulen und Lachen, von Fröhlichkeit und Wut.

4. Fühlt sich sehr schnell auf den Schlips getreten; vergißt und vergibt Beleidigungen nicht; stiller Kummer, zieht sich auf sein Zimmer zurück und schließt die Türe hinter sich ab.

5. Schüchtern; weiß in einer Gesellschaft nichts zu erzählen; kann nicht Wasser lassen, wenn jemand in der Nähe ist.

6. Kopfschmerz wie von tausend kleinen, pochenden Hämmerchen; schlimmer in der Sonne und durch Wärme; durch Bewegung der Augen und beim Lesen; besser durch Ruhe und im Schlaf.

7. Chronische Trockenheit der Schleimhäute und der Haut mit Neigung zu Rißbildung (trockener Mund und Zunge, gesprungene Lippen, trockene, rauhe Handflächen, harter Stuhlgang, trockenes Ekzem an der Stirn-Haar-Grenze); akute, wäßrige Ausscheidungen: Augen und Nase (heufieberartig), Diarrhöe.

8. Guter Appetit, nimmt aber kein Gramm zu; großes Verlangen nach Salz; Abneigung gegen Brot; viel Durst; Schwitzen während des Essens.

9. Verschlimmerung: Wärme; geschlossene, warme Räume; an der See; Salz; morgens zwischen 9 und 11 Uhr; Trost; geistige Anstrengung.
   Besserung: frische Luft, kühles oder kaltes Bad; enge Kleidung (gibt Stütze!); unregelmäßige Essenszeiten; Rückenschmerzen besser durch Liegen auf einer harten Unterlage.

Ätiologien: Enttäuschung; Schreck; unterdrückte Emotionen; Salz; Flüssigkeitsverlust; Genuß von Brot; Gehirnerschütterung.

Sepia

Die Sepia oder Seekatze gehört zur Familie der Tintenfische, die mit ihren Verwandten, den Muscheln, Austern und Schnekken, zum Geschlecht der Weichtiere gerechnet werden. Muscheln und Austern umhüllen sich mit einer harten Schale, die reich an Kalk ist; diese schützt sie, macht sie aber zugleich ziemlich unbeweglich. Tintenfische dagegen zeichnen sich durch große Bewegungsfreiheit aus, entbehren dafür aber eines „Häuschens", in das sie sich bei Gefahr zurückziehen könnten – das eine geht auf Kosten des anderen. Wie schon der Name „Seekatze" vermuten läßt, ist dieses Tier sehr schnell, beweglich und geschmeidig und verfügt, wie alle Vertreter der Tintenfische, über wirksame Schutzmechanismen.

Bei drohender Gefahr preßt das Tier kräftig Wasser aus seiner Mantelhöhle durch eine enge Öffnung, so daß sich ein scharfer Wasserstrahl bildet, der durch den Rückstoß das Tier nach hinten schießen läßt.

Erschrickt die Sepia, dann stößt sie einen dunklen, bräunlichen Farbstoff aus, der die Umgebung für eine Zeit verdüstert. Im Schutz der Dunkelheit ergreift das Tier dann die Flucht. (Dieser dunklen Flüssigkeit, der Tinte, verdanken die Tintenfische auch ihren Namen.) Außerdem macht die Sepia auch noch Gebrauch von der Tarnung. Sie gräbt sich in den Sand des Meeresgrundes ein, nur die großen, dunklen Augen bleiben „über Deck", um die Umgebung unter Kontrolle zu halten. Um ihre Tarnung vollkommen zu machen, wechselt die Seekatze fortwährend ihre Farbe. Die Seekatze besitzt zehn Arme, acht kurze und zwei lange. Mit diesen kann sie blitzschnell nach einem vorbeischwimmenden Opfer greifen.

An Nordseestränden findet man häufig längliche, weiße Schildchen. Diese hängt man in den Kanarienkäfig, um den Kalkbedarf des Vogels zu decken. Das Schildchen kommt von der Seekatze. Es liegt innen an der Rückenseite ihres Körpers, um eine „schnelle und gewandte Fortbewegung" zu ermöglichen. Es hat nicht mehr die Funktion der Beschirmung, sondern dient der Unterstützung des weichen Körpers, der damit „Bewegungen wie eine Katze“ ausführen kann.

Die Tinte der Sepia schließlich ist ein Gemisch aus Schwefel und Kalksalzen. Das homöopathische Mittel Sepia wird durch schrittweise Verdünnung und Verschüttelung dieser Tinte zubereitet.

Das Symptomenbild von Sepia zeigt teils Übereinstimmung mit **Sulfur, Calcium carbonicum** und **Calcium phosphoricum** (zwei Kalksalze), hat aber doch einen ganz eigenen Charakter, der nur auf einen bestimmten Konstitutionstyp paßt.

Schlüsselwörter von Sepia sind: Beweglichkeit, Verwundbarkeit und Tarnung.

DER TYPUS

Sepia wird oft in Verbindung gebracht mit Frauen- und Wechseljahrbeschwerden, doch so kritiklos darf man es nicht anwenden, weil es in jedem Lebensalter und bei allen Menschen, die zu diesem Typ gehören, gute Wirkung zeigt. Sepia-Typen findet man auch unter Kindern: Es sind Kinder mit einem schwachen Körperbau und kreidebleicher Haut, die einen rosa Ton zeigen kann. Das Haar ist blond oder rötlich. (Manchmal sind es auch dunkelhaarige Typen mit fahlgelber Haut.) Meist sind es Mädchen, die besonders in der Pupertät Sepia-Symptome zeigen.

Auffallend ist sofort die negative Einstellung des Sepia-Kindes. Es ist schwermütig, launisch, lustlos. Es wird nicht gelingen, etwas aus dem Kind herauszubekommen. Bemüht man sich mit ihm, dann wird es böse, versucht man, etwas mit sachtem Zwang zu erreichen, dann heult es und schmollt, will man es dann trösten, wendet es sich zornig von einem ab. Es ist nicht gut Garn zu spinnen mit dem Kind.

Ständig ist es nervös, hat Angst vor der Dunkelheit und davor, allein zu sein (und verschließt sich doch jeder Bemühung). Ein Sepia-Kind kann man nicht auf dem Schoß behalten, es schiebt einen weg, „beißt“ um sich und macht sich aus dem Staub. Es ist bestimmt kein herzliches Kind, eher kühl und reserviert.

Das Kind ist auf sich selber gerichtet und hat eine Abneigung gegen viele Menschen um sich herum. Auf Geburtstagsfeste geht es nur sehr ungern, denn schon der Gedanke, mit anderen Kindern spielen zu müssen, schreckt es ab. Dies kann zu Gleichgültigkeit führen. Die Familienmitglieder lassen es kalt, seine Lieblingsbeschäftigungen „geben ihm jetzt nichts mehr", Freunde und Freundinnen braucht es nicht mehr zu sehen. Ein Sepia-Kind „verschließt sich".

Obwohl lustlos, ist das Kind doch ziemlich habgierig und besitzergreifend; sowohl emotionell wie auch stofflich hält es alles fest.

Ein eigenartiger Zug der Sepia-Kinder ist ihr Spaß am Tanzen; beim Tanzen leben sie direkt auf. Die erwähnte Geburtstagsfeier, zu der sich das Kind mit viel Überwindung hingeschleppt hat, wird zum wahren Fest, wenn getanzt wird! Sonst so lustlos und schläfrig, wird es ein anderes Wesen und erblüht zu neuem Leben. (Man erinnere sich an die bewegliche, geschmeidige Seekatze, die sich zum eigenen Schutz in den Sand des Meeresbodens eingräbt.)

Ebenfalls fremd anmutend ist die häufige Angewohnheit, immer mit dem Kopf zu nicken.

Ein Sepia-Kind ist oft müde, fühlt sich aber eigentümlicherweise besser, wenn es sich körperlich abreagieren kann, z. B. durch Tanzen oder kräftiges, schnelles Laufen.

Bei großer Hitze oder Kälte, bei Durchnässung, auf Autofahrten oder beim Knien in der Kirche kann ein Sepia-Kind leicht in Ohnmacht fallen. Sein Kreislauf ist sehr labil, was sich auch darin zeigt, daß ihm im Gesicht plötzlich heiß wird und es warme Hände und kalte Füße (oder andersherum) bekommt. Es ist sehr empfindlich für Kälte und kaltes Wetter, v. a. bei Ostwind. Aber auch drückend warmes Wetter wird schlecht vertragen, und vor einem Unwetter wird das Kind unruhig und nervös.

Bei Erkältungen hat es oft eine verschnupfte Nase, es schneuzt einen dicken, gelbgrünen Schleim oder es hat eine trockene, verstopfte Nase (mit Vorliebe ist der linke Nasengang verlegt.)

Verstopfung ist beim Sepia-Typ häufig, und zwar immer kombiniert mit der Neigung zum Bettnässen. Es wird immer im ersten Schlaf einnässen; nimmt man es um etwa 10 Uhr auf, bleibt es für den Rest der Nacht trocken. Die Verstopfung verschlimmert sich durch viel Milchtrinken.

Die Haut ist zart, Wunden verheilen schlecht und fangen oft zu eitern an. Abends im Bett juckt die Haut und fühlt sich beim Kratzen brennend an. In den Hautfalten des Ellenbogens, der Leistengegend und der Kniekehlen geht die Haut kaputt. Ein Sepia-Kind mit heller Haut hat überall braune Flecken, das mit fahldunkler dagegen weiße Flecken. (Dies weist auf eine unregelmäßige Verteilung des Hautpigments hin.) Um den Mund und auf den Lippen hat es mit Flüssigkeit gefüllte Bläschen (Fieberbläschen).

Dies sind die wichtigsten Symptome des Sepia-Typs. In der klassischen Homöopathie wählt man das Mittel auf der Basis der geistigen Symptome und der Modalitäten (= Verschlimmerung oder Besserung der allgemeinen oder örtlichen Symptome durch äußere Umstände). Daher kann ein Kind mit den charakteristischen geistigen Symptomen und Modalitäten, die oben erwähnt worden sind, das aber ganz andere körperliche Beschwerden zeigt, doch Sepia als Heilmittel brauchen. Die geistigen Symptome und die Modalitäten sind zum größten Teil bestimmend für den Typ und für die Wahl des Mittels. Aber zu 99 Prozent passen auch die körperlichen Symptome dazu; Körper und Geist bilden eine Einheit!

Dies soll ausdrücklich erwähnt werden, weil homöopathische Mittel zu oft nur aufgrund der körperlichen Zeichen und Beschwerden gewählt werden, anstatt auf den Typ Kind zu achten.

ZUSAMMENFASSUNG

1. Schlanke Kinder mit dunklem Haar und fahlgelbem Hautkolorit oder mit blondem, rötlichem Haar und bleichweißer oder rosiger Haut.
2. In sich selbst gekehrt; sitzt da und redet nichts; launisch.
3. Abscheu vor Trost und körperlichem Kontakt.
4. Gleichgültig; fühlt sich nicht betroffen von den Dingen, die im Haus passieren.

5. Lebt auf, wenn es tanzen oder sich körperlich verausgaben kann.
6. Neigung zu Ohnmachtsanfällen; instabiler Kreislauf (Erröten, warme Hände und kalte Füße oder andersherum).
7. Obstipation; schlimmer nach Milchgenuß; Betteinnässen, v. a. während des ersten Schlafes.
8. Ekzem; Fieberausschlag; ungleichmäßige Pigmentverteilung.
9. Verschlimmerung: vor dem Frühstück; abends, vor und nach dem Zubettgehen; vor Unwetter; warme, dumpfe Räume; drückend warmes, feuchtes Wetter; Trost; Kälte und kaltes Wetter; v. a. bei Ostwind.
   Besserung: durch starke, körperliche Anstrengung; Druck; warme Umschläge.

Ätiologien:
Wut und Verärgerung; Schneewitterung; Durchnässung; fettes Fleisch; Milch.

Aurum metallicum

Aurum metallicum oder Gold kommt in ganz geringen Mengen in fast allen Gesteinen vor. Es wird nie in reiner Form gefunden, sondern enthält immer etwas Silber, oft auch Kupfer, Eisen und Platin.

Reines Gold hat ein erhebliches Gewicht und ist sehr weich. Es ist das dehn- und walzbarste Metall überhaupt. Ein Stückchen Gold läßt sich zu einem sehr langen Draht ausziehen, den man mit bloßem Auge gar nicht sehen kann. Durch Walzen kann man es zu einer dünnen Folie von weniger als einem Zehntausendstel Millimeter plätten. Diese ungewöhnlich leichte Bearbeitbarkeit steht in krassem Gegensatz zu der „Unantastbarkeit" von Gold. Fast kein einziger chemischer Stoff ist in der Lage, Gold anzugreifen. Die Ausnahmen sind Chlor und ein Gemisch aus Salzsäure und Salpetersäure, das vielsagend auch „Königswasser" genannt wird.

Von alters her gilt Gold als edles Metall, das sich besonders für Könige schickt. Im alten Ägypten war der Privatbesitz von Gold verboten, lediglich die Priester und der Pharao durften es tragen. Gegenwärtig wird Gold als Symbol für persönlichen Reichtum betrachtet.

Die Auffassung, jedes Metall stehe in Verbindung mit einem Planeten unseres Sonnensystems und einem Organ oder einer Funktion des menschlichen Körpers ist ebenso steinalt. Eisen brachte man in Verbindung zum Planeten Mars, mit der Galle und dem Blutfarbstoff im Organismus, Kupfer, Venus, Nieren und Adern („Venen"!) ist ein anderes Beispiel dafür. Gold nahm die gesonderte, zentrale Stelle ein und wurde dem Zentrum unseres Sonnensystems, der Sonne, und dem Zentrum des menschlichen Körpers, dem Herzen, zugeordnet.

Berühmte Heiler dieser Zeit wie Avicenna (980–1037) und Platearius (um 1050) schrieben Gold eine große Heilkraft auf das Herz zu: „Gold nimmt dem Herzen das Zittern", „Gold kräftigt mehr als jedes andere Metall das Herz und macht das Blut fruchtvoll" und „Gold löst die Traurigkeit auf und ist gut für die, die in sich selbst reden und Wahntrugbilder haben".

In späteren Jahrhunderten wurde Gold für eine bunte Skala ernster Krankheiten wie Syphilis, Lepra, Tuberkulose und Psoriasis angewandt. Aufgrund der stimulierenden Wirkung von Gold auf das Nervensystem und das Gehirn behauptete man, Melancholie, Schwermütigkeit und Imbezillität damit behandeln zu können.

Die moderne Medizin macht nur noch zur Behandlung chronischer, rheumatischer Gelenkentzündungen Gebrauch von diesem „Wundermittel", wobei die schwerwiegenden Nebenwirkungen, die dabei auftreten können, zu größter Vorsicht zwingen.

Fest steht jedenfalls, daß sich im Gehirn, dem Nervensystem, im Herzen und den Geschlechtsorganen Spuren von Gold befinden.

Sprichwörter und Redensarten sprechen meist eine eigene, deutliche Sprache: „Er hat ein Herz von Gold", „ein Herz aus Stein", „mit Herz und Seele", „ein Herz für die Sache haben", „jemand ein gutes Herz entgegenbringen", „von ganzem Herzen", „redlich wie Gold" und „er ist Goldes wert" weisen auf das Herz (und das Gold) als den Platz, wo sich die meisten positiven Qualitäten und Eigenschaften des Menschen befinden (oder wo sie fehlen). In diesem Licht muß man das Bild von **Aurum metallicum** betrachten.

DER TYPUS

Das Kind, das zum Aurum-Typ gehört, ist meist von dunkler Erscheinung, mit dunklem Haar und dunklen Augen. Aber auch bleiche, blonde Kinder kommen unter diesem Typ vor. Im allgemeinen sind es Jungen. (Natrium muriaticum und Sepia-Typen sind meistens Mädchen.)

Das typische Aurum-Kind entwickelt sich immer schlecht. Das ist weniger eine Frage von Untergewicht oder Minderwuchs, als einfach ein geistiges Zurückbleiben. Es ist ein dickes Kind, das sich sehr träge entwickelt und im Vergleich zu Altersgenossen einen großen Entwicklungsrückstand zeigt. Auf körperlicher Ebene kann man dies bei Jungen z. B. am Hoden erkennen, der nicht herabgewandert ist und am schlecht entwickelten Skrotum (in den Geschlechtsorganen befinden sich immer Spuren von Gold).

Aurum-Kinder machen einen „leblosen“ Eindruck. Ihre Stimmung ist schlecht, um nicht zu sagen erbärmlich, sie sind lustlos und entbehren jeder Initiative. Es scheint, als strenge sie alles fürchterlich an. Solch ein Kind denkt sehr negativ über sich selber.

Es glaubt, nichts wert zu sein und meint, in allem den Beweis dafür zu sehen, daß keiner von ihm etwas halte. Neben seinem schweren Körperbau hat das Kind einen „schweren Gang und ein schweres Herz“.

Vom Lehrer erfährt man, daß das Kind in der Schule ein schlechtes Gedächtnis hat und nur schlecht dem Klassenstoff folgen kann.

Das Eigenartige am Aurum-Kind ist, daß es tatsächlich rasend wird, wenn man ihm widerspricht. So „leblos“ es ist, Widerspuch läßt es in Wut entbrennen. Ein Gespräch zu beginnen, ist nicht so einfach. Abgesehen davon, daß es lieber nichts sagt, weil es Reden verabscheut, kann es auch sehr schnippisch und aufmüpfig sein. Nichts taugt ihm. Man hat den Eindruck, als suche das Kind Streit. Die kurzen Anflüge von Fröhlichkeit werden von extremer Reizbarkeit abgelöst.

Aurum-Kinder bekommen leicht einen sehr hartnäckigen und hinderlichen Schnupfen. Die Rachenmandeln sind geschwollen und entzündet, und um sie herum hebt sich ein stinkender Schleim ab. Auch die Nasenrachenmandel vergrößert sich und läßt den Schleim, der sich bildet, über die Nase abfließen. Er schaut grüngelb aus, stinkt, die Nase ist geschwollen, und die Nasenknochen können bei Berührung schmerzen. Als Komplikation tritt auch häufig Mittelohrentzündung auf, wobei das Trommelfell spontan perforiert und eitrige, stinkende Flüssigkeit aus dem Ohr fließt.

Wird ein solches Kind zu einer Anstrengung gezwungen, so gerät es sehr schnell außer Atem oder bekommt einen Anfall von Beklemmung, ohne daß dafür eine körperliche Ursache gefunden werden könnte.

Trotz seiner „Leblosigkeit“ ist das Kind sehr empfindlich für Schmerz. Seine „Schmerzschwelle“ ist so niedrig, daß es schon bei geringem Schmerz geradezu hysterisch reagieren kann. Auffallend ist auch die starke Empfindlichkeit für Enttäuschungen; wo sich ein Kind normalerweise über ein Mißgeschick oder eine Enttäuschung relativ schnell hinwegsetzt, bleibt ein Aurum-Kind tagelang betrübt.

Die Nächte sind nicht angenehm: Das Kind hat einen ruhelosen Schlaf, träumt von Tieren und anderen „unheimlichen Dingen", wird dabei aber kaum wach. Es kann im Schlaf sogar zu weinen beginnen, ohne davon wach zu werden.

Man sieht also, daß das Aurum-Kind „ohne Herz und Ziel" herumläuft, nichts „von Herzen" tun kann und glaubt, daß die Umgebung ihm „kein gutes Herz entgegenbringt". Die Negativität überwiegt.

ZUSAMMENFASSUNG

1. Schwergewichtige Kinder mit dunklem Haar und dunklen Augen; rotes, glühendes Gesicht; meist Jungen.
2. „Lebloses", lustloses Kind, das fast keine Initiativen entfaltet.
3. Mutlos, wenig Courage und ohne „Herz" für die Sache; „das Herz ist ihm in die Hose gerutscht".
4. Denkt, nichts wert zu sein; meint, von niemandem geliebt zu werden.
5. Schlechtes Gedächtnis; Schwierigkeiten in der Schule.
6. Überempfindlich für Widerspruch, Schmerz und Enttäuschung.
7. Kind heult laut im Schlaf, ohne jedoch wach zu werden.
8. Härtnäckiger Schnupfen mit grüngelbem, stinkenden Schleim; rote, geschwollene Nase und empfindliche Nasenknochen.
9. Verschlimmerung: in der Nacht; von Sonnenuntergang bis Sonnenaufgang; kaltes, feuchtes Wetter; im Winter (also immer, wenn die Sonne nicht da ist).
   Besserung: an der frischen Luft; warm werden; kalt baden.

Ätiologien:
Kummer; Schreck; Wut; Enttäuschung; Widerspruch.

Carbo vegetabilis

Wer „mit schwarzer Kohle eingetragen steht", um den steht es sehr ungünstig. Die schwarze Farbe ist von alters her das Symbol für das Negative, Böse und den Tod. Der Schwarzseher und der Schwarzarbeiter, ein schwarzer Tag im Leben und auf der schwarzen Liste stehen, ein schwarzes Gewissen und jemanden schwarz machen, das spricht eine deutliche Sprache. Wer sich mit bösen Geistern einläßt, betreibt „schwarze Magie", und im Mittelalter hieß die Pest, die vielen Menschen das Leben kostete, auch der „schwarze Tod".

Kohlenstoff, der in unreiner Form als Stein- und Holzkohle vorkommt, in reiner Form als Graphit (Bleistift), ist schwarz. Steinkohle (das „schwarze Gold") ist der fossile Überrest von längst zugrundegegangenen Pflanzen. Holzkohle entsteht, wenn man Holzstücke ohne Sauerstoffzufuhr erhitzt, als Rest, als das „Skelett" des Holzes (Skelett ist ein Symbol für den Tod).

Der menschliche Organismus benötigt für die Verbrennung energieliefernder Stoffe Sauerstoff. Bei der Verbrennung v. a. von Kohlehydraten und Fetten wird neben Energie auch Kohlensäuregas frei, das aus dem Körper abgeführt werden muß, damit das Gewebe nicht an Kohlensäuregas erstickt.

Man sieht also, daß nach der Verbrennung, die Leben bringt, Kohlenstoff übrigbleibt. Darum bringt man ihn in Verbindung mit dem Tod. Um aber übrigbleiben zu können, muß er von Anfang an anwesend gewesen sein.

Das paßt auch, wenn man weiß, daß Kohlenstoff sowohl der Grundstoff unserer Körpersubstanzen, als auch unserer Nahrungsmittel (Eiweiß, Kohlehydrate und Fette) ist. Die Möglichkeit, mit anderen Elementen Verbindungen einzugehen, ist bei diesem Stoff praktisch unbegrenzt: Schon mehr als zwei Millionen bekannte und beschriebene Verbindungen gründen ihre Basis auf Kohlenstoff.

Kohlenstoff löst Fäulnis auf. Früher legte man ein Stückchen Holzkohle (= Carbo vegetabilis) in alte Geschwüre, um den unangenehmen Geruch zu binden. Auch als Mundwasser bei schlechtem Atem und als „Geruchsfresser" bei Diarrhöe fand es

Anwendung. Heute gebraucht man Holzkohle, um Gase, die durch Gärung im Magen entstehen, zu binden. Kohlenstoff neutralisiert stinkenden Fußschweiß und ist der aktive Teil von Filtern, die Wasser keimfrei machen.

Das Gleichgewicht zwischen Sauerstoff und Kohlenstoff im Körper ist von größter Bedeutung; sie hängen voneinander ab, aber keiner von beiden darf überwiegen. Beim Carbo vegetabilis-Typ ist das Gleichgewicht gestört: das Kohlensäuregas überwiegt. So bleibt dieser Typ auf zu viel „toten Resten" sitzen; um weiter zu können, muß er erst „seinen Plunder aufräumen".

DER TYPUS

Stillstand ist das Merkmal dieses Typs. Obwohl das Carbo vegetabilis-Kind schon etwas dem Aurum-Typ ähnelt, beruht seine „Leblosigkeit", seine Lustlosigkeit auf einer anderen Ursache. Das Aurum-Kind lebt gleichsam nicht „mit Herzen", es fühlt sich nicht mit seiner Umgebung verbunden. Beim Carbo vegetabilis-Typ liegt die Ursache nicht so sehr auf geistiger Ebene, als vielmehr auf der körperlichen: Blutkreislauf und Stoffwechsel stagnieren.

Das Kind ist nicht „weiterzubringen", es kommt nicht über eine bestimmte Krankheit hinweg und wird nicht besser. (Besser als Steigerung von gut, einem Symbol von Fortschritt und Wachstum.) Diese Stagnation offenbart sich in großer Ermüdbarkeit, einer kalten und manchmal sogar blauen Haut und der Neigung zu Ohnmachtsanfällen.

Auch der Denkvorgang und die Begriffsbildung laufen sehr langsam ab, neue Ideen und Initiativen sieht man nicht. Neben dem schwachen Gedächtnis ist das Reaktionsvermögen träge. Dadurch läßt sich ein Carbo vegetabilis-Kind immer schnell von etwas zurückschrecken, es wagt keine eigenen Beschlüsse und ist zu schnell entmutigt.

Will man das Kind zu einer Tätigkeit anleiten, dann wird es mürrisch. Die Verstimmung geht allerdings schnell wieder vorbei, es verbirgt sich wenig Aggressivität dahinter.

Mit dieser allgemeinen Lustlosigkeit geht eine träge Blutzirkulation einher. Das Kind ist oftmals zu dickleibig, hat ein fahles

Aussehen und livide verfärbte Gliedmaßen. Finger und Zehen sind bläulich, die Glieder immer eiskalt. In der Nacht wird das Kind allerdings ganz heiß und schwitzig, v. a. an den Extremitäten, wobei der Schweiß säuerlich riecht.

Die Neigung zu anhaltendem Nasenbluten paßt ebenso zum trägen Blutkreislauf. Beim Bücken, Pressen oder ganz spontan in der Nacht oder am Morgen beginnt die Nase zu bluten. Das Blut gerinnt nicht, sondern strömt langsam und unaufhörlich als dunkelroter Streifen herab.

Wird ein Carbo vegetabilis-Kind in der Schule hinter seine Schularbeiten gesetzt, bekommt es mit Sicherheit einen dumpfen Schmerz im Hinterkopf. Dieser Schmerz entsteht auch beim Tragen einer engen Mütze; und obwohl das Kind sehr empfindlich auf Kälte ist, wird es sich aus diesem Grund immer weigern, eine Mütze oder Kappe aufzusetzen. Tritt dieser dumpfe Schmerz auf, ist Arbeiten, Konzentrieren und Denken praktisch ausgeschlossen.

Nach einem Schultag ist das Kind abends todmüde. Trotzdem will es nicht gerne ins Bett, wegen einer eigenartigen, großen Angst vor Gespenstern und Geistern. In seinem Zimmer muß man ein Licht brennen lassen oder die Mutter darf nicht hinausgehen, denn „wenn es dunkel wird, kommen die Gespenster".

Als Folge der allgemeinen Verlangsamung hat das Kind Verstopfung. Dann und wann bekommt es aber auch Beschwerden von hell-wäßrigem, schleimigem und stinkendem Durchfall, um danach von neuem verstopft zu werden: Mit der Verdauung gibt es immer Probleme. Aufgrund der unvollständigen Verbrennung der Nahrung sammeln sich im Magen und Darm Gase an, das Kind ist nach der Mahlzeit recht gebläht und muß stets „Bäuerchen machen". Obwohl das nicht höflich ist, erleichtert es doch den Druck und die Krämpfe in Magen und Bauch.

Diese Verdauungsprobleme führen auch zu einer ausgesprochenen Vorliebe und Abneigung, was die Nahrung betrifft: Das Kind fragt nach Süßigkeiten und Salzigem, obwohl es von beiden Beschwerden bekommen kann. Das ältere Kind hat richtiges Verlangen nach Kaffee, aber auch das lindert seine Beschwerden nicht. Fleisch und Fett sind ihm zuwider, und v. a. Milch verursacht eine Zunahme der Blähungen. Blähende Speisen wie Kohl, Erbsen und Bohnen führen zu Magenschmerzen.

Ein anderes „Problemgebiet“ sind die Luftwege. Ein Carbo vegetabilis-Typ, der eine Zeitlang gesprochen hat, ist abends rauh und heiser oder kann sogar seine Stimme verlieren. Bei kaltem, feuchten Wetter verdoppelt sich die Chance dazu noch. Beginnt das Kind zu husten, dann klingt es rauh und trocken. Abends im Bett (bis Mitternacht), durch Bewegung, bei kaltem, feuchten Wetter, durch Trinken kalter Flüssigkeit oder wenn das Kind von einem warmen in einen kühlen Raum geht, verschlimmert sich der Husten. Durch die allgemeine Schwäche kann er in Bronchitis oder einen asthmatischen Anfall übergehen.

Trotz seiner Kälteempfindlichkeit hat das Kind einen großen Bedarf an frischer Luft; am liebsten wäre es ihm, wenn man ihm fortwährend mit einem großen Bogen Papier oder einem Buch frische Luft zufächeln würde. (Man denke an die Beziehung zwischen Kohlensäuregas und Sauerstoff!)

Es kommt häufig vor, daß diese Kinder nicht von Geburt an Carbo vegetabilis-Typen sind, sondern es gleichsam erst werden durch eine erschöpfende Krankheit, von der sie sich nicht erholen konnten, nach extremen Anstrengungen oder nachdem sie endlose Male mit Penicillinen behandelt worden sind.

Typisierend für die Carbo vegetabilis-Typen ist die Stagnation, das „Nicht-Weiterkommen“, der Mangel an Erneuerung und Wachstum. Was stillsteht, verdirbt!

ZUSAMMENFASSUNG

1. Schwerleibiges Kind mit fahler Haut und bläulichen Gliedmaßen.
2. Das Kind ist nicht „weiterzubringen“.
3. Alles scheint stillzustehen: keinerlei Initiative, Mühe beim Nachdenken, schlechtes Gedächtnis, träge Reaktionen.
4. Verlangsamte Blutzirkulation: kalt, in der Nacht dagegen heiß und schwitzig.

5. Ängstlich in der Dunkelheit; Furcht vor Gespenstern und Geistern.
6. Fortwährendes Nasenbluten, besonders nach Bücken, Pressen beim Stuhlgang oder ganz spontan in der Nacht oder morgens.
7. Aufgeblähter Magen und Bauch durch angesammelte Gase; viele Winde; Winde und Aufstoßen erleichtern enorm.
8. Heiserkeit und Stimmverlust gegen Ende des Tages (nach vielem Sprechen); hohler, trockener Husten, der schlimmer wird durch alles, was mit Kälte zu tun hat; „Lufthunger" bei Beklemmung.
9. Verschlimmerung: Abends und nachts; Kälte; Fett, Kaffee, Milch, Fleisch und blähende Speisen; feucht-warmes Wetter (zu drückend und zu wenig frische Luft).
   Besserung: Aufstoßen und Winde lassen; Zufächeln frischer Luft.

Ätiologien:
Verdorbene Speisen; fette Speisen, Salz oder versalzene Speisen; langdauernde Anstrengung; Wetterveränderungen; warmes, feuchtes Wetter; lange Krankheit.

Capsicum

Capsicum annuum, der Spanische Pfeffer, ist eine Pflanze, die zur Familie der Nachtschattengewächse gehört. Dies ist eine merkwürdige Pflanzenfamilie mit einer ganzen Anzahl auffallender Vertreter, die alle mehr oder minder giftig sind. Im Mittelalter sprach man von Nachtschatten, weil man meinte, daß Kräuter dieser Familie die Schattenerscheinungen, von denen die Menschen in ihren nächtlichen Träumen überfallen wurden, abwehren könnten.

Die meisten Vertreter der Nachtschattenfamilie sind uns aus dem täglichen Leben nicht unbekannt: Die Petunie, der Ziertabak und die Lampionpflanze pflegen wir als Ziergewächse in unseren Gärten, während wir dem Schwarzen Nachtschatten und der Nicandra als Unkräuter nachstellen. Bei Tisch genießen wir die Kartoffel, die Tomate und den Paprika, regen wir unseren Magen noch etwas mit Spanischem Pfeffer an, und hinterher plaudern wir bei dem Genuß von Tabak. Als Heilkräuter kennen wir das Bittersüß (Dulcamara in der Homöopathie), die Alraune (Mandragora), den Stechapfel (Stramonium), das Bilsenkraut (Hyoscyamus) und die Tollkirsche (Belladonna). Die letzten drei waren im Mittelalter und – bei bestimmten Völkern auch heute noch – als Rauschmittel beliebt. Das ging nicht immer gut, denn diese Pflanzen sind hochgiftig. Nach zu starkem Gebrauch brachten sie dem Benutzer „Schatten in der Nacht“, sie trugen „schwarze Schatten“ in sich. In minimaler homöopathischer Dosierung heilen sie gerade Fieberträume, Wahnideen, Halluzinationen und schreckliche Alpträume.

Hier haben wir es nun mit dem Spanischen Pfeffer oder Chilipfeffer zu tun, der zwar nicht direkt giftig ist, aber doch üble Brandwunden auf der Zunge, in der Kehle, der Speiseröhre und dem Magen verursachen kann. In verschiedenen scharfen Gewürzen verarbeitet, soll das blasenziehende Kraut den Speisen einen angenehmen Geschmack verleihen und den Appetit locken. Doch reizt man zu viel, dann werden „die Augen größer als der Magen“, der Magen kann das Zuviel nicht verarbeiten, und Beschwerden bleiben nicht aus.

In kleinen Mengen genossen, verleiht der Spanische Pfeffer ein Wärmegefühl im Magen, größere Dosen verursachen eine Glut im ganzen Körper, machen durstig und beschleunigen den Pulsschlag, sehr große Mengen führen zu Erbrechen, Bauchkrämpfen und Magenschleimhautentzündungen.

Capsicum gibt „Feuer“, und genau das fehlt den Kindern, die zum Capsicum-Typ gehören.

DER TYPUS

Capsicum paßt v. a. auf Kinder mit blondem Haar und blauen Augen, die mollig und ziemlich träge sind. Diese Kinder sind oft sehr ungeschickt in ihren Bewegungen, teils aufgrund ihrer schlaffen Muskeln, teils durch ihre Unbesonnenheit. Zusammen mit der Trägheit liefert das in der Schule die nötigen Probleme: die Schularbeiten gehen nur mühselig voran, das Gedächtnis läßt zu wünschen übrig.

Ein Capsicum-Kind ist recht naseweis und störrisch. Es ist sehr schnell unzufrieden und neigt dazu, Kleinigkeiten und harmlose Scherze falsch aufzufassen. Dann fährt es wütend auf und macht dem „Übeltäter“ heftige Vorwürfe. Aber selbst macht das Kind auch gerne Scherze und Unsinn.

Das „Mimöschen“ übernachtet nicht gerne bei Fremden; es kriegt schon bald Heimweh, sitzt mit feuerroten Backen da, schaut vor sich hin und kann nachts nicht schlafen. Vielleicht hat das seine Ursache darin, daß es sich nun anstrengen muß, seine Empfindlichkeit und seinen Jähzorn zu bezähmen.

Diesen befremdenden Gegensatz der Faulheit und Unbesonnenheit einerseits und der starken Reizbarkeit andererseits findet man in anderer Form auf körperlicher Ebene ebenfalls wieder. Das Körpergewebe ist schlaff („träge“), kann aber plötzlich brennend heiß und rot werden: Bei leichtem Ohrenschmerz ist die Ohrmuschel hellrot verfärbt, bei rheumatischen Beschwerden wird die Haut um das betroffene Gelenk feuerrot, die Wangen glühen, und bei einer Erkältung erscheinen die Tonsillen dunkelrot. Die Schmerzen haben immer brennenden Charakter, werden aber noch schlimmer durch Kälte.

Häufig begegnet einem ein eigentümliches Symptom bei einem Capsicum-Kind, das eine entzündete Kehle, hohes Fieber, feuerrote Backen, ein reizbares Wesen und Schlaflosigkeit zeigt, nämlich daß es ein starkes Verlangen nach kalten Getränken hat, obwohl dies seine kalten Schauer und den Schüttelfrost zunehmen läßt.

Ein Capsicum-Kind hat oft mit einer entzündeten Kehle zu tun, keine Angina, sondern nur eine akute Entzündung der Schleimhaut. Das Kind klagt über brennende Schmerzen im Schlund, die besonders schlimm werden, wenn es **nicht** schluckt.

Bei einer Mittelohrentzündung, die mit brennenden und stechenden Schmerzen einhergeht, entzündet sich oft auch das Mastoid. (Das Mastoid ist der Knochenvorsprung des Felsenbeins unmittelbar hinter dem Ohr.) Schon Tage vor der Mittelohrentzündung besteht eine deutliche Empfindlichkeit und Rötung der Haut hinter dem Ohr, die man nicht berühren darf. Solange die Entzündung nicht vorüber ist, kann man mit dem Kind nichts anfangen: Störrisch wie ein Esel, sehr gereizt und obendrein noch schlaflos.

Während der akuten Beschwerden hat das Capsicum-Kind auch häufig ziemliche Probleme mit den Harnwegen. Es hat ständigen, aber vergeblichen Harndrang; die paar Tropfen, die kommen, verursachen einen heftigen, brennenden Schmerz.

Allgemeines Frösteln und örtlich begrenztes Brennen sind typisch für Capsicum. In allen Symptomen erkennt man das Charakteristikum des Spanischen Pfeffers: brennend und prickelnd.

ZUSAMMENFASSUNG

1. Blondes Kind mit blauen Augen, dick, mit schlaffem Gewebe, ungeschickt.
2. Lustlos, mattes und faules Kind, das sehr gereizt auf Kleinigkeiten und Scherze reagieren kann: Es kann so heftig aufbrausen, als hätte es eine Handvoll Spanischen Pfeffers hinuntergeschluckt.
3. Heimweh; rote Backen und schlaflos.
4. Gedankenlos.

5. Plötzlich einschießende Röte des einen oder anderen Körperteils.
6. Brennende Schmerzen, die sich durch Kälte verschlimmern.
7. Allgemeines Frösteln und örtlich begrenztes Brennen.
8. Schmerzen in der Kehle, die durch Nichtschlucken ärger werden, Mittelohrentzündungen mit Entzündung des Mastoids hinter dem Ohr; Schmerz wird schlimmer durch Berühren; Haut rot.
9. Verschlimmerung: Kälte, kaltes Wetter, kaltes Wasser; Feuchtigkeit, auch noch so geringe.
   Besserung: Wärme.

Ätiologien: Heimweh; Kälte.

Thuja

„Ein Baum ist auch Symbol für die Welt, denn Wurzeln und Äste reichen vom Tartaros (Unterwelt) bis zum Himmel, und die Früchte sind das Produkt von Wasser und den Mineralien der Erde und von der Kraft der Sonne. . . . Alle Heiligtümer und Tempel sind in gewissem Sinn Symbole der ganzen Schöpfung, und besonders Bäume sind aus obengenannten Gründen besonders gut dafür geeignet. Man betrachtet sie als den Aufenthaltsort des Geistes, vor allem wenn sie alleine stehen, eine merkwürdige Form haben oder an einem traditionell heiligen Ort wachsen. Heutzutage würde man jemanden, der sich mit Bäumen unterhält, in ärztliche Behandlung geben, weit weg vom nächsten Wald. Doch in der Antike und während langer Epochen der Geschichte sah man in den Bäumen ehrwürdigste, Einsicht schenkende Genossen, es war üblich, sie bei wichtigsten Staatsgeschäften um Rat zu fragen. Sie lenkten die Nomadenzüge frühester Volksstämme, und auch die Zivilisation konnte ihren Einfluß nicht schmälern.

Die Griechen fragten um Rat beim Lorbeerbaum von Apollo in Delphi und bei der Eiche von Zeus in Dodona; die druidischen Priester hatten einen vertrauten Umgang mit der weissagenden Eiche, und die warnende Stimme des kleinen Wäldchens vor dem Vestatempel bewahrte Rom vor den Übergriffen der Gallier. Die Kirche und der menschliche Stolz vernichteten die alte Beziehung zwischen Menschen und Bäumen, und Jeanne d'Arc, die sich von einem Baumgeist inspirieren ließ, wurde, weil sie einer orthodoxen prophetischen Tradition folgte, verbrannt." (John Michell: Mutter Erde, S. 74).

Von alters her galt der Baum, wie man sieht, als heilig. Nicht nur als Verbindung zwischen Himmel und Erde, als Ratgeber oder Prophet, sondern auch als Symbol von Fruchtbarkeit (wegen der Ähnlichkeit mit dem männlichen Geschlechtsteil) und von Leben überhaupt. Aus der Bibel kennen wir den Lebensbaum und den Baum der Erkenntnis von Gut und Böse.

Manchmal wird das Rückgrat mit seinen zwischen den Wirbelscheiben entspringenden Nerven mit einem Baum mit Ästen und Blättern verglichen, wurzelnd im Kopf und Früchte tragend im Unterkörper. Der Brauch, bei der Geburt eines Kindes ein junges Bäumchen zu pflanzen, ist schon sehr alt. Das Bäumchen wuchs zusammen mit dem Kind auf, die Gesundheit der beiden verlief parallel; starb der Baum, so nahm man auch für das Kind, das mittlerweile alt und greis geworden war, an, daß sein Ende ebenso nahe war. Der Baum als Sinnbild von Leben und Tod, die Verbindung zwischen Ursprung und Lebensende, Himmel und Erde.

Thuja occidentalis, ein Nadelbaum, trägt in ganz besonderer Weise diese Symbolik in sich, schon allein im Namen: Lebensbaum. Ebenso wie die Zypressen richtet sich dieser Baum in China immer nach Westen aus, während alle anderen Bäume nach Osten schauen: Das Bindeglied zwischen Leben und Tod, dem Westen, wo die Sonne untergeht und das Leben vorübergehend erlischt.

Thuja ist ein Nadelbaum, der häufig in Friedhöfen angepflanzt wird. Wie alle Nadelbäume ist es ein immergrüner Baum: Die grüne Farbe steht für Leben; auf einem Friedhof regiert jedoch nur der Tod. So repräsentiert Thuja gewissermaßen das Leben selbst, oder die Seele, die niemals untergeht, sondern unsterblich ist. In Legenden ist Thuja der „Wächter bei den Toten"; man verwendete sie als Rauchopfer für die Lebenden: Der Name Thuja leitet sich vom griechischen Wort thujon her, was „duften" bedeutet.

In China ist der Baum das Symbol für Keuschheit, Thuja, ein reines und fruchtbares Leben ohne Müßiggang oder Verschwendungssucht.

Die „Entdeckung" der Thuja als Heilmittel ist eine nette Geschichte, die uns der amerikanische Homöopath Ernest Farrington (1847–1885) berichtet: Hahnemann, der Begründer der Homöopathie, bekam eines schönen Tages einen Mann in die Sprechstunde, der darüber klagte, daß er dicke, eitrige Ausscheidungen aus der Urethra (Harnröhre) habe und ein brennendes Gefühl beim Wasserlassen. Das war verdächtig, und Hahnemann unterstellte dem Mann, daß er sich eine Geschlechtskrankheit (in diesem Fall Gonorrhöe) zugezogen habe. Der Mann, Theologiestudent, leugnete dies vehement. Noch nicht ganz davon überzeugt, entschloß sich Hahnemann, kein Mittel zu geben, um noch drei Tage abzuwarten. Der Student erschien auch wieder in der Sprechstunde, nur hatte er keinerlei Klagen mehr, alle seine Beschwerden waren nun verschwunden. Völlig verdutzt unterzog Hahnemann den Patienten einer genauesten Befragung, doch konnte sich für dieses eigentümliche Phänomen keine Erklärung finden. Da erinnerte sich der Mann plötzlich, daß er wenige Tage zuvor in einem Wald spazieren ging und dabei einige Blättchen eines Thujenbaumes abgepflückt und gekaut hatte. Dies veranlaßte Hahnemann, Thuja auf seine heilenden Qualitäten hin zu prüfen: Die Erzählung des Studenten stimmte. So erblickte dieses Heilmittel, das zu einem der großartigsten und wichtigsten der Homöopathie geworden ist, das Licht der Welt. Das Symbol für Keuschheit als wichtigstes Mittel zur Behandlung der Geschlechtskrankheit!

Aber ein Kind hat doch nichts mit Geschlechtskrankheiten zu tun? Nein, das nicht, aber seine Eltern oder Großeltern können wohl die Gonorrhöe gehabt haben; wenn diese Geschlechtskrankheit in der direkten Familienlinie vorkommt, kann sich beim Kind das Thuja-Symptomenbild herausentwickeln. Das muß aber nicht so sein; wie wir sehen werden, kann ein Thuja-Typ auch durch ganz andere Ursachen zustandekommen.

DER TYPUS

Ein Thuja-Typ ist ziemlich fleischig und aufgedunsen, er hält Flüssigkeiten in seinem Gewebe zurück. Seine Muskeln sind schlaff, sein Äußeres ist dunkel, ebenso wie seine Haare. Blonde Typen mit hellem Haar kommen allerdings auch vor. Er hat eine lymphatische Konstitution (d. h. er neigt zu Entzündungen seiner Lymphdrüsen), das Gesicht ist wachsartig, manchmal glänzend, und erscheint wie mit Fett eingeschmiert. Der Schweiß, der v. a. an unbedeckten Körperstellen nach außen tritt, ist ölartig und riecht eigentümlich süß, oder auch knoblauchartig, streng, durchdringend. Man kann beobachten, daß ein Kind, das sich auskleidet, zu schwitzen beginnt. Besonders während der ersten Schlafperiode schwitzt es im Gesicht und an den Händen, während es an Körperstellen, die bedeckt sind oder auf denen es liegt, ganz trocken bleibt. Nach einem ersten Schweißausbruch geht es so die ganze Nacht weiter, um nach dem Erwachen morgens völlig zu verschwinden. Der ölige Schweiß färbt die Laken gelb.

Das Haar ist trocken, spröde und spaltet sich leicht; häufig findet man an ungewohnten Stellen, z. B. am Rücken, spärliche, aber dunkle Flaumbehaarung.

Ganz im Gegensatz zur Transpiration an unbedeckten Stellen tritt ein eventueller Hautausschlag v. a. an bedeckten Körperteilen auf. Haut und Schleimhäute sind besondere Prädilektionsbereiche beim Thuja-Typ: Es scheint ein Überschuß an „Produktionsvermögen" zu bestehen, was sich in Warzen aller Größen und Art zeigt, Feigwarzen, Schwellungen der Haut- und Schleimhautpapillen, Polypen in Nase und Ohren. Die Warzen sind braun oder rot, flach, hornartig, eingedellt, gestielt oder weich, entzündet, feucht oder eiternd, schmerzhaft bei Berührung oder leicht blutend, riechen nach altem Käse, sitzen hier oder da als blumenkohl- oder hahnenkammartige Gebilde oder bilden zu mehreren eine Art Rasen. Die äußeren Lagen der Drüsenkapseln sind verdickt, ihre Ausführungsgänge verstopft, wodurch sich Zysten in der Tränen- oder Speicheldrüse bilden, Gersten- und Hagelkörner an den Lidrändern oder Lymphdrüsenschwellungen.

Die Lebenskraft lebt sich überschwenglich aus, die höheren Wesensanteile scheinen jede Kontrolle verloren zu haben.

Ein Thuja-Baby heult viel, sein Nabel quillt hervor, wird rot und macht Flecken. Wenn es einen Leistenbruch bekommt, dann auf der linken Seite, Druck und weites Heraufziehen der Beine lindern den Schmerz. Ältere Thuja-Kinder können an einer ganzen Reihe Beschwerden leiden: Es sind so viele, daß man sie unmöglich alle aufnehmen kann; Vollständigkeit aller Symptome ist auch nicht das Ziel dieses Buches. Vielmehr geht es ja, wie schon früher erwähnt, um das Aufzeigen eines Bildes.

Thuja-Kinder haben praktisch chronisch mit Nasenerkältung zu tun; aus der Nase rinnt dicker, grüner, stinkender, manchmal auch blutig tingierter Schleim. Später vermischen sich mit dem Schleim trockene, braune Krusten, die ihren Ursprung auch in der Stirnhöhle haben. Die Krusten sitzen ganz fest, versucht man trotzdem, sie zu entfernen, so gibt es einen rauhen, brennenden

Schmerz, der sehr unangenehm ist. Der Schmerz über der Nasenwurzel und in der Stirn, der sich dazugesellt, wird an der frischen Luft und beim Zurückbeugen des Kopfes leichter, beim Bücken schlimmer. Dieser Symptomenkomplex ähnelt sehr der sog. Sinusitis, einer Entzündung der Nasennebenhöhlen.

Ist die Nase trocken, so beginnt sie zu laufen, sobald das Kind nach draußen geht. In den hinteren Nasenöffnungen, die in die Kehle einmünden, sammelt sich ebenfalls grünlicher Schleim an.

Bei einem Thuja-Typ kann man häufig ein schlechtes und unregelmäßig gewachsenes Gebiß finden, und schon früh tritt Zahnfäule auf. Die Zahnkrone ist gesund, während die Wurzel angefressen ist, so daß auch einmal ein Zahn ausbricht. Das schmutzig-gelbe Gebiß ist von Zahnstein besetzt und außergewöhnlich empfindlich auf kaltes Wasser.

Die schwache Verdauung ist ein weiteres Merkmal. Es besteht ein großes Verlangen nach Salz. Es kann gar nicht genug Salz sein. Außerdem hat das Kind eine Vorliebe für kalte Getränke und Speisen, Brot findet es zu trocken, und sein Frühstück bringt es fast nicht hinunter. Überhaupt ist sein Appetit nicht groß, es ist immer sofort satt; fettes Fleisch und Kartoffeln mag es nicht, Fettes, Zwiebeln, Tee und Süßigkeiten kann es nicht vertragen. Die Flüssigkeit, die ein Thuja-Typ zu sich nimmt, kann man mit gurgelndem Geräusch in den Magen rinnen hören. Es gurgelt und knurrt im ganzen Bauch. Mit dem Geräusch, als ob ein Spülbecken leerläuft, entledigt sich der Körper einer wäßrigen, hellgelben Diarrhöe. Periodisch treten Beschwerden mit Diarrhöe nach dem Frühstück auf. Der Stuhl kann auch fettig, explosionsartig oder gasig sein oder aus harten, dunklen Brocken bestehen, die auch einmal wieder „zurückgleiten" wollen (vgl. Silicea und Sanicula).

Leidet ein solcher Konstitutionstyp an Asthma, so hat er seine Anfälle meist in der Nacht: Das Kind bekommt ein rotes Gesicht, atmet kurz und schnell, bekommt nicht genügend Luft und kann nicht sprechen. Der Schleim löst sich leichter, wenn es liegenbleibt.

Etwa um drei Uhr nachmittags und drei Uhr nachts fühlt sich ein Thuja-Typ am schlechtesten. Beispielsweise kann es in der Nacht nicht mehr schlafen. Vielleicht ist es aus einem gruseligen

Traum über Tote oder über Stürze in die Tiefe aufgewacht; neben Träumen über Enttäuschungen und Unglück sind dies nämlich die wichtigsten Traummotive des Thuja-Typs: interessant auch hier die Parallele zwischen den Träumen von Toten und dem Lebensbaum, den man – als Wächter über den Tod – auf Friedhöfen anpflanzt.

Ein weiteres Charakteristikum ist folgendes: Während der Schmerzzustände – in welchem Körperteil auch immer – tritt sehr häufiger Harndrang auf, so daß das Kind jede halbe Stunde auf die Toilette rennt. Das erinnert an die übermäßige Flüssigkeit, die ein Thuja-Typ in seinen Geweben festhält. In diesem Zusammenhang steht auch die allgemeine Verschlechterung der ganzen Verfassung durch alles, was mit Flüssigkeit zu tun hat:

Aufenthalt an der Meeresküste, feuchtes Wetter, Wohnen in einem feuchten Haus machen Beschwerden oder lassen bestehende schlimmer werden. Der Organismus steht gewissermaßen „bis an den First" unter Wasser und kann nicht mehr die geringste Menge aufnehmen: Es wäre der Tropfen, der das Faß zum Überlaufen bringen würde! (Der Thuja-Baum hat in seinem natürlichen Biotop eine Vorliebe für Moorgegenden; man findet ihn auch häufig an felsigen Flußufern.)

Nun haben wir schon zwei Hauptauslöser für die Entstehung von Beschwerdebildern beim Thuja-Typ. Ein dritter und mindestens ebenso wichtiger ist die Impfung. Klagen nach Impfungen, besonders wenn sie keinerlei Reaktion, wie Fieber etwa, gezeitigt haben, passen sehr oft ins Thuja-Bild. Thuja ist ein sog. linksseitiges Mittel, d. h. daß Beschwerden besonders oder in stärkerem Maße auf der linken Körperhälfte auftreten. (Das Auftreten rechtsseitiger Beschwerden ist jedoch keine Gegenanzeige für Thuja; ein Kind, das über Beschwerden rechts klagt, kann also sehr wohl ein Thuja-Typ sein!) Die Linksseitigkeit kann auch damit erklärt werden, daß Impfungen meist am linken Arm durchgeführt werden. Wir haben also drei fundamentale Auslöser für die Entstehung eines Thuja-Bildes:

1. Gonorrhöe in der direkten Familienlinie
2. ständiger Aufenthalt in feuchter (Wohn-)Umgebung
3. Impfung.

Es bleibt noch das geistige Bild des Typs. Zu allererst und am auffälligsten ist die Überempfindlichkeit. Die Anwesenheit v. a. fremder Menschen macht das Kind äußerst nervös. Es beginnt, hastig zu sprechen, stolpert beinahe über die eigenen Worte, verschluckt Worte, kurz, es kann sich nicht ausdrücken. Es kann aber auch mit zunehmender Schweigsamkeit reagieren. Versucht es sich doch mit Kommunikation, so mißlingt es schon bald, jedoch nicht aus Hast, sondern weil ihm die richtigen Worte fehlen. Es beginnt immer wieder mit einem Satz, stoppt, zögert, denkt nach und fängt wieder ganz von vorne an usw. Lese- und Schreibfehler schleichen sich wiederholt ein. Große Vergeßlichkeit und Zerstreutheit hindern ein Thuja-Kind daran, sich richtig auszudrücken. Dieses Problem kann sich zu einer deutlichen Abkehr vom Sprechen entwickeln.

Solch ein Kind ist schnell über Kleinigkeiten verärgert, es ist zanksüchtig und kann sich sehr widerspenstig anstellen. Doch ist es auch ziemlich empfänglich für Freundlichkeiten jeglicher Art. Dinge, die es anfängt, tut es besonders genau und gewissenhaft. Alles muß bis auf den Punkt stimmen. Auffällig ist seine Überempfindlichkeit gegenüber Musik: Es ist sichtlich ergriffen und kann sogar zu weinen beginnen. Diese emotionelle Labilität macht es schon bald traurig und niedergeschlagen.

Bei erwachsenen Thuja-Typen kann sich ein religiöser Fanatismus entwickeln, „hochheilig davon überzeugt, unter dem Schutze einer überidischen Macht zu stehen“. Mit der gleichen Hartnäckigkeit kann sich einem Thuja-Menschen auch eine Anzahl anderer (Zwangs-)Vorstellungen aufdrängen, er kann sich unmöglich von seinen fixen Ideen loslösen.

„Ein Gefühl, als stehe jemand anderes neben ihm“, „die Vorstellung, als sei der Körperzusammenhang aufgehoben“, „als ob der Körper zerbrechlich, aus Glas sei“, „als ob die Knochen aus Holz seien“. Man könnte noch eine ganze Reihe anderer aufzählen, die sich besonders auf körperlicher Ebene befinden. Die folgende Vorstellung ist sehr bedeutungsvoll, weil daraus die gesamte Thuja-Problematik spricht: **„Gefühl, als seien Körper und Geist getrennt.“** Betrachten wir das Phänomen übermäßigen und unkontrollierten Wachstums der Lebenskraft (Warzen, Polypen und anderes überschüssiges Gewebe), so erscheint diese

Gefühlsäußerung in einem ganz besonderen Licht. Die Verbindung niederer und höherer Wesensanteile, Körper und Seele, ist gestört. Daher ist auch keine Rede von einer Beseelung im Sprechen.

ZUSAMMENFASSUNG

1. Überempfindlichkeit; heult beim Anhören von Musik; Unbekanntes bringt das Kind in Verwirrung.

2. Beim Sprechen fehlt die Beseelung; sucht nach Worten, zögert; kann sich nicht in richtiger Weise ausdrücken; auch hastiges Reden, Verschlucken von Wörtern, kommt nicht mit der Sprache heraus.

3. Zanksüchtig; pünktlich und genau; sehr widerspenstig.

4. Überschüssig wucherndes Gewebe: Polypen, ganze Reihe verschiedener Warzen, Zysten, Papillenschwellungen; der Körper scheint ein Eigenleben zu führen.

5. Kopfschmerz in Verbindung mit chronischem Schnupfen; dicker, grüner Schleim aus der Nase; Schmerz über der Nasenwurzel; zähe Krustenbildung in der Nase.

6. Schwache Verdauung; fette Speisen, Zwiebeln in jeder Form, Tee, Kaffee und Süßigkeiten werden nicht vertragen; Bedarf an Salz.

7. Linksseitigkeit der Beschwerden; allgemeine Verschlechterung um 3 Uhr nachmittags und nachts; träumt vom Stürzen, von Toten und Unglück.

8. Schwitzt an unbedeckten Körperstellen; Hautausschlag an bedeckten Teilen; während Schmerzzuständen sehr häufiger Harndrang.

9. Verschlimmerung: kaltes, feuchtes Wetter; Bettwärme; Impfung; Tee; Zwiebeln; 3 Uhr nachmittags und/oder nachts; nach dem Frühstück; zunehmender Mond (dann nimmt der Feuchtigkeitsgehalt in der Atmosphäre zu!).

Besserung: warmes, trockenes Wetter; warme Mütze; frei strömende Ausscheidungen; Hochziehen der Beine.

Ätiologien:
Impfung; Gonorrhöe in direkter Familienlinie; Aufenthalt in feuchter Umgebung; Sonnenstich; übermäßiger Tee- oder Kaffeegenuß; Süßigkeiten; fettes Fleisch; Zwiebeln.

Eine Impfung bewahrt ein Kind vor der Ansteckung mit einer natürlichen Kinderkrankheit und ersetzt sie durch eine künstliche Krankheit, die unansteckbar, immun machen soll. Ob der Körper nun auf aktive Weise Antikörper gegen die Infektionskrankheit bildet oder nicht – Tatsache bleibt, daß die Impfung zu einem völlig willkürlichen Zeitpunkt in der individuellen Entwicklung des Kindes durchgeführt wird. Dieser Eingriff in die menschliche Entwicklung kann ein Beschwerdebild heraufbeschwören, das dem Symptomenbild von Thuja recht ähnlich ist; dabei darf man nicht aus den Augen verlieren, daß das gesamte Bild der Person und des Mittels gleichartig sein muß. Das heißt: Thuja ist **kein** Standardmittel für Nebenwirkungen und Folgeerscheinungen nach Impfungen! Mittel wie Arsenicum, Malandrinum, Silicea und Sulfur können ebensogut angezeigt sein. Ausschlaggebend für die Mittelwahl ist ausschließlich das individuelle Symptomenbild nach der Impfung, **nicht** die Impfung an sich.

Ob Impfungen an Kindern erstrebenswert sind oder nicht, steht hier nicht zur Diskussion; das muß individuell erwogen und in Eigenverantwortung getragen werden.

Ab und zu hört man noch die Auffassung, Homöopathie bewirke doch ebenso eine Art Immunisierung, weil sie – wie eine Impfung – mit minimalen Dosen eines Krankheitserzeugers arbeite. Dieser Vergleich ist völlig falsch! Die Homöopathie arbeitet auf der Basis von Gleichartigkeit mit individuellen, persönlichen Symptomen und nicht mit den allgemeinen Symptomen einer **Krankheit.** Außerdem setzt man die Mittel nicht, wie bei der Impfung, zu einem beliebigen Zeitpunkt ein, sondern nur dann, wenn der Organismus in seinen Symptomen gewissermaßen danach schreit. Zum dritten arbeitet die Homöopathie mit potenzierten, dynamisierten Heilmitteln, während Impf-Vakzine „stoffliche“ Präparate sind, die zwar ungiftig gemacht, aber noch kräftig genug sind, um Antikörper zu bilden. Sich für Impfung stark zu machen, ist jedermanns gutes Recht; die Homöopathie zu verwerfen, um Impfung zu verteidigen, ist unrecht und unrichtig.

Gruppe 3: Kinder mit chronischen Hauterkrankungen

Folgende Heilmittel aus dieser Gruppe kann man meistens auf Kinder mit Hautproblemen anwenden. Der Graphites-Typ beispielsweise kann viele Beschwerden haben, aber praktisch immer zeigt er Hautsymptome. Dies gilt auch für die anderen Mittel dieser Gruppe 3. Die Haut ist gewissermaßen der „Kernpunkt" dieser Gruppe, von dem aus man die verschiedenen Typen weiter differenzieren kann. Doch auch alle schon besprochenen und noch folgenden Mittel können angezeigt sein, wenn ein Kind mit Hautproblemen behandelt werden soll: Wichtig ist, daß die Mittelwahl **niemals** auf der allgemeinen Diagnose „Ekzem" oder „Akne" beruhen darf! Der Typ Kind, der das Ekzem oder die Akne hat, bestimmt die Wahl des Mittels.

Dieses Mißverständnis führte zu der kritiklosen und undifferenzierten Anwendung von Sulfur bei Hautproblemen. Ungeachtet des Menschentyps empfiehlt und verschreibt man Sulfur. Doch nur die Sulfur-Typen sind es, die damit die Heilung ihrer Haut finden. In allen anderen Fällen führt eine zeitlich begrenzte Linderung durch Unterdrückung der Hautsymptome zur Entwicklung tiefer liegender Beschwerden.

Wenn ein Kind schon häufige und langwierige Probleme mit seiner Haut hatte oder noch hat, dann kommt man mit den Mitteln der Gruppe 3 gut zurecht; das „Hauptmittel" ist Graphites.

Graphites

Graphites (= Graphit) besteht – wie Diamant – aus reinem Kohlenstoff. Trotz der Tatsache, daß beide chemisch gesehen genau identisch sind, liegt eine Welt zwischen den beiden Erscheinungsformen.

Graphit ist schwarz und ziemlich formlos. Es baut sich aus vielen, winzigen Lagen auf, die mehr oder weniger lose übereinander liegen, nur schwach aneinander gebunden sind und sich leicht gegeneinander verschieben und abspalten lassen. Das begründet seine Anwendung als Schmiermittel und als Bleistiftmine.

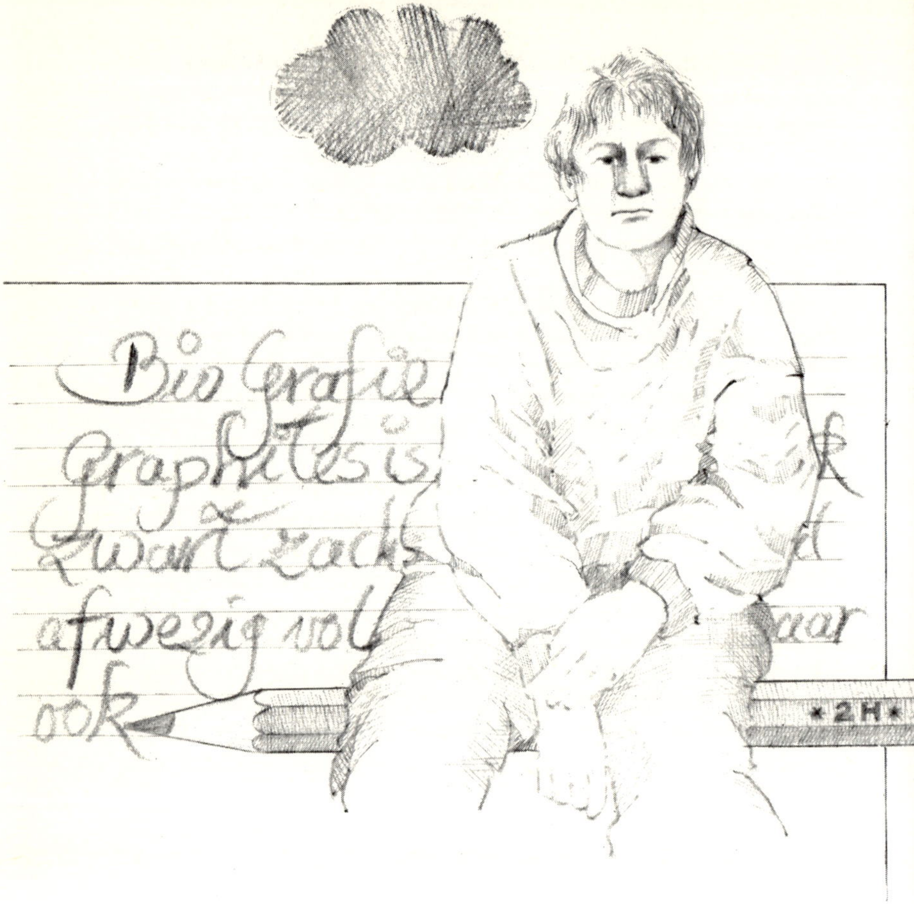

Graphites

Wie anders ist neben dem weichen, schwarzen und formlosen Graphit der Diamant! Er ist nicht nur der härteste Stoff, den der Mensch kennt, er ist auch durchsichtig, klar und zeigt eine perfekte Struktur.

Der Name stammt vom griechischen „adamatos", was „der Unüberwindliche" bedeutet. Es gibt hunderte Erzählungen und Legenden über den Diamant, die sich alle um dasselbe drehen: Der Stein als Spender des Lichts. Diamant ist reiner Kohlenstoff, sonst nichts. Die verschiedenen Farben des rohen Steins entstehen nie durch Verbindngen mit anderen Elementen, sondern durch Beimengungen oder besser „Verunreinigungen". Chemikalien lassen reinen Diamant unberührt, er bleibt derselbe und wird darum Edelstein genannt.

Charakteristisch ist ferner die buchstäbliche Vielseitigkeit des Steins mit seiner maximalen Lichtbrechung und Spektralablenkung in Vergleich zu allen anderen Materialien: Ein Diamant gibt weißes Licht in allen Farben seines Spektrums wider.

Gegenüber diesen Eigenschaften schneidet Graphit schon schlecht ab: schwarz und düster, weich und formlos, sehr „überwindlich".

Graphit enthält ebenso wie der Diamant Verunreinigungen, meist Eisen, manchmal Kieselsäure und Mangan. Obwohl nur in Spuren vorhanden, findet man Eisen doch auch im Symptomenbild von Graphites wieder, in Form von Lustlosigkeit, Kälteempfindlichkeit und blasser Gesichtsfarbe.

Die Grundlage von Graphit ist jedoch der Kohlenstoff. Kohlenstoff ist von großer Bedeutung für einen guten Aufbau der Körpersubstanzen. Treten hier Schwierigkeiten auf, dann sind alle Funktionen verlangsamt. Bei Graphites-Typen sind Haut und Darm verlangsamt.

DER TYPUS

Ein Graphites-Typ ist „dick, frostig und obstipiert". Es paßt auf Kinder, die ungesund dick sind. (Die Nahrung wird unzureichend verbrannt und verwertet und als Fettgewebe angesetzt und abgelagert.)

Das Graphites-Kind ist sehr verlegen und besitzt überhaupt kein Selbstvertrauen, es ist völlig unschlüssig und kommt zu keiner Handlung.

Wird ihm eine Frage gestellt, so zögert es die Antwort so lange hinaus, „bis es nicht mehr zu antworten braucht". Durch diese Vorsichtigkeit wird jede spontane Regung im Keim erstickt, und man ist geneigt, ihm Müßiggang vorzuwerfen. Still und abwesend starrt ein Graphites-Typ vor sich hin; aber glauben Sie nicht, daß es ihm nichts ausmacht; in seinem Inneren macht er sich Sorgen, seine Gedanken kreisen monoton um die Frage, „wie wohl alles weitergehen mag". Man hat den Eindruck, als sehe es nur die Schattenseiten aller Dinge, nur die Schwierigkeiten, abends steht es aus dem Bett auf, um sich mit Sorgen von morgen zu tragen. (Vgl. den Natrium muriaticum-Typ, der sich v. a. mit Vergangenem beschäftigt.) Hätte das Kind nur einmal den Mut, es selbst zu sein und „lichter" über die Dinge denken, so wie ein Diamant!

Ein Graphites-Typ fängt leicht zu weinen an, anscheinend ohne jeden Grund, aber wahrscheinlich spielen ihm seine Sorgen Streiche. Besonders wenn es Musik hört, sind die Tränen unvermeidbar.

Die Neigung, bei Streitereien zu lachen, ist vielleicht auch ein Zeichen der extremen Unsicherheit, die für ihn so bezeichnend ist.

Merkwürdig erscheint, daß das plumpe Kind oft versucht, sich graziös zu bewegen. Ob es sich nun bemüht, seine eigene Gestalt zu überspielen oder ob es die Sympathie der Umgebung wecken will, man hat eher den Eindruck eines „tanzenden Elefanten".

Wer rastet, der rostet. Dies trifft auch auf die Verdauung des Graphites-Typs zu, der an hartnäckiger Verstopfung leidet. Es kommen harte, große „Knollen", die durch Schleimfäden verbunden sind; Schleim, der nicht nur weißlich, sondern auch blutig sein kann, ist immer dabei.

Schleimartige Flüssigkeit spielt auch eine Rolle bei den Hautbeschwerden. Die Haut eines Graphites-Kindes ist trocken und arg rauh, neigt zum Aufspringen nach dem Waschen, Baden oder ungeschütztem Aussetzen in der Kälte. Bei kaltem Wetter in oder mit kaltem Wasser spielen, bedeutet für das Kind Hände voller blutender Spalten! Neben Blut fließt aber auch häufig eine dickflüssig-klebrige, gelbe Flüssigkeit aus der trocken-gesprungenen Haut. (Dies wird manchmal als „heulendes Ekzem" bezeichnet). Das Übel sitzt in den Hautfalten: Hinter den Ohren, in den Augen- und Mundwinkeln, der Leiste, an den Beugeseiten der Ellenbogen und Knie, an den Handgelenken und v. a. um den Anus. Hier bilden sich tiefe, schmerzhafte Spalten, aus denen die dickklebrige, gelbe, fast honigartige Flüssigkeit tritt. Trocknet sie ein, entstehen dicke Krusten, die immer dicker werden, weil darunter die Flüssigkeitsabsonderung weitergeht. Nach Entfernen der Krusten sieht man das klebrige, gelbe oft auch blutige Sekret.

Weitere Beschwerden der Graphites-Kinder sind hartnäckige Eiterabsonderungen aus der Nase, chronische Mittelohrentzündung mit Perforation des Trommelfells und nachfolgendem gelblichem, scharfen Ohrensekret. Die Ohrmuschel und die umliegende Haut werden durch die ätzende Flüssigkeit gereizt und entzünden sich.

Für die Nase gilt dasselbe: Sie ist rot, angeschwollen und bildet an den Nasenflügeln Sprünge und Verkrustungen. Chronische Entzündungen der Augenlidränder entsprechen demselben Prinzip. Morgens sind die Lider fest miteinander verklebt, in den Augenwinkeln und zwischen den Wimpern heben sich harte Borken ab.

Weil sich auch Halsdrüsen und die Rachenmandeln schnell vergrößern und verhärten, kann man dem Graphites-Typ – ebenso wie dem Silicea-, Calcium carbonicum- und Barium carbonicum-Typ – eine lymphatische oder skrofulöse Konstitution zuschreiben (siehe bei Barium carbonicum).

Das Kind hat tüchtigen Appetit; muß es eine Mahlzeit auslassen, dann gerät es außer Fassung. Es fühlt sich besser nach einer Mahlzeit; wenn es Magenbeschwerden hat, werden auch die besser. Trotz der Fettsucht kann man eigentümlicherweise oft einen Widerwillen gegen Süßigkeiten beobachten. Gekochte (warme) Speisen, Fisch, Fleisch und alles mit Salzgeschmack wird ebenso vom Kind abgelehnt (und doch werden Magenkrämpfe durch warme Milch gelindert!).

ZUSAMMENFASSUNG

1. Ungesund dickes und bleiches Kind mit schlechter Haut.
2. Außergewöhnlich entschlußunfähig, vorsichtig und zaudernd; das Kind ist nicht wirklich träge und müßig, sondern kommt nicht voran, weil es sich nicht entscheiden kann, was zu tun ist.
3. Voller Sorgen; sieht an allem nur die Schattenseite ohne jeden Lichtblick (vgl. Graphit mit Diamant!).
4. Weint schnell, scheinbar ohne Grund, bei Musik.
5. Hartnäckige Verstopfung; Stuhl hart, besteht aus großen „Knollen", die durch Schleimfäden verbunden sind.
6. Trockene, sehr rauhe Haut mit tiefen, blutenden Rissen; „heulendes" Ekzem in den Hautfalten: dicke, klebrige, gelbe Flüssigkeit; Krustenbildung hinter den Ohren, an den Nasenflügeln, Lidrändern und Hautfalten von Ellenbogen und Knien.
7. Vergrößerte, harte Lymphdrüsen; Lymphatische Konstitution.
8. Hungrig; Besserung durch Essen; Widerwillen gegen Süßigkeiten, Fisch, Fleisch, gekochte Nahrung und „zu Salzigem"; Magenschmerzen besser durch warme Milch.
9. Verschlimmerung: Nachts; durch Bettwärme (Jucken); leerer Magen; im Freien bei frischem, windigem Wetter (trotz der Kälteempfindlichkeit geht das Kind gerne nach draußen).
   Besserung: Durch Essen; weite Kleidung.

Ätiologien:
Kummer, Angst.

Zur Beachtung:
Kindern, die – nach einer durchgemachten Hauterkrankung – an Asthma leiden, ist mit Graphites nicht geholfen. Asthmaanfälle nach Unterdrückung von Hautkrankheiten sind nur schwer zu

behandeln, wobei Graphites fast nie angezeigt ist. Mit Antimonium crudum, Natrium muriaticum, Sulfur, Psorinum und Thuja kann man schon bessere Ergebnisse erzielen.
Allerdings kann Graphites indiziert sein, wenn das Kind nach unterdrückter Hauterscheinung stark abmagert und unter ständiger Diarrhöe (braun, flüssig, unverdaut und stinkend) leidet.

Ein Mensch zeigt sich in seinen Taten. Die Schilderung des Lebens und der Taten eines Menschen nennt man **Biographie.** Man hat den Eindruck, als wollte ein Graphites-Typ seine Biographie mit Bleistift schreiben, um im Zweifelsfall „ausradieren" zu können. Durch seine mangelnden Beschlüsse und Taten bleibt seine **„Biographites"** ein unbeschriebenes Blatt.

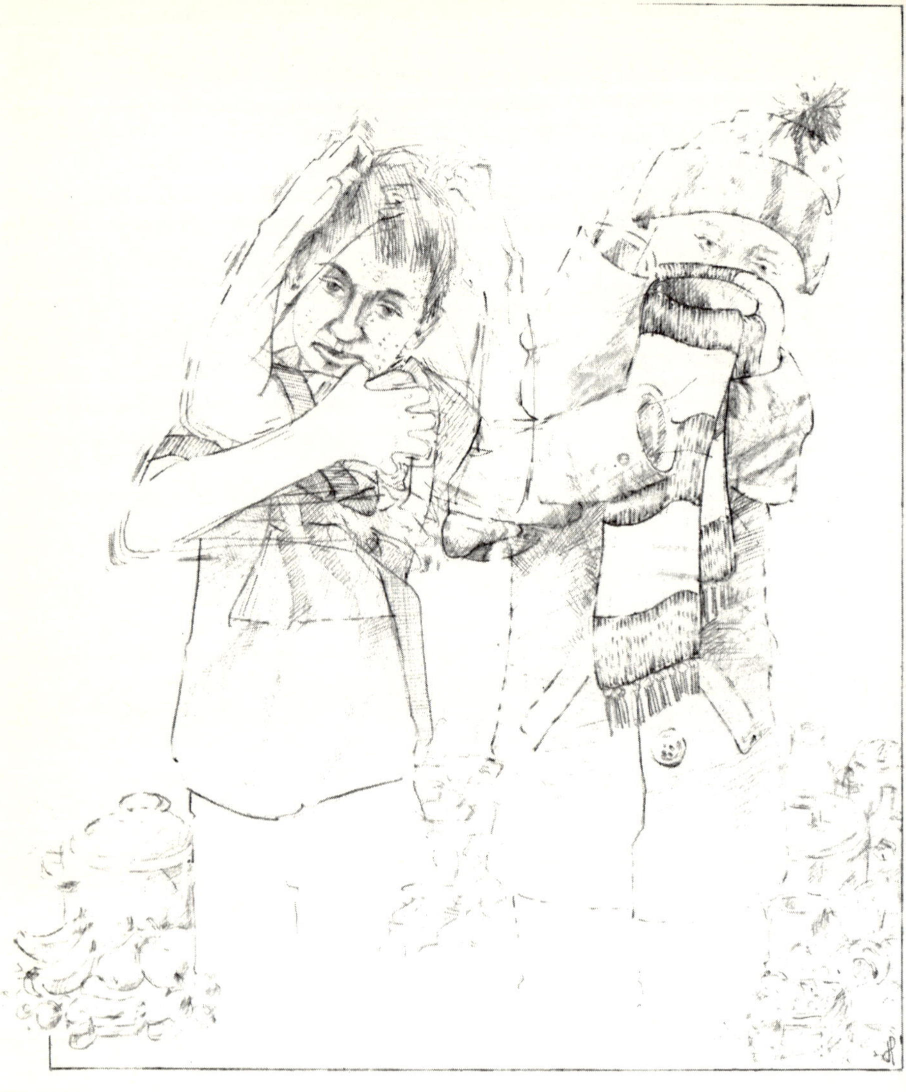

Psorinum

Psorinum

Die Homöopathie bezieht ihre Heilmittel aus den verschiedenen Naturbereichen. Aus dem Reich der Mineralien und Metalle stammt z. B. Calcium carbonicum (Kalk), Silicea (Kieselsäure), Aurum (Gold) und Argentum (Silber). Das Pflanzenreich liefert Pulsatilla (Küchenschelle), Aethusa (Hundspetersilie), Lycopodium (Bärlapp) und Capsicum (Spanischer Pfeffer), um nur ein paar Beispiele zu nennen.

Apis (Honigbiene), Aranea (Kreuzspinne), Sepia (Meerkatze) und Crotalus (Klapperschlange) kommen aus dem Tierreich.

Die Wahl ist jedoch nicht auf diese Reiche beschränkt; auch tierische und menschliche (Krankheits)produkte können Ausgangsstoffe für die Herstellung homöopathischer Potenzen sein. Diese Mittel nennt man **Nosoden.**

In der Homöopathie ist eine ganze Menge solcher Nosoden gebräuchlich, nur drei sollen hier exemplarisch genannt sein: Lyssinum ist die homöopathische Potenzierung des Speichels eines tollwütigen Hundes, Tuberculinum von Tuberkelbazillen und Psorinum vom Inhalt menschlicher Krätzebläschen (zur Klarstellung: Es wird die Potenzierung des Krankheitsprodukts und nicht das Krankheitsprodukt selber verwendet!).

Obwohl auch Nosoden – wie alle anderen homöopathischen Mittel – aufgrund der Ähnlichkeit zwischen Krankheitssymptom und Arzneimittelbild gewählt werden, sind sie zugleich als Reaktionsmittel von größter Bedeutung.

Angenommen unter den Vorfahren eines Kindes mit chronischer Erkältung ist gehäuft Tuberkulose vorgekommen. Obwohl das Kind gut auf die homöopathische Behandlung anspricht, ist seine Heilung nicht vollständig, weil es immer wieder rückfällig wird; es scheint, als ob es in seinen Heilreaktionen blockiert sei. In solch einem Fall wird eine Dosis Tuberculinum die Reaktionen entblocken, die im Lauf der weiteren Behandlung eine echte Heilung ohne Rückfälle bewirken. Tuberculinum wirkt dann als reaktions(steigerndes) Mittel.

Psorinum fördert in gleicher Weise die Heilkräfte des menschlichen Organismus. Es paßt für Kinder, die sich nach einer akuten Erkrankung nicht erholen können; magere, ungesund aussehende Kinder, die ständig mit ihren Drüsen und ihrer Haut Schwierigkeiten haben.

Schlüsselworte von Psorinum sind: zu geringe Vitalität, Ausbleiben der Heilwirkung und Ansammlung von Schlacken (Abfallstoffe werden nur ungenügend abtransportiert und stauen sich an).

DER TYPUS

Ein Kind vom Psorinum-Typ ist bleich, schwach und kränklich. Die Haut schaut aus, als ob das Kind nie gewaschen würde, und außerdem wird es von einem unangenehmen Geruch umgeben.

Dieses Kind hat zu wenig Widerstandskraft, ist schnell erschöpft durch körperliche und geistige Anstrengung und gerät in Verwirrung, wenn es unter Druck steht. Wie alle anderen Kinder wird es gereizt und mürrisch, wenn es sich nicht wohl fühlt.

Das gesamte Bild ist geprägt von mangelnder Vitalität. Nach akuten Krankheiten kommt es nie wieder richtig auf die Beine: Es bleibt schlapp und müde. Auffallend ist das geringe oder ganz fehlende Fieber während der akuten Krankheitsphase. Das Kind wird nie ganz gesund, es kränkelt immer weiter. Wenn man glaubt, daß es einmal besser ist, weil sich das Kind außergewöhnlich fit fühlt, dann ist es am nächsten Tag wieder krank. (Dieses Symptom „Fühlt sich am Tag vor der akuten Erkrankung ungewöhnlich gut“ ist charakteristisch für Psorinum, wird man aber in der Praxis selten antreffen.) Nach den akuten Krankheitserscheinungen schwitzt das Kind überströmend, was seinen Zustand etwas bessert.

Durch den Mangel an Vitalität fühlt sich ein Psorinum-Typ schlaff. Ruhelos und voller „Sorgen“ geht er durch den Tag, um abends nicht einschlafen zu können oder ständig weinend in der Nacht wach zu bleiben. Diese Ruhelosigkeit während des Schlafs kann die Folge von einem sehr unangenehmen Juckreiz sein oder mit bösen Träumen auftreten, die beim Kind einen solch großen Eindruck hinterlassen können, daß es sich davon nicht erholt und selbst am nächsten Tag davon noch völlig aufgewühlt sein kann.

Ist es nicht das Jucken oder die Alpträume, die den Schlaf stören, dann ist es der Hunger: Ein Psorinum-Kind hat einen ungewöhnlichen Hunger, Tag und Nacht kann man fast sagen. Es verlangt saure Dinge, aber das ist nicht ausgesprochen, denn eigentlich hat es auf alles Lust außer auf Schweinefleisch. Nichts essen führt praktisch immer zu Kopfschmerzen. (Ein Psorinum-Kind in der Pubertät, das ausgedehnte Akne hat, kann eine Verschlechterung seiner Beschwerden nach zu viel Süßigkeiten, Fett, Fleisch oder Kaffee beobachten.)

Der mangelnde Widerstand kann überempfindlich machen auf Kälte, Feuchtigkeit, heißes Wetter, Sturm und Wetterveränderungen: Schon Tage vor dem Wetterumschwung ist das Kind unruhig; die Kälteempfindlichkeit ist so extrem, daß einem Psorinum-Typ selbst im Sommer noch zu kalt ist, er warme Kleider anzieht und eine kuschelige Mütze aufsetzen will. Machen Sie aber nicht den Fehler, das Kind anziehen zu wollen, denn dann wird der Juckreiz, der sowieso schon immer etwas vorhanden ist, absolut unerträglich.

Die Haut ist ein Problem für sich. Sie sieht so rauh und grau und schmutzig aus, daß man den Eindruck bekommt, als werde das Kind nie gewaschen. Im günstigsten Fall befinden sich irgendwo am Körper ein paar Pickel oder Pusteln, aber meist ähnelt sie der des Graphites-Typs: trocken, rauh und gesprungen; lediglich die honigartige Ausscheidung von Graphites fehlt. Statt dessen sieht man eine wäßrige bis dünn-eitrige Absonderung, die immer unangenehm nach Fäulnis riecht, sogar nach einem Bad.

Das Kind kratzt fast ständig. Nach dem Bad, wenn man es anziehen will und in der Nacht wird der Juckreiz so intensiv, daß es seine Haut bis zum Bluten aufkratzt. Das macht die Haut natürlich auch nicht schöner: Zwischen den blutigen Streifen, den Krusten und den aufgekratzten Stellen sieht man einen eitrigen Ausschlag. Dazu noch der unangenehme Verwesungsgeruch. „Verrückt zu werden vor lauter Jucken“ kann man sich bei einem Psorinum-Typ lebhaft vorstellen! Der Ausschlag sitzt meist am ganzen Körper, namentlich in den Hautfalten und am Kopf. So kann das Kind auch nie still-liegen, weil es seinen Kopf fortwährend gegen das Kissen reibt.

Die Haut beim Pubertierenden ist nicht mehr so trocken, wird eher fettig mit ausgedehnter blühender Akne auf Stirn, Wangen und Nase.

Die Entzündung der Lidränder, das dickflüssige, grüngelbe Sekret, das über die Oberlippe rinnt und entzündet, und die vergrößerten, schmerzhaften Halsdrüsen komplettieren das Bild der sogenannten „lymphatischen Konstitution“ (siehe Barium carbonicum!).

Schließlich können auch die Schleimhäute genauso empfindlich wie die Haut sein. Das führt zu heufieberartigen Erscheinungen. Eine Dosis Psorinum – im Frühjahr gegeben – kann das Heufieber heilen oder doch auf ein Minimum reduzieren. Im akuten Stadium hilft es allerdings nicht mehr.

ZUSAMMENFASSUNG

1. Bleiches, schwaches, kränkliches Kind, das unruhig und voller Sorgen ist.
2. Widerstandskräfte und Rekonvaleszenzvermögen sehr gering; kränkelt ständig; kommt nach akuten Erkrankungen nicht mehr auf die Beine.
3. Ruheloser Schlaf, für den v. a. die Alpträume, der Juckreiz und der Hunger verantwortlich sind.
4. Ungesund, schmutzig aussehende Haut; trocken, rauh und gesprungen; feuchter Ausschlag am ganzen Körper, v. a. an Hautfalten und am Kopf; intensiver Juckreiz, schlimmer durch Waschen, Bettwärme und Wollkleidung; kratzt bis zum Bluten; Krustenbildung; floride Akne.
5. Körper und alle Ausscheidungen von unangenehmem Geruch (verwesend).
6. Immer hungrig; nicht rechtzeitig essen = Kopfschmerz; Kopfweh besser durch Essen.
7. Außergewöhnlich empfindlich auf Kälte und Feuchtigkeit; zieht sich auch im Sommer warm an und setzt eine Mütze auf.

8. Neigung zu Angina und Heufieber; asthmatisches Engegefühl, das beim Liegen auf dem Rücken mit ausgebreiteten Armen besser wird.

9. Verschlimmerung: Kälte; Feuchtigkeit; Wetterveränderungen; Sturm; vor und während Unwetter; Schweinefleisch; Wollkleidung; heißes Wetter; Kratzen; Bettwärme.
   Besserung: Essen; Wärme; warme Kleidung; Liegen.

Ätiologien:
Emotionen; geistige Anstrengung; unterdrückter Hautausschlag; stürmisches Wetter; Unwetter.

Petroleum

Petroleum ist Steinöl. Sein Name setzt sich aus dem griechischen „petra“ (Fels) und „oleum“ (Öl) zusammen. Früher wurde damit das Erdöl bezeichnet, heute aber steht Petroleum für Kerosin, einer Fraktion des Erdöls.

Erdöl ist ein mehr oder weniger flüssiges Gemisch, bestehend aus den verrotteten Überresten von Tieren und Pflanzen prähistorischer Zeiten, die man in verschiedenen Tiefen der Erdkruste findet. Das Gemisch enthält v. a. Kohlenstoff (Reste von Tieren und Pflanzen) und Wasserstoff, die sich zu der umfangreichen Familie der „Kohlenwasserstoffe“ verbinden. Die einzelnen Vertreter der Familie unterscheiden sich in spezifischem Gewicht und Siedepunkt. So kommen bei der Destillation von Erdöl zuerst die leichtesten Verbindungen ans Tageslicht: die Erdgase. Dann folgen in der Reihenfolge ihres Gewichts: Benzin, Petroleum, Heizöl, Schmieröl und Paraffin. Dicker Teer bleibt zurück.

Diese Erdöldestillate spielen eine wichtige Rolle als Energiequelle und Schmiermittel und stellen den unersetzlichen Rohstoff für die chemische Industrie dar, z. B. für die Herstellung von Kunstdünger, Schädlingsvernichtungsmittel, Süß-, Farb- und Geschmackstoffe und, nicht zu vergessen, Heilmittel.

Durch seinen Gehalt an Kohlenstoff ist Petroleum dem Graphit ähnlich, das ja ausschließlich daraus besteht. In den Symptomenbildern von Petroleum und Graphites in homöopathischer Dosierung betrifft die Übereinstimmung v. a. die Hautsymptome. Die Erscheinungen an den Schleimhäuten und dem Magen-Darm-Trakt zeigen ebenso Übereinstimmung, aber zugleich auch deutliche Unterschiede. Berücksichtigt man dann noch die stärkere Wirkung von Petroleum auf das Zentralnervensystem, so leuchtet ein, daß trotz der Gleichheit beide Mittel doch zu verschiedenen Typen gehören.

DER TYPUS

Im Gegensatz zum fetten Graphites-Kind ist ein Petroleum-Kind mager. Obwohl beide einen sehr guten Appetit haben, schlägt sich bei ersterem jeder Happen schon als (überschüssiges) Fettgewebe an, während der andere kein Gramm Gewicht zunimmt. Dieses – meist blonde – Petroleum-Kind hat ständigen Hunger und fühlt sich besser, wenn es immer irgend etwas zu essen bekommt. Und doch ißt es nicht „brav“: Fleisch, fette, schwere Speisen, Warmes, Gekochtes, Bohnen und Erbsen werden schlecht vertragen und darum vom Kind verabscheut. Der größte Übeltäter ist Kohl! Er führt zu einem geblähten Bauch mit starken Blähungen, Übelkeit und Durchfall.

Die Eßlust ist kaum zu bremsen: Kaum ist die Mahlzeit beendet, fühlt sich der Magen schon wieder leer an, und das Kind möchte doch noch einen kleinen Stapel Butterbrote. Sogar in der Nacht – v. a. in Zeiten starker Diarrhöe – ist das Verlangen nach Nahrung gigantisch.

Mit dem Durchfall verhält es sich eigenartig; das Kind hat ihn nur unter Tags; sobald es morgens wach wird, muß es als erstes sofort zur Toilette rennen; Autofahren verschlimmert die Diarrhöe beachtlich; nach dem Stuhlgang möchte das Petroleum-Kind gleich wieder essen.

Von einer Autofahrt oder einem Ausflug mit dem Boot hält das Kind überhaupt nichts. Es hat dann konstant Übelkeit und Schwindel, klagt über „einen kalten und leeren Magen und Bauch“, wird kalt und zittrig, wobei ihm kalter Schweiß ausbricht und sich sein Hinterkopf so schwer wie Blei anfühlt. (Das macht Petroleum zu einem sehr probaten Mittel bei Reisekrankheit; Voraussetzung ist allerdings, daß auch die Symptome passen, denn es ist kein Standardmittel, das immer und jedem hilft. Denn auch Tabacum, Cocculus oder Borax können aufgrund der Symptomatologie angezeigt sein. Auffallend jedenfalls, daß ein Auto mit Benzin, einem Bruder des Petroleums, fährt und Petroleum die Reisekrankheit kuriert.)

Die Schmerzen im Hinterkopf – wie ein Bleigewicht – kann ein Petroleum-Typ auch dann bekommen, wenn er unter Druck steht, namentlich in der Schule etwas leisten muß. (Dies ist eigenartig, weil geistiger Druck oder Anstrengung doch meist Schmerz in der Stirn, knapp über den Augen, hervorruft.)

Das Petroleum-Kind hat oft Schwierigkeiten mit der Haut. Meist handelt es sich um einen Ausschlag hinter den Ohren, wo aus tiefen Spalten wäßrige, gelbliche Flüssigkeit läuft. Die Spalten können an den verschiedensten Stellen vorkommen: vor allem an Hautspalten, der Kopfhaut, den Rändern der Nasenflügel, am Anus, der Steißfuge, dem Skrotum und in der Leiste. Die Haut ist rauh, trocken und gespalten. Es können sich auch durch die ausgetretene Flüssigkeit dicke, recht empfindliche Krusten bilden. Fingerspitzen und Hände – meist Handflächen, manchmal Handrücken – sind rauh und tief zerklüftet und bluten manchmal. Im Winter wird alles schlimmer, ebenso nach dem Waschen oder durch Scheuern an der Kleidung.

Praktisch alle Hauteffloreszenzen jucken, tagsüber schlimmer als in der Nacht (genauso wie die Diarrhöe). Das ist ein wichtiger Unterschied zum Sulfur- und Psorinum-Typ: Diese kämpfen besonders in der Nacht mit dem Juckreiz.

Das Kind erwischt schnell eine Erkältung. Die Nase geht zu, scharfes Sekret läuft aus der Nase, das die Nasenränder empfindlich macht, verkrusten läßt und auch zum Bluten bringt. Zusammen mit diesem Nasenlaufen tritt eine gewisse Taubheit auf; anscheinend verschließt sich die Eustachische Röhre, das Kind hört schlechter und klagt vielleicht sogar über Geräusche in seinem Ohr. Eines der Mittelohren kann sich entzünden, wobei das Trommelfell durchbricht, wäßrig-blutige und eitrige Flüssigkeit aus dem Ohr tritt und die Ohrmuschel rot und juckend wird.

Der Juckreiz betrifft auch die Augenlider, die rot und entzündet werden. In den inneren Augenwinkeln bricht die Haut auf. Die Tränenkanälchen infizieren sich, so daß sich sogar in den Tränensäckchen ein Abszeß entwickeln kann. (Beim Graphites-Typ sind v. a. die äußeren Augenwinkel von der Entzündung und der Spaltenbildung betroffen; bei Petroleum die inneren. Dies als Unterscheidungsmerkmal.)

Begleitend zu diesen Augen- und Nasenentzündungen findet man beim Kind oft vergrößerte Lymphknoten unter dem Kieferrand.

Die Haut um den Anus und entlang der Steißnaht bleibt nicht unbeteiligt: Bei Durchfall bildet sich durch den scharfen Stuhl ein brennend-roter, rauher Ausschlag. Später platzt auch hier die Haut auf und es entstehen schmerzhafte, manchmal blutende Rhagaden.

Es bleibt nun noch das geistige Bild des Petroleum-Kindes zu besprechen. Die große Unentschlossenheit teilt dieses Kind mit dem Graphites-Kind, womit die Gleichheit auch schon wieder aufhört: Das Sorgenmachen und stille Grübeln über die Zukunft beim Graphites-Kind macht einer großen Reizbarkeit Platz, das Kind fühlt sich gleich beleidigt und reagiert ziemlich streitsüchtig. Doch die kleinste Provokation oder Enttäuschung kann es auch in einen Strom von Tränen ausbrechen lassen; manchmal führen die heftigen und unverschämten Reaktionen sogar zu Gewalttaten.

Das Kind tut sich schwer mit dem Nachdenken, es kann alles nicht so gut begreifen; manchmal ist es so verwirrt, daß es sich in Straßen verliert, die es sonst ganz gut kennt.

Ein Petroleum-Typ ist immer geräuschempfindlich. Vor plötzlichen, lauten Geräuschen kann er ordentlich zusammenschrekken. Größere Menschenmengen bringen die Schüchternheit des Kindes ans Tageslicht, trotz der Tatsache, daß es auf Nichtigkeiten oft so barsch reagiert.

ZUSAMMENFASSUNG

1. Mageres, blondes, frostiges Kind.
2. Sehr reizbar, streitsüchtig, manchmal sogar gewalttätig (seine eine Seite!).
3. Schüchtern, schreckhaft, schnell den Tränen nahe (die andere Seite der Medaille!).
4. Großer Esser, der jedoch kein Gramm Gewicht zulegt; immer hungrig, sogar in der Nacht oder nach Stuhlgang (Diarrhöe).
5. Fahr- und Reisekrankheit; kalter Stein im Magen, kalter Schweiß, Übelkeit und schwerer Druck im Hinterkopf.
6. Trockene, gesprungene und juckende Haut; besonders schlimm in den Hautfalten, auf der Kopfhaut, an den Nasenflügeln, dem Anus, der Steißnaht und der Leiste; dicke, empfindliche Krusten.

7. „Gesprungene Hände“; Fingerspitzen tragen blutige Spalten.
8. Diarrhöe und Juckreiz namentlich am Tage; Diarrhöe nach Kohlgemüse.
9. Verschlimmerung: Reisen; kaltes Wetter; im Winter; vor und während Unwetter; Kohl.
   Besserung: Wärme; warmes, trockenes Wetter.

Ätiologien:
Ärgernis; Reisen; Kohl; unterdrückter Hautausschlag.

Antimonium crudum

Antimonium ist ein Element mit einer großen Vielfältigkeit. Der Name kommt von anti = gegen und monos = einer, allein. Antimon ist gleichsam gegen das Allein- oder Einförmigsein. Das erkennt man schon daran, daß es viele hundert Verbindungen eingeht, wobei es zu Schwefel eine spezielle Vorliebe hat. In reiner, unvermischter Form trifft man es nur höchst selten an.

Wollte man dem Element menschliche Eigenschaften zudichten, so müßte es die „Weltfremdheit" sein. Wie die folgenden Reaktionen zeigen, ist es fast so, als wollte es sich nicht auf eine Form festlegen: In einem magnetischen Feld wird es sich nicht im „Strom" zwischen Nord- und Südpol ausrichten; es bleibt im rechten Winkel dazu stehen! Mittels elektrischen Stroms kann man es in einer Chlorlösung als schwarzes Pulver niederschlagen lassen. Versucht man dann, dieses Pulver zusammenzukratzen oder zu erwärmen, dann kehrt das Antimonium unter Knistern und Blitzen in seine ursprüngliche Form zurück. (Das nennt man „Donner und Blitz" des Antimon.) Bringt man es zum Schmelzen und läßt einen Tropfen davon auf ein Stück Pergamentpapier fallen, so springt es – wie Quecksilber – in viele kleine Kügelchen auseinander, die brennend in die verschiedenen Falten des Papiers zerstieben. Versucht man schließlich, Antimonium einzufrieren und ist es beinahe schon soweit, daß es vom flüssigen in den festen Zustand übergeht, dann dehnt es sich aus und wird leichter anstatt schwerer zu werden. Es läßt sich einfach nicht in eine feste Form zwängen!

In erstarrtem Zustand ähnelt es einer Ansammlung von Eiskristallen. Als Reinsubstanz ist es so spröde, daß man es mit einem einzigen Hammerschlag zu Pulver schlagen kann.

Antimonium crudum oder Grauspießglanz ist eine Verbindung zwischen Antimonium und Schwefel, die typische lange Kristallnadeln bildet. Es gleicht einem eingefrorenen Lichtbündel: Antimonium strahlt, „es befindet sich in höheren Sphären und hält sich fern von einer irdischen Form".

Das mag alles etwas gekünstelt klingen. Doch bekräftigen die Symptome, die man während der Arzneimittelprüfung an Antimonium crudum beobachtet hat, dieses Bild. „Geistige Verzückung und Gefühle des Entrücktseins, besonders wenn er im Mondlicht wandelt“, „unwiderstehliche Neigung, in Versen zu sprechen oder Gedichte aufzusagen“ und „große Beunruhigung über sein Los mit dem Wunsch, sich eine Kugel durch den Kopf zu schießen“. Hier erkennt man einen Menschen, der „in höheren Sphären schwebt“, der sich „mit dem Kopf in den Wolken“ von diesem „irdischen Tränental“ distanzieren möchte. Der unpraktische Träumer, lebensfremd und letztendlich „lebensmüde“ mit Selbstmordabsichten. Selbstverständlich sind dies Symptome der Erwachsenen, bei Kindern wird es noch nicht soweit kommen. Sie sollen uns auch nur dazu dienen, den Zusammenhang zwischen „äußerlichem Verhalten“ von Antimonium und den Symptomen aufzuzeigen, die es in potenzierter Form beim Menschen hervorruft oder heilen kann.

DER TYPUS

Ein Antimonium crudum-Typ ist als Kind dick, eigentlich zu dick, bleich, mit rotumrandeten Augen und häufig einem feuchten Ausschlag hinter den Ohren.

Auf geistiger Ebene findet man eine interessante Widersprüchlichkeit: Es handelt sich um ein gereiztes, mürrisches Kind, das größte Mühe hat, aufmerksam zu sein. Wenn man es ansieht, beginnt es zu heulen oder wird böse. Die Mutter, die versucht, ihr Antimonium crudum-Kind zu beruhigen oder zu trösten, macht alles noch schlimmer. Es wird fast wahnsinnig, wenn sie mit ihm auf dem Arm im Zimmer herumgehen will. Überhaupt reagiert es auf Anfassen „allergisch“. Diese Abscheu gegen Anlangen und Anschauen ist das auffälligste Merkmal eines Antimonium crudum-Kindes.

Dem steht gegenüber, daß das Kind sehr sensibel und für äußere Eindrücke empfänglich ist. Es ist der geborene Dichter und zeigt deutlich sentimentale Züge. Eindrücke bringen es ganz aus dem Häuschen oder in Tränen; es wird bleich und neigt zu Ohnmachtsanfällen. Besonders Geräusche verursachen heftige Schreckreaktionen.

Die Bewegungen sind einigermaßen unbeholfen und verkrampft. Dies rührt v. a. daher, daß die Haut der Fußsohlen verhärtet und schwielig ist, was schließlich zu sehr schmerzhaften Hühneraugen führen kann. (Die Gewohnheit, den Kinderfuß in einen zu knappen, aber doch „hübschen und modischen" Schuh zu zwängen, trägt dazu natürlich bei.) Füße sind der direkte Kontakt zur Erde! (Weltfremdheit).

Verhornungen und Verhärtungen der Oberhaut findet man auch an den Nägeln. Entstellt, verdickt, schmerzhaft gespalten und langsam wachsend. Hier und da auch Warzen an den Fingern: Ein oder zwei oder eine kleine Anzahl beieinanderliegender platter und praktisch schmerzfreier Warzen. Die Haut ist hart und dick, schilfert ab und reißt an Nasenflügeln und Mundwinkeln ein. Unter Juckreiz können sich Pusteln oder Blasen bilden, „deren Inhalt bald eitrig wird und durchbricht oder eintrocknet". Dieser Ausschlag, der besonders den Kopf, das Gesicht und die Handrückseiten betrifft, breitet sich schnell aus unter Bildung großer, krustiger Platten. Der Fachausdruck ist Impetigo oder Eiterflechte, das passende Heilmittel Antimonium crudum.

Welche Hautbeschwerden ein Antimonium crudum-Kind auch hat, Wasser verschlimmert sie in jedem Fall und läßt die Haut entzünden. Auch ein bloßes Aussetzen einer strahlenden Wärme (z. B. der Sonne oder einem offenen Feuer) erzeugt Schmerzen.

Ein Antimonium crudum-Kind hat häufig entzündete Augen; in den Winkeln der rotumrandeten Augen hebt sich immer etwas Schmutz ab. Sonnenlicht wird ganz schlecht vertragen. Obwohl sich in der Nase ein dicker, gelber Schleim ansammeln kann, ist die Nase meist trocken, verstopft. Besonders im Freien fällt das auf.

Das Kind ist kein guter Esser: Die meisten Speisen mag es nicht, und der Appetit ist überhaupt schlecht. Nur mit sauren Dingen wie sauren Früchten oder sauren Getränken kann man das Kind vorübergehend locken. Vorübergehend, denn trotz des Verlangens nach Saurem wird es nicht immer gut vertragen: Diarrhöe ist die Folge. (Vor allem im Sommer, wenn es viele Früchte gibt!)

Ganz selten sieht man einmal ein ausgesprochen gieriges Antimonium crudum-Kind, das sein Essen hinunterschlingt. Das muß es dann büßen, denn sein Bauch ist so schmerzhaft gebläht, daß man ihn besser nicht berührt. Charakteristisch bei diesen Magenbeschwerden und überhaupt für das Antimonium crudum-Kind ist die weiß belegte Zunge. Ist nicht ein dicker weißer Belag vorhanden, dann scheint die Zunge weiß bemalt. (Hier sei noch erwähnt, daß Antimonium crudum ein gutes Mittel ist für alle Unannehmlichkeiten, das Erbrechen und die Magenbeschwerden nach „Freßorgien", obwohl das Aufgeben dieser Gewohnheit noch viel effektiver ist. Bei Erwachsenen paßt das Mittel auf den „Esser", nicht so sehr den Esser, der in einem Anfall von Eßgier den Kühlschrank nach Eßbarem absucht, als vielmehr das „Leckermaul", das die reich und üppig gedeckte Tafel zum höchsten Lebensziel erhoben hat und sich lyrisch über Speis' und Trank ausläßt. In beinahe dichterischen Worten beschreibt er die Speisen als Kunstwerk, besingt die Entrückung durch den Wein. Bei Kerzenlicht, den Mond imitierend, wird das Gemüt sentimental. Einen wesentlichen Unterschied zum vorher geschilderten weltfremden Dichter gibt es nicht. Man denke auch an den französischen Film „Das große Fressen", in dem eine Anzahl gut situierter Herren beschließt, sich in ein abgelegenes Landhaus zurückzuziehen, um sich dort totzuessen und zu -trinken. Was ihnen übrigens glänzend gelingt.

Man hat den Eindruck, als ob sich Antimonium auf der Erde nicht heimisch fühle.

ZUSAMMENFASSUNG

1. Dickes, blasses Kind mit rotumrandeten Augen.
2. Mürrisch und launenhaft; verträgt es nicht, berührt oder angesehen zu werden.
3. Empfindlich, beinahe sentimental.
4. Magenbeschwerden mit weiß belegter oder ein-„gefärbter" Zunge.

5. Verlangen nach Saurem; (Früchte, Essig, Gurken); jedoch meist Beschwerden danach; Sommerdiarrhöe.
6. Sprünge und Krusten an den Nasenflügeln und Mundwinkeln; feuchter Ausschlag hinter den Ohren.
7. Starke Verhornung an der Haut, v. a. an den Fußsohlen; mißgebildete, verdickte und gespaltene Nägel.
8. Hautkrankheiten; Eiterflechte.
9. Verschlimmerung: Hitze; Kälte; saure Dinge; kaltes Wasser; Überessen.
   Besserung: Wärme; Ruhe.

Ätiologien:
Gefräßigkeit; Überhitzung; Enttäuschung; plötzliche Abkühlung (ins kalte Wasser fallen oder Schwimmen.)

Gruppe 4: Warmblütige Kinder

Mittel in einer Gruppe „warmblütiger Kinder“ zusammenzufassen, ist vielleicht etwas irreführend, weil man annehmen könnte, es handle sich um Kinder mit einem bestimmten Temperament. Mit „warmblütig“ wird hier jedoch stets eine „Überempfindlichkeit für Wärme“ gemeint.

Kinder, die Wärme (Sonne, warmes Wetter, Bettwärme, geheiztes Zimmer) schlecht vertragen, zählen zu dieser Gruppe.

Das erste Mittel ist Sulfur.

Sulfur

Sulfur (Schwefel) wird mit Sauerstoff, Selen und Tellur zu der Gruppe der „Erzbildner“ gerechnet; v. a. Schwefel und Sauerstoff sind für die Entstehung von vielen Erzen von großer Bedeutung.

Der Name leitet sich her von solfer, was brennen oder heißsein bedeutet, man kann es aber auch mit „sol“ = Sonne in Verbindung bringen. So gelb wie die Sonne ist auch Schwefel. Schwefel in Reinform kommt in der Natur reichlich vor, praktisch immer in der Nähe verloschener oder noch tätiger Vulkane. Von ihnen wurde er aus den Tiefen der Erde hervorgestoßen, wo er zweifellos mit den Aktivitäten „im Schoß der Mutter Erde“ zusammengehangen hatte.

Außer als reinen Stoff findet man Schwefel in unendlich vielen Erzen, er geht – außer mit Edelmetallen – mit praktisch allen Metallen und Mineralien eine Verbindung ein. Diese Bindungsfreudigkeit ist eine Art von Vielseitigkeit, die man auch in den sechs Formen, die dieses Element selbst einnehmen kann, wiederfindet: Außer den Kristallstrukturen rhombisch (rautenförmig) und monoklin kann Sulfur amorph (formlos), dick- oder dünnflüssig und plastisch wie Kaugummi sein. Diese Allotrophie genannte Eigenschaft teilt es mit einer Reihe anderer Elemente; Phosphor als roter und gelber Phosphor oder Kohlenstoff als Diamant oder Graphit sind andere Beispiele von Elementen, die ihre Eigenschaften ändern, ohne daß sich die Substanz selbst verändert. Chemisch gesehen ist Schwefel der aktivste Stoff von diesen allen.

„Die Aktivität des Schwefels ist häufig ganz verborgen, kommt aber in vielen Eigenschaften zum Vorschein. Schwefel ist überall in der Natur zu finden und durchläuft die verschiedensten Metamorphosen. Er verbindet sich mit den Grundstoffen Kohlenstoff, Sauerstoff, Stickstoff und Wasserstoff; er erscheint in Gesteinen, denen er seine Farbe gibt, im Wasser, in der Luft; er hat einen nahen Bezug zu Licht und Wärme. Er verschwindet bei der Verbrennung und kommt wieder zum Vorschein in der feurigen Umgebung der Vulkane. Er vollbringt andauernd Metamorphosen wie ein Proteus im Naturgeschehen. Das macht ihn so geeignet für seine Rolle als Mittler.“ (Renzenbrink: Anthroposophische Ernährungslehre, S. 44).

So allgegenwärtig wie in der Natur ist Schwefel auch im menschlichen Organismus. Im zentralen und vegetativen Nervensystem, in Haut und Schleimhäuten, Venen und Pfortader, Magen-Darm-Kanal, der Leber, im Urogenitaltrakt, im Knorpel, den Muskeln, den Gelenkauskleidungen wie auch im gesamten Stoffwechsel, überall findet man Schwefel.

„Als Bestandteil von Enzymen fördert und beschleunigt Schwefel Bindungen, Spaltungen oder Entgiftung von Schadstoffen.“ Stoffwechseldefekte werden verhindert oder wiederhergestellt. In einigen essentiellen Aminosäuren (bedeutende Eiweißbausteine) kommt das Element auch vor.

Beim Erhitzen von Kohlsorten, Schellfisch oder Spargel werden Schwefelverbindungen frei. Wenn Bohnen und Kohlsorten schwer im Magen liegen, dann deshalb, weil Schwefelverbindungen frei werden. Zwiebeln, Knoblauch, Rettich und Senf enthalten ebenfalls Schwefel. Zwiebeln und Knoblauch werden als natürliche „Antibiotika“ verwendet, gequetschte Kohlblätter werden wegen ihres Vermögens, „Entzündungsstoffe herauszuziehen“, auf Wunden und Entzündungen gelegt.

Diese Anwendungen beruhen auf dem Schwefel, der mit Recht „ausleitendes Mittel“ genannt werden kann. Manche gaben ihm daher den Namen „Schönheitsmittel“. Schwefel hat eine katalytische Wirkung auf praktisch jede Körperzelle im

Sinne einer Reaktionssteigerung, was sein ungewöhnlich großes Anwendungsgebiet als Heilmittel (mit)erklärt. (Hering füllt in seiner Materia medica 93 Seiten nur mit der Beschreibung von Sulfur-Symptomen!)

Unangenehm riechende Winde können den Geruch von faulen Eiern haben. Was die Nase so unangenehm trifft, ist Schwefelwasserstoff, das beim Abbau von eiweißhaltigen Stoffen frei wird. Schwefel hat eine besondere Affinität zu Eiweißen. (Die oben genannten Enzyme und Aminosäuren sind auch Eiweißstrukturen.) „Eiweiß ist die Basis für alles, was lebt. Eiweiß liegt im Protoplasma der Zelle als kolloidal gelöster Stoff vor. Es ist nicht gelöst wie ein Salz, sondern besteht aus einer unendlich großen Zahl winziger Tröpfchen, die im Lösungsmittel schweben und darum eine große Oberfläche bieten als Angriffsfläche für die Lebenskräfte. So können sich Formkräfte mit dem Stofflichen verbinden. Das Eiweiß jeder Zelle trägt den Stempel einer spezifischen Formkraftstruktur, oder, wie es der moderne Genetiker ausdrückt: Die Zellen werden durch ein höheres Prinzip informiert. Das ist der Ätherkörper (von Hahnemann als Lebenskraft bezeichnet; der Verfasser) der Zelle, der bewirkt, daß aus einem Samenkorn ein Schneeglöckchen wird oder sich aus einer Rose keine Lilie entwickelt. Jede Art hat ihr spezifisches Eiweiß. Das Eiweiß jedes einzelnen Menschen ist unterschiedlich; es gibt keine zwei Menschen mit demselben Eiweiß." (Renzenbrink: Anthroposophische Ernährungslehre, S. 41).

Die Grundelemente der Eiweiße sind Kohlenstoff, Sauerstoff, Stickstoff, Wasserstoff und Schwefel. So beginnen wir schon etwas mehr vom Wesen dieses Elements zu verstehen. Schwefel ist Träger der Lebensaufbaupläne der Körpersubstanzen, er widmet sich praktisch ganz dem organischen Leben. In gewissem Sinn kann man sagen, daß er den Körper „befähigt als Instrument für das Geistige im Menschen". Geist und Körper sind zwei entgegengesetzte, sich aber auch ergänzende Größen. Für unser Erdendasein kann die eine ohne die andere nichts ausrichten. Auf der einen Seite sehen wir die „niederen Wesensteile" als Körper und Lebenskraft und auf der anderen Seite die „höheren" als Ziel und Geist. Diese vier, die man auch Stoff-, Lebens-, Gefühls- und Geistkörper nennen kann, arbeiten eng zusammen. Die ersten zwei repräsentieren das Leben an sich, die letzteren beiden das Bewußtsein. Schwefel bringt diese zwei Komplexe zusammen, er ist der „Mittler zwischen dem Geistigen und dem Körperlichen".

Aber obwohl sie miteinander verbunden sind, müssen sie sich doch an ihre eigenen Grenzen halten; wenn sich die höheren Wesensteile zu sehr in die niederen „einmischen", entstehen Störungen. Man bedenke nur, wie Einflüsse auf Ziel und Geist, wie z. B. Ärgernis, Kummer, Wut und übermäßiges Studieren die Lebenskraft, die sich im Stoffwechsel widerspiegelt, nachteilig beeinflussen. Oder wie andersherum eine üppige Mahlzeit, die den Stoffwechsel zu großer Aktivität anregt, ein Gefühl der Schlappheit und Ermattung hervorruft. Dann überwiegen die niederen Wesensteile die höheren, der Mensch fällt in Schlaf, kurz, sein Bewußtsein ist vorübergehend beeinträchtigt.

Schwefel verbindet, paßt an, baut auf und schafft Abfall fort.

Die mittelalterlichen Alchimisten werden von manchen als Schwindler und Quacksalber betrachtet. Andere nehmen eine gemäßigtere Stellung ein und sehen in ihnen die primitiven Vorläufer der modernen Chemie. Der Schweizer Psychologe Carl Gustav Jung nannte sie die „Psychologen ihrer Zeit", die sich damit beschäftigten, eine Synthese von Polaritäten, wie Leben und Bewußtsein, herzustellen. Sulfur sprachen sie eine zweiseitige Art zu: Einerseits körperlich, schwer, irdisch, dicht und zäh, andererseits Geist, Feuer, Lichtträger, schöpferisch. Die Spaltung dieser zwei Aspekte von „oben und unten" ist Krankheit, die Verbindung schafft die Totalität der Existenz. Dieses Urphänomen macht Sulfur zum vielleicht fundamentalsten Heilmittel der Homöopathie.

DER TYPUS

Sulfur hat zwei Gesichter, und so gibt es **zwei** Sulfur-Typen, die man leicht an ihrer verschiedenen Lebens- und Bewußtseinsart unterscheiden kann. Zunächst wollen wir die geistigen Symptome und dann das Äußerliche besprechen.

Der erste Sulfur-Typ ist kräftig, robust, hochgeschossen und ziemlich wohlgenährt, manchmal sogar schon überernährt. Sein

Kopf ist groß, sein Haar grob und dick, sein Gesicht zeigt eine gesunde Farbe. Auch die Hände und Füße, seine Ohren, Lippen und Augenlider sind gut durchblutet, meist sogar zu gut, was ihm einen rotgesichtigen, behäbigen Ausdruck verleiht. Von der Anstrengung kann dies nicht kommen, denn es handelt sich nicht um ein fleißiges Kind, nicht direkt faul, aber praktisch und zweckmäßig. Seine Aufmerksamkeit richtet sich auf die praktischen, materiellen Dinge. Es legt auf Besitz viel Wert, sammelt alles und kann eigentlich nichts wegwerfen. Solch ein Kind hat große Schwierigkeiten, sich von altem Spielzeug zu trennen, so daß es alles in seinem Zimmer anhäuft. Dieser Sammelzwang macht sein Zuhause völlig unübersichtlich: Nachlässig und unordentlich hat es alles herumliegen. Längst nicht alles wird benutzt, es muß nur alles da sein. (Dies als Unterscheidungsmerkmal zum Arsenicum-Typ, der ebenso „alles Alte festhält", aber doch sauber und tadellos ordnet.)

Dieses Achten auf Besitz geht mit Habsucht einher. Obwohl die Quantität wichtiger als die Qualität eingeschätzt wird, ist der Sulfur-Typ immer über den Wert der Dinge auf dem laufenden. Häufig findet man eine bemerkenswert gute Einsicht in finanzielle Fragen, und der Wert von Geld hat für ihn wenig Geheimnisse übrig. Seine Besitzungen haben in gewissem Sinn sogar „Handelswert": Im Tausch gegen ein paar Stunden Spielen ist er sich nicht zu schäbig, einige Murmeln aus seiner Kollektion lokkerzumachen. Das passiert allerdings nicht häufig, denn erstens stehen ihm seine Sachen höher als eine Freundschaft und zweitens braucht er kaum Freunde. Er ist nicht wirklich asozial, sondern kann sich gewöhnlich ganz gut mit sich selber beschäftigen, ein rechter „Gerümpelsammler", der kaum Interesse an der Außenwelt hat und in den Tag hinein lebt. In seinem Betragen spürt man starke egozentrische Züge, seine Handlungen sind vor allem anderen auf das eigene Wohlergehen ausgerichtet.

Es besteht kaum eine innere Verbundenheit zu anderen; das Kind leidet nicht oder nur wenig unter einer Zurückweisung. Natürlich kann auch der Sulfur-Typ nicht ganz ohne andere Menschen auskommen, aber eine Beziehung stützt sich nur auf gemeinsame Interessen und praktische Zielsetzungen. Das übrige Familienleben gehört „zum Inventar". So prahlt das Kind mit dem großen Auto oder dem teuren Fernseher seines Vaters. Für unseren ersten Sulfur-Typ ist also der Eigenwert unlöslich mit dem materiellen Wert verbunden.

Parallel zum Sammeln von materiellen Dingen laufen auch die Verarbeitungsprozesse im Körper. Aufgrund unvollständiger Oxydation wird die Nahrung nur unvollständig verbrannt, und Abfallstoffe häufen sich an. So wie es in seinem Zimmer aussieht, so geht es auch in seinem Körper zu! Die Ausscheidungsreaktionen im Organismus laufen verlangsamt ab, so daß er sich langsam selber vergiftet. Er hat einen großen Bedarf an frischer Luft. (Gewissermaßen zum Auslüften!) Wo zuviel Abfall ist, ist auch Fäulnis: Die Körperausscheidungen stinken (Schweiß, Nasensekret, Stuhl). Der Bauch ist aufgebläht, starkes Rumoren im Bauch und starke Blähungen sind Zeichen einer gestörten Durchströmung. Der Stuhlgang ist sehr mühsam – das Kind kann gewissermaßen auch davon nur schwer Abstand nehmen. Der Appetit ist dagegen meist recht gering und kann sogar gänzlich vergehen, wenn das Kind sein Essen sieht. Der Durst ist jedoch immer groß.

In scharfem Gegensatz zu diesem erstgenannten, extrovertierten Sulfur-Typ steht der zweite Typ. Anstatt der übertriebenen Aufmerksamkeit für alles Materielle treten hier mehr Bewußtseinsprozesse in den Vordergrund. Aber ebenso wie kritikloses Hamstern, ohne Unterscheidung von Haupt- und Nebensächlichem, zu einer Anhäufung und Selbstvergiftung führt, so führt Bewußtseins- und Ideenreichtum ohne die entsprechende Verwirklichung zu „Eigenbrötlerphilosophien". Den Abstand, den der erste Typ nicht nehmen kann, vermag der zweite nicht zu überbrücken!

Dieser zweite Sulfur-Typ ist mager, er hat eine schlechte Haltung, seine Schultern stehen nach vorne, der Brustkasten schaut etwas eingefallen aus. Er scheint eher zu hängen als zu stehen. So groß sein Kopf ist, so schmächtig sind seine Beine. Die Haut ist weniger gerötet als die des ersten Typs, mehr blaß und rauh: Das Kind macht einen ungewaschenen Eindruck. Die Haut ist aber nicht überall am Körper bleich, hier und da staut sich das Blut, um als rote, rohe Flecken zu imponieren. Oft sind auch die

Körperöffnungen wie Lippen, Nasenränder und Anus gerötet. Es besteht nur wenig Lebenskraft, solch ein Kind ist ganz schnell ausgebrannt.

Jeglicher Sinn fürs Praktische fehlt. Das Kind ekelt sich vor körperlicher Arbeit, ist ungeschickt und unachtsam. Vielmehr legt es Wert auf die eigenen Ideen, von denen es überquillt: Tausendundein Einfälle werden zutagegefördert, kaum einer verwirklicht. Fängt das Kind mit irgend etwas an, dann macht es das sicher nicht zu Ende, denn mitten darin hat es schon wieder eine neue Idee, von der es so beseelt sein kann, daß die erste Arbeit unfertig liegenbleibt. Selbstverständlich führt das auch schließlich zu Nachlässigkeit und Ansammlung von Plunder. Diesbezüglich lassen sich die Kinderzimmer der beiden Sulfur-Kinder nur schwer unterscheiden. Die Ursache, die dahintersteckt, ist jedoch ganz verschieden: Der erste hamstert und häuft an, der zweite arbeitet nichts auf und häuft an.

Lieber als den Garten umzugraben oder beim Bau des neuen Kaninchenschlages zu helfen, versenkt sich das Kind in die Lektüre eines Buches: philosophischen Fragen, wo Gott wohnt, oder auf welchen Bahnen sich der Mond bewegt, widmet es besonderes Interesse. Nervös, ruhelos, explosiv und ungeduldig bringt es seine Umgebung in Aufruhr mit seinen Einfällen und Ideen. Das Sprichwort „Die besten Steuermänner stehen am Ufer" trifft genau auf diesen Sulfur-Typ zu, der aus sicherem Abstand und mit den Händen in der Tasche das Schuften seines Brüderchens mit Kommentaren versieht: „Das packst du lieber so an und wenn du jenes so machst, gelingt es dir leichter." Der erste Typ ist der ideale Praktiker, der zweite ein absolut unpraktischer Idealist.

Die Ich-Bezogenheit ist bei beiden genauso stark ausgeprägt. Das zweite Sulfur-Kind hat so seine eigenen Meinungen über das eine oder andere und will am liebsten auch nicht mehr davon abweichen. Direkt asozial ist es aber auch nicht. Es hat Verständnis für seine Mitmenschen, unter der Voraussetzung, daß es durch sie in seinen eigenen Plänen nicht gestört wird und die eigene Unabhängigkeit nicht beschnitten wird. Das Kind kann überhaupt nicht verstehen, daß man sich über einen Fleck auf der Jacke oder eine schon wochenlang getragene Hose aufregen kann; es hat viel wichtigere Dinge im Kopf. Dabei ist es ihm völlig einerlei, was andere von ihm denken, Kritik trifft auf taube Ohren. Ein echter Besserwisser!

So brennend wie seine Ungeduld und Ideenwelt ist auch der Stoffwechsel; hier arbeitet die Oxydation, die Verbrennung zu schnell. Die Haut ist heiß und juckt unerträglich. Die aufgenommene Nahrung wird zu schnell verarbeitet, wodurch großer Hunger entsteht. Gleich nach der Mahlzeit kann das Kind schon wieder über ein Leeregefühl im Magen klagen. Es kann nicht warten, bis das Essen auf dem Tisch steht, sondern fragt schon eine Stunde davor nach etwas Eßbarem. Besonders morgens gegen 11 Uhr fällt dies auf. Dann fühlt sich dieses Sulfur-Kind schlapp und leer, es muß etwas haben, um das flaue Gefühl loszuwerden. Hierauf paßt die Reklame vom süßen Happen zwischendurch, der den Appetit nicht stört. Das Bedürfnis nach Süßigkeiten und Naschereien ist nämlich extrem groß. Aber auch Herzhaftes und Würziges und saure Sachen können seine Gelüste reichlich stillen. „Was der Bauer nicht kennt, ißt er nicht" paßt sicher nicht auf diesen Typ! Er ist geradezu verrückt auf ungewohnte, nichtalltägliche Speisen. Ständig sucht er nach Reizen.

Der Stoffwechsel, der – wie schon erwähnt – zu schnell funktioniert, führt zu Gewebeverlust und Abmagerung. Die Nahrung wird dabei zu wenig „durchgearbeitet", was sich in einer Neigung zu Diarrhöe äußert. Man hat den Eindruck, als nehme sich das Kind nicht die Zeit, seine Nahrung optimal zu nutzen: Auch hier die Eigenschaft, etwas nicht zu Ende zu führen. Kaum hat der Tag begonnen, schon muß das Kind zur Toilette rennen. Auch in den frühen Morgenstunden (gegen 4 Uhr) verläßt es deshalb manchmal sein Bett. Der ungeformte Stuhl ist heiß und scharf und macht den Anus wund, der feuerrot wird. Entzündungen der Augen und Nase, die häufig auftreten, sind ebenfalls mit einer feurigen Röte gepaart. Der Nasenfluß ist scharf und wäßrig, die Augen tränen. Es besteht ein Bedürfnis nach frischer, kühler Luft und eine Abneigung gegen Wärme. Abends in der Bettwärme setzt starkes Jucken der wundroten Haut ein.

In diesen beiden Typen kommt die scharfe Polarität zwischen Leben und Bewußtsein, zwischen Materie und Geist zum Ausdruck. Die zwei Formen stecken die äußerste Spannweite ab zwischen Prozessen, die nicht ohne einander auskommen, die sich gegenseitig brauchen, um sich zu beeinflussen und zu befruchten. Beide sind hier sehr schwarz-weiß gemalt; in der Praxis wird man eine so starke Trennung kaum beobachten, sondern eher „Mischtypen". So ist auch die nachfolgende Symptomensammlung der Sulfur-Typen zu verstehen, die nicht die beiden äußersten Extreme unterscheidet.

Sulfur wird verschlimmert durch Wasser und Waschen, es besteht ein ausgesprochener Ekel davor. Besonders die Haut reagiert stark auf Wasser: mit Röte, Austrocknung, Steifigkeit und Juckreiz. Im allgemeinen handelt es sich um warmblütige Typen mit brennenden Schmerzen. Die Handflächen sind heiß und schwitzig, die Fußsohlen brennen, so daß sie in der Nacht unbedeckt aus dem Bett gestreckt werden. Der Sulfur-Typ strampelt sich in der Nacht auch immer wieder frei, schiebt dicke Bettdekken zur Seite und sucht ständig neue kühlere Fleckchen im Bett auf. Türen und Fenster müssen weit geöffnet sein, denn ein geschlossenes, stickiges Zimmer ist unerträglich. Doch eigentümlicherweise ist das Kind sehr empfindlich für Erkältungen, die es häufig und langwierig bekommt. Die Nase rinnt anfänglich scharf und wäßrig, wird dann im Lauf der Zeit dick und gelbgrün. Die Lymphknoten schwellen an, das Kind macht einen wäßrigen Eindruck. Die Augen sind immer mit beteiligt, tränen und eitern, die Lidränder entzünden und röten sich. Das Gefühl von Trockenheit oder Schmirgelpapier im Auge ist ebenfalls sehr häufig.

Im Schlaf schwitzt das Kind, besonders am Hinterkopf. Der Schlaf ist unruhig, Alpträume kommen vielfältig vor und lassen das Kind schreiend aus dem Schlaf erwachen. Häufig sind Träume über das Feuer. Vor Mitternacht und nach ein bzw. vier Uhr ist die Unruhe am größten. Für den Sulfur-Typ hat die Morgenstund' nicht Gold im Mund: Schlaflos nach 4 Uhr, Durchfall, Erwachen mit Kopfschmerzen, verstopfter Nase und eiterverklebten Augenlidern.

Husten hindert das Kind abends am Einschlafen oder reißt es mitten in der Nacht aus dem Schlaf. In den Nachtstunden ist der Husten hohl und trocken, während er untertags schleimig und

„feucht“ ist. Sobald sich das Sulfur-Kind hingelegt hat, beginnt das „Theater“.

Sulfur hat einige Hautausschläge, die der Dermatologe kennt: von Akne bis Furunkel, von Psoriasis bis Mitesser, vom Karbunkel bis zur wundroten Haut, von Pusteln bis Warzen. Charakteristisch für Sulfur ist die Verschlimmerung durch Wärme, Wasser, Wollkleidung und in der Nacht. Der Juckreiz zwingt zum Kratzen, was ein eigenartig angenehmes Gefühl verleiht. (Immer daran denken: Das geistige Bild und die allgemeinen Modalitäten müssen passen, wenn die Mittelwahl auf Sulfur fällt; allein aufgrund der Hautsymptome Sulfur zu verschreiben, hat wenig Gutes, es kann im Gegenteil sogar eine heftige Verschlimmerung verursachen. Sulfur hat eine stark aktivierende und ausleitende Wirkung!) Häufig findet man bei Sulfur-Typen die Kombination von Hautbeschwerden und Bronchitis oder Asthma.

Recht fremdartig, aber typisch für Sulfur ist die folgende Erscheinung: Das Kind geht ruhig zu Bett, um kurz darauf kreischend vor Lachen wach zu werden.

Neben der Ähnlichkeit von Symptombild und Mittelbild können auch folgende Ereignisse für den Einsatz von Sulfur sprechen:

1. Akute Erkrankungen haben ein chronisches Gefolge. Das Kind kommt nicht über die Krankheit hinweg und kann die angehäuften Abfallstoffe nicht nach außen ableiten.
2. Wenn schon angewandte, passende Mittel nur unzureichend reagieren und der Fortgang der Therapie gleichsam hängenbleibt, kann Sulfur die Heilkräfte des Organismus mobilisieren.
3. Während dauernder Konstitutionsbehandlungen „öffnet“ Sulfur als Zwischenmittel häufig den Weg für nachfolgende Mittel.
4. Mit Penicillin, Hormonsalven oder Komplexhomöopathie unterdrückte Krankheitsbilder werden durch Sulfur „gereinigt“, wodurch das wahre, persönliche Symptomenbild wieder sichtbar wird.

5. Ein undeutliches Symptomenbild ohne auffallende, eigene Erscheinungen, auf das kein einziges homöopathisches Mittel richtig paßt, wird nach Sulfur klarer.

Jeder wird einsehen, daß dieses Mittel mit seinen „tausend-und-ein" Anwendungen praktisch immer wirkt. Das soll jedoch nicht dazu anspornen, enthusiastisch an die Selbstmedikation zu gehen – dafür ist Sulfur ein zu fundamentales Mittel. Kritiklose Anwendung kann das Symptomenbild verschleiern. Der wichtigste Aspekt von Leben und Gesundheit ist die richtige Verbindung zwischen „oben und unten"; dieses Urphänomen macht Sulfur zum vielleicht fundamentalsten Mittel der Homöopathie.

ZUSAMMENFASSUNG

1. Lebhaftes, kräftiges, gut genährtes und gut durchblutetes Kind mit dicken, roten Lippen; warme Hände und Füße.
   Oder: Mageres, vornüber gebeugtes Kind mit schmächtigen Beinen; bleiche Haut mit rauhen Flecken und roten Streifen; großer Kopf.

2. Ausgesprochene Veranlagung zu praktischen, materiellen Dingen; Sammel- und Besitzwut; unordentliches, schlampiges Anhäufen von Kram.
   Oder: Denker ohne Sinn für Praktisches; ideenreich und phantasievoll; Planer; sieht den Plunder nicht, hat seine Gedanken woanders; unordentlich und nachlässig.

3. Zu träge Oxydation; Anhäufung von Abfallstoffen im Organismus; Ausscheidungen stinkend; Obstipation.
   Oder: Zu schnelle Oxydation; Nahrung wird unzureichend verarbeitet; Diarrhöe.

4. Schlechter Esser; großer Durst; Appetit vergeht beim Betrachten der Speise.
   Oder: Großer Esser; Verlangen nach Süßem, Herzhaftem, Pikantem; scharf auf ungewöhnliche Dinge; hat lange vor der Mahlzeit und kurz danach schon wieder Hunger; bekommt schon beim Anblick des Essens Hunger.

5. Hat es immer zu warm; sucht Kühlung; brennende Schmerzen.

6. Unregelmäßige Durchblutung: Plötzliche Hitze im Gesicht; Lippen, Ohren, Hände und Füße warm und rot; gerötete Körperöffnungen, die durch beißende und brennende Ausscheidungen häufig zerstört werden.

7. Unruhiger Schlaf; wird schreiend vor Angst wach; manchmal auch kreischend vor Lachen; Alpträume; Träume vom Feuer; schlaflos nach 4 Uhr oder schon sehr früh munter.

8. Schlechte Haut, rauh, rot, pustulös, Akne, Mitesser, Furunkel, Karbunkel, Psoriasis, Pickel, juckende Bläschen, schuppend, Warzen usw.

9. Verschlimmerung: Unterdrückter Hautausschlag oder Krankheitssymptome; Baden und Waschen; Wärme (Anstrengung, Bett, Sonne, Wollkleidung; atmosphärische Veränderungen; Stehen; Ruhe; mangelnde Abwechslung; geschlossene Räume; 11 Uhr morgens; nachts; nach 4 Uhr und frühmorgens;
   Besserung: Trockenes, warmes Wetter; schwitzen; frische Luft und Kühle; Abwechslung; Bewegung; Liegen auf der rechten Seite; Anziehen der Beine.

Ätiologien: Unterdrückung; Sonne; Erkältung; Überanstrengung; Sturz; Platzwunden.

Die Beschwerden kehren ständig zurück aus Mangel an Reaktionsvermögen.

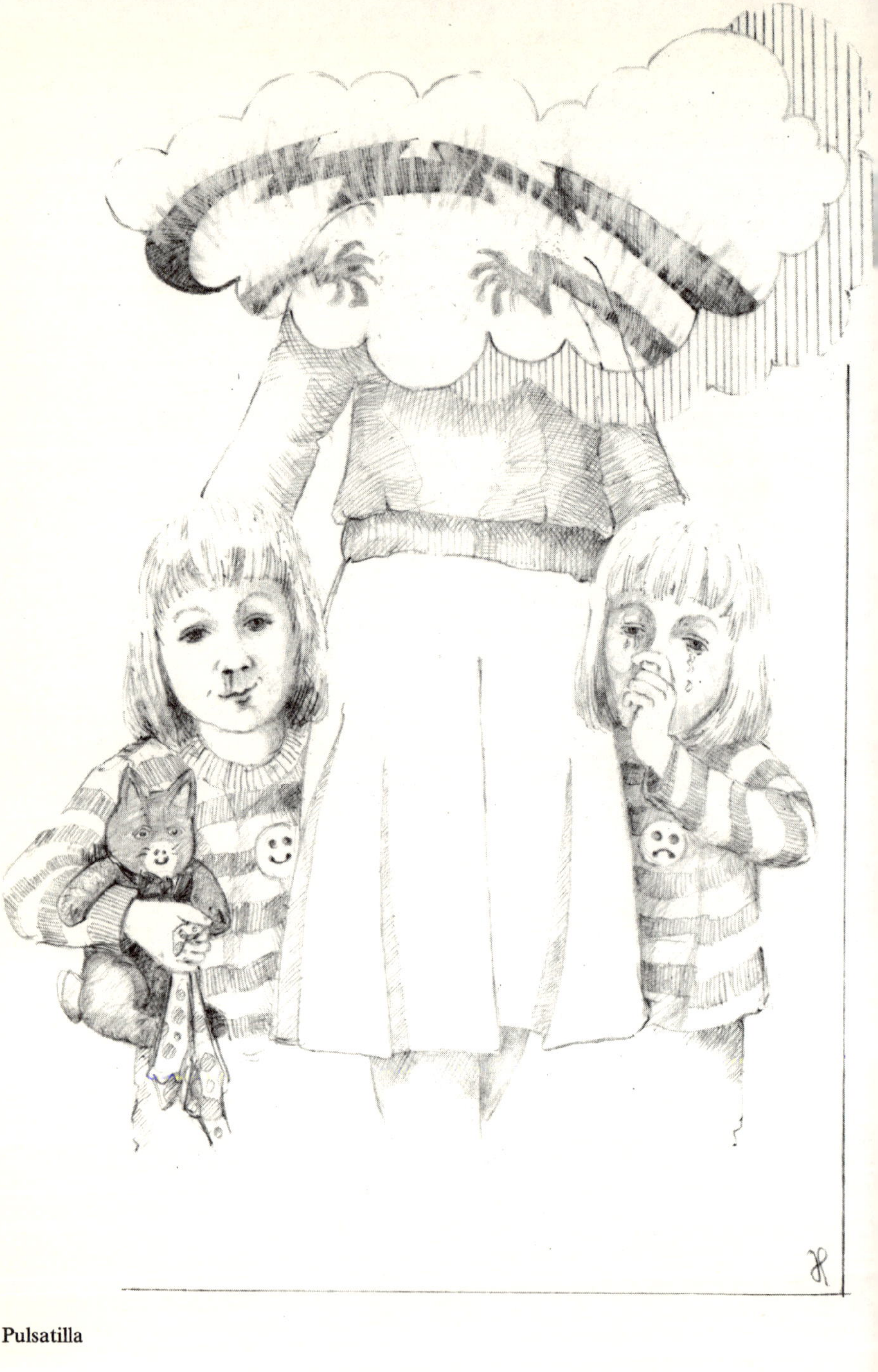

Pulsatilla

Pulsatilla

„Die Blume, Anemone genannt, ist erst gesprießt aus den Tränen, die Venus auf die Erde vergoß, als sie denselben Jüngling Adonis beweinte", schreibt Dodonaeus in seinem Kräuther-Buch von 1644.

Heute denken wir etwas sachlicher über diese „Tränen der Venus", sprechen von der Anemone Pulsatilla pratensis oder Küchenschelle aus der Familie der Ranunculaceae. Dieser Familie gehören auch die Butter- und Dotterblume, die Feigwurz, die Akelei, der Rittersporn und Eisenhut an. Alle Ranunculaceae enthalten bei der Analyse einen Terpen-Wirkstoff, der Nieren und Gehirn reizt, auf der Haut Blasen zieht und Magen- und Darmfunktion stört. Doch die Analyse fördert nicht so viel ans Tageslicht, als die groben Züge einer Pflanzenfamilie.

In der Homöopathie geht es aber genau um Individuelles und feine Unterschiede. Um sie zu erkennen, reicht uns die Analyse nicht mehr aus, wir müssen die **lebende** Pflanze in ihrem Erscheinungsbild und ihrem Milieu beobachten. Ausgehend von dieser totalitären Sicht kommen wir dann zu einem Bild – in diesem Fall zum Bild von Pulsatilla pratensis, in der Homöopathie kurz Pulsatilla genannt.

Pulsatilla wächst in Gruppen, mit Vorliebe auf trockenem, sandigem Boden, der reich an Kieselsäure und Kalk ist. Sie wächst und blüht im Übergang vom Winter zum Frühling, was ihr nur wenig Regen und nicht zu viel Sonne garantiert. Die Blüten sind leicht gebogen und bewegen sich in jedem Windhauch; das sagt auch schon der Name, denn anemos = Wind und pulsare = bewegen. Wegen des nach unten gesenkten Blütenköpfchens nennen die Engländer diese Windblume „das schamhafte, sittsame Mädchen". Man kennt sehr viele Untergruppen der Anemonengewächse, die sich alle in ihren Farben unterscheiden; es scheint, als ob die Pflanze ständig eine andere Farbe annehmen würde.

Dieses Bild der Pflanze Pulsatilla ist nahezu identisch dem Bild des Kindes, das in der Homöopathie zum Pulsatilla-Typ gerechnet wird. Vor der weiteren Besprechung des Typs noch ein wenig Theorie zur homöopathischen Arzneimittellehre.

Es gibt viele homöopathische Mittel; einige stehen in einem bestimmten Verhältnis zueinander, andere haben nichts miteinander zu tun. Grob gesagt kann man die Mittel, die zueinander in Beziehung stehen, in „Freunde“ und „Feinde“ unterteilen: Freunde regen sich gegenseitig in ihrer Wirkung an, Feinde heben sie auf. So hat auch das Heilmittel Pulsatilla Freunde und Feinde, die man in der homöopathischen Fachsprache „Komplemente“ bzw. „Antidote“ nennt. Komplemente von Pulsatilla sind Calcium carbonicum und Silicea. Das ist eigentlich ganz logisch, denn die Pflanze wächst ja schließlich auf Erdboden, der reich an Kieselsäure (Silicea) und Kalk (Calcium carbonicum) ist. Ein Antidot von Pulsatilla ist Chamomilla (Kamille).

Nun ist es aber nicht so, daß man sich eine Menge Arbeit sparen könnte, indem man eine ganze Anzahl Mittel, die sich freundschaftlich gesinnt sind, zu einem Mischpräparat vereinigen könnte (dies nennt man die sog. „Komplex-Homöopathie“). Jedes Mittel hat seine eigene, spezifische Wirkungsrichtung und kann durch kein anderes Mittel ersetzt werden! In der klassischen Homöopathie gibt man darum immer nur ein Mittel, läßt das auswirken, um dann erst ein Komplement einzusetzen (vorausgesetzt, die Symptome rechtfertigen es!). Jedes Mittel bringt nur so den größten Ertrag.

DER TYPUS

Ein Pulsatilla-Typ ist klein und feingliedrig, hat eine zarte Haut, dünnes, helles Haar, einen recht labilen Kreislauf und wird bei jeder Emotion rot, um danach zu erbleichen. Aber auch ein viel stärkeres Kind, das deutlich mehr Farbe auf den Wangen hat, dunkles Haar besitzt und viel träger reagiert, kann ein Pulsatilla-Typ sein.

Trotz der äußerlichen Unterschiede sind die Symptome bei beiden identisch. So wie das Phosphor-Kind weiß sich auch das Pulsatilla-Kind schnell der Sympathie eines Besuches oder anderer Außenstehender zu versichern. Es ist so verlegen und schüchtern, daß man sich nicht vorstellen kann, daß auch diese „Medaille eine andere Seite hat".

(Nach William Gutman: Grundlage der Homöopathie und das Wesen der Arznei.)

Vor allem die große Wankelmütigkeit und Unentschlossenheit können die Eltern des Kindes „zur Verzweiflung bringen". Im einen Moment will es dies, kurz danach wieder etwas ganz anderes. Das Kind weiß nie, was es will, kann sich bei nichts länger aufhalten und fordert ständige Aufmerksamkeit. Ständig läuft es der Mutter nach, wohin sie auch geht. Die Anhänglichkeit ist so groß, daß so ein Pulsatilla-Kind buchstäblich am Rockzipfel der Mutter hängt; eigentlich möchte es den ganzen Tag auf ihrem Schoß sitzen, liebkost werden und vorgelesen bekommen.

Obwohl jedes Kind schon eine gewisse Abhängigkeit hat, ist sie beim Pulsatilla-Typ auffallend groß. Solch ein Kind kann bestimmt nicht auf den eigenen Beinen stehen und bittet bei jeder Kleinigkeit die Mutter um Erlaubnis. Aber wenn Sie nun denken, daß soviel Aufmerksamkeit schon ausreichend sein müßte, dann haben Sie sich getäuscht. Sie ist nie genug, das Kind will immer etwas mehr, als es bekommen kann. Das kann zu deutlichen Anzeichen von Mißgunst und Eifersucht führen. Unzufrieden und mißtrauisch lauert es, ob nicht ein anderer, z. B. das Brüderchen oder Schwesterchen, etwas mehr Zuneigung erhält. Nicht daß es dann aufbrausend und böse wird, nein, es drängt sich einfach auf Mutters Schoß.

Die Redensart „Hänschen heult und Hänschen lacht" paßt präzise auf den Pulsatilla-Typ. Die Tränen sitzen sehr locker, aber sie gehen auch wieder schnell vorüber. Im Gegensatz zum Natrium muriaticum- und Sepia-Typ, die jeden Trost heftig zurückweisen, wünscht dieses Kind nichts lieber, als getröstet zu werden. Es ist so „verrückt" danach, daß man manchmal den Eindruck bekommt, es heule nur deswegen, um ein wenig Extra-Aufmerksamkeit zu erhalten.

Eine direkte logische Folge der Wechselfältigkeit ist die enorme Beeinflußbarkeit. Kritiklos übernimmt das Kind alles, was ein anderer sagt oder tut: So wie sich die Küchenschelle mit jedem Windhauch mitbewegt.

Abends, wenn es zu dämmern beginnt, nimmt die Angst vor

dem Alleinsein noch stärkere Form an: Das Kind sagt, daß es sich vor Geistern und Gespenstern fürchte und will nur nicht allein gelassen werden. Manchmal hilft dann die Lampe über dem Bett, meist kommt ein Pulsatilla-Kind jedoch nur dann zur Ruhe, wenn es sein Brüderchen oder Schwesterchen noch im Zimmer weiß oder wenn sich die Mutter an den Bettrand setzt, bis es eingeschlafen ist.

Wechselhaftigkeit und Veränderlichkeit spielen auch bei den physischen Symptomen eine große Rolle. Schmerzen wechseln ständig ihre Lokalisation, der Stuhlgang ändert von Mal zu Mal Farbe und Konsistenz und die Beschwerden verschlimmern sich allmählich, um dann plötzlich „verschwunden" zu sein.

Jedes Pulsatilla-Kind ist auf Wärme empfindlich; warmes Wetter macht das Kind lust- und leblos, es hängt nur herum, heult, ist gereizt und kann sogar Schwierigkeiten mit der Verdauung bekommen. Doch die Empfindlichkeit für plötzliche Temperaturveränderungen von warm nach kalt ist noch größer. Zu starke Abkühlung bei warmem Wetter kann akute Ohrenschmerzen, Erkältung und Diarrhöe heraufbeschwören. Durchfall und Kopfschmerzen nach dem Essen von Eiscreme bei heißem Wetter beruhen auf demselben Prinzip und kommen bei Pulsatilla-Kindern häufig vor. Naßgeregnet und durchnäßt nach Hause zu kommen oder nach dem Friseurbesuch im Freien zu spielen, macht praktisch immer Beschwerden.

Ein Pulsatilla-Kind ist kein guter Esser, besonders warme Mahlzeiten tun es ihm überhaupt nicht an, es wartet, bis alles kalt geworden ist, und ißt selbst dann nur mit langen Zähnen: Auch hier die Wärmeverschlechterung. Schwere, fette Speisen, Schweinefleisch, Gebäck mit Schlagrahm und Früchte werden nur schlecht vertragen und vom Kind verweigert. So scheint es, als ob nicht viel übrigbliebe zum Essen, aber kalte und saure Sachen gehen immer. Einem Pulsatilla-Kind kann man ruhig eine Zitrone geben, das ist kein Problem! Man darf nur nicht mit gebackenem Speck oder einer fetten, warmen Mahlzeit kommen, denn dann läuft man Gefahr, daß das Kind akut Durchfall oder Erbrechen bekommt. Auffallend ist, daß das Kind nie Durst hat, auch nicht bei hohem Fieber.

Ein Pulsatilla-Typ ist sehr schnell verkühlt. Immer wieder hat es eine Erkältung und eine volle, verstopfte Nase. Nach einigen Tagen löst sich die Nase; und es fließt anfangs cremefarbenes, später gelbgrünes, aber stets dickes, nicht-ätzendes Sekret ab. Den ganzen Tag läuft das Kind mit den „grünen Glocken“ an der Nase herum. Morgens muß man sein Gesicht von dem eingetrockneten Schleim reinigen und es noch schnell die Nase putzen lassen, denn der Schleim hat sich zu großen Klumpen verdichtet. Frische Luft draußen bessert, aber im warmen Zimmer – und das v. a. abends – wird alles verstopft und eingetrocknet, so daß es für das Kind unmöglich wird, durch die Nase zu atmen. Geruch und Geschmack gehen verloren, der Kopf fühlt sich verstopft und schmerzhaft an, und die Ohren können sich zu allem Überfluß entzünden. Besonders in der Nacht wird letzteres öfter passieren, so daß das Kind kreischend durch die Ohrenschmerzen wach wird. Dann will es ausgiebig getröstet werden, auf den Schoß genommen werden, nur die Hand auf dem schmerzenden Ohr verträgt es nicht. Dagegen bringt etwas Kaltes, ein kalter Waschlappen oder etwas ähnliches, ein wenig Erleichterung. Der Schmerz tritt wellenförmig auf, kann plötzlich verschwinden, um nach wenigen Minuten schon wieder in voller Heftigkeit dazusein. Im Gegensatz zum Chamomilla-Typ, der sehr gereizt, beinahe gewalttätig wird, wenn er Ohrenschmerzen hat, ist das Pulsatilla-Kind eher ein „selig hoffender Mensch“, der während der Schmerzattacken mitleiderregend darniederliegt, um zu schluchzen.

Wie schon aus den Magen-, Nasen- und Ohrsymptomen ersichtlich, sind v. a. die Schleimhäute betroffen. Auch die Entzündung der Augenbindehaut reiht sich in diese Reihe ein; die Augen sind empfindlich für Kälte und Feuchtigkeit und beginnen an der frischen Luft zu tränen. Ausgesprochene Lichtscheu ist genauso vorhanden wie ein hinderlicher Juckreiz und manchmal Beschwerden mit „Schmutzflecken“ besonders am Unterlid.

Letzterer Vertreter der Reihe „entzündete Schleimhäute“ sind die Luftwege: trockener, kurzzeitiger Husten beim Erwärmen, also wenn das Kind im Bett liegt und warm wird, der das Einschlafen erschwert. Aufsetzen stoppt den Husten, der aber wieder zurückkehrt, sobald es liegt. Ein trockener, heftiger Husten am Morgen mit der Neigung zum Übergeben; wenn es wirklich soweit kommt, wird v. a. Schleim nach oben befördert. Ein eventuelles Beklemmungsgefühl tritt mit Vorliebe nachts auf und verschlimmert sich deutlich, wenn das Kind auf dem Rücken liegt, und wird besser in der Kälte oder in der frischen Luft; das Fenster muß weit offenstehen.

Die Nachtruhe verläuft nicht ohne Probleme beim Pulsatilla-Kind. Außer der Angst, der verstopften Nase, dem Husten, den Ohrenschmerzen kann es auch ständig durch den Kopf „spuken“, ein bestimmter Gedanke, ein hartnäckig sich endlos wiederholendes Liedchen, das das Kind am Einschlafen hindert. Schläft es einmal, dann kann es plötzlich aufschrecken; verwirrt blickt es um sich und erkennt anfangs nicht einmal das eigene Schlafzimmer oder – noch schlimmer – die eigene Mutter. Auch Alpträume, die meist von „schwarzen Bestien“ handeln, können Anlaß zu dieser Störung geben. Typisch ist die Schlafhaltung eines Pulsatilla-Kindes: Auf dem Rücken, die Knie etwas angezogen, die Arme über dem Kopf oder über dem Bauch verschränkt.

Kehren wir schließlich zum Bild der Pflanze zurück, wie schon oben beschrieben, dann springen die Parallelen mit dem Bild des Kindes direkt ins Auge: Die Pflanze wächst in Grüppchen, das Kind sucht die Gesellschaft und fürchtet sich vor dem Alleinsein. Die Pflanze wächst auf trockenem, sandigen Grund, das Kind hat kaum Durst. Die Pflanze braucht nur wenig Wasser und ekelt sich vor Regen; das Kind verträgt nicht, naß zu werden. Die Pflanze wächst und blüht im zeitigen, noch kühlen Frühjahr, das Kind verträgt die Wärme nicht und schätzt die kühle, frische Luft. Die Pflanze ist eine Windblume, das Kind geht auch mit jedem Windhauch mit. Die Pflanze ist das verschämte, züchtige Mädchen, das Kind ist auffallend verlegen, ängstlich und schnell in Tränen. Die Pflanze kennt viele Untergruppen, die alle eine etwas andere Farbe haben, das Kind wechselt auch öfter seine Farbe, sowohl die geistigen als auch die körperlichen Symptome wechseln ständig.

ZUSAMMENFASSUNG

1. Kind mit blondem Haar, blauen Augen und blassem Gesicht, das jedoch schnell rot werden kann.
2. Anhänglich, beeinflußbar, wankelmütig und ängstlich.
3. Kommt schnell zum Weinen, braucht viel Trost und Aufmerksamkeit.
4. Fürchtet sich vor dem Alleinsein, vor der Dunkelheit, vor Geistern und Gespenstern; Alpträume, v. a. von „schwarzen Bestien".
5. Affektionen der Schleimhäute von Nase, Augen, Ohren, Magen und Luftwegen; fast immer erkältet oder auf dem besten Weg dazu.
6. Verlangen nach sauren und kalten Dingen; Widerwille gegen warme Speisen, Fett und schwere Nahrung; selten Durst.
7. Beschwerden nach plötzlicher Abkühlung oder Durchnässung; Wärme in jeder Form wird nicht vertragen.
8. Alles wechselt schnell: die Laune, die Wünsche, die Schmerzen, die Diarrhöe.
9. Verschlimmerung: Wärme; Sonne; warmes, stickiges Zimmer; Dämmerung; Fett; nach dem Essen.
   Besserung: frische Luft; draußen; kalte Umschläge; langsames Bewegen; Trost.

Ätiologien:
Naßwerden; Abkühlung: Essen von Fettem, Schweinefleisch oder Eis; Kummer; Tee.

Zur Beachtung:
Auch Erwachsene können natürlich dem Pulsatilla-Typ angehören. Nur werden dann bestimmte Symptome, die bei den Kindern noch frank und frei an die Oberfläche kommen, verdrängt und „abgelegt". Durch Schaden und Schande „klug und weise" geworden, werden erwachsene Pulsatilla-Typen ihre Emotionen

meist im Inneren behalten und ihre empfindsame Art verbergen. Sie haben eher „stillen Kummer“ und können Stimmungsschwankungen unterdrücken. Ausführliches Nachfragen über die Jugendzeit und das Verhalten als Kind wird meist das wahre (Pulsatilla-)Wesen ans Licht bringen.

Prinzipiell gilt für alle in diesem Buch beschriebenen Typen, das sowohl Kinder wie Erwachsene zu ihnen gehören können. Nur werden alle Typen als Kinder und in ihrem kindlichen Verhalten beschrieben, so daß die Erscheinungen nicht mehr auf die Erwachsenen zu passen scheinen. Tatsächlich handelt es sich um Veränderungen im späteren Alter, weil die inneren Motive und Triebfedern bewußt geworden sind. Diese Erkenntnisse von „innen“ heraus kommen in diesem Buch auch kaum zur Sprache, weil sie für die Erwachsenen charakteristisch sind und nicht für das Kind, das sich seiner Art noch größtenteils unbewußt ist und darum seine Symptome spontan und ungezwungen zur Schau stellt. Aber wer sein Augenmerk auf den roten Faden, die Hauptsymptome und Schlüsselwörter richtet und Jugenderinnerungen bewußt macht, wird bei der Erkennung des eigenen Typs keine Schwierigkeiten haben.

Jodum

Zusammen mit Chlor, Fluor und Brom gehört Jod zu den Halogenen. Das Wort Halogen kommt von halos = Salz und gen = vollbringen, formen. Die vier heißen „Salzbildner“, weil sie sich mit einem Metall direkt zu einem Salz verbinden; bekanntestes Beispiel ist das Kochsalz, das aus dem Metall Natrium und dem Halogen Chlor aufgebaut ist. Alle Halogene sind hochgiftig und werden aufgrund ihres ätzenden und desinfizierenden Charakters häufig als bakterientötende Mittel benutzt.

Jod ist ein schwarzer, fester Stoff, der unter Erwärmung in ein prächtiges, violettes Gas übergeht. Bei Abkühlung passiert genau das Gegenteil: Jod geht direkt in den Festzustand über, ohne die flüssige Zwischenphase zu durchlaufen. Der Name Jod stammt aus dem griechischen Wort jodes, was violett bedeutet.

In freiem, reinen Zustand findet man Jod in der Natur nicht, wohl aber als Verbindung mit Natrium, in Gesellschaft mit Chilesalpeter. Wahrscheinlich sind dies fossile Reste prähistorischer Pflanzen und Tiere, denn Jod reichert sich praktisch nur in Geweben (einst oder noch) lebender Organismen an. Obwohl besonders Seegetier wie Seetang, Korallen und Muscheln reich an Jod sind, kommt es auch „auf dem Land“ vor: Tierische Nahrung, die Weiße Wasserkerze, Zwiebel, Kohlrabi, Wassermelone, Gurken, Spinat und Eier sind gute Jodquellen.

Im menschlichen Körper sammelt sich der Löwenanteil des Jods in der Schilddrüse, die den größten Regulator des Jodstoffwechsels im Organismus darstellt. Doch auch das Blut, die Haut, Haare, die Eierstöcke der Frau und die Nebennieren enthalten das Element; tatsächlich findet es sich in allen Organen des Körpers.

Der Jodgehalt des Organismus ist nicht das ganze Leben hindurch gleich: Um die Pubertät steigt er stark an, hält sich zwischen dem fünfundzwanzigsten und fünfzigsten Lebensjahr auf seinem höchsten Niveau, um danach allmählich abzufallen. Auch die Jahreszeiten spielen eine Rolle: Im Frühling ist die Schilddrüse am stärksten mit Jod beladen, im Sommer bleibt die

Speicherung ebenfalls stark und wird im Winter verhältnismäßig schwach.

Die Funktion des Jods zeigt sich in der Eigenschaft, die Verbrennung von Nährstoffen zu beschleunigen, was das Wachstum begünstigt und genügend Energie zur Verfügung stellt, um „zur Tat zu schreiten". Jod ist ein „Aktivator", der zum **Handeln** befähigt.

Wie sehr das Handeln im Vordergrund steht, sieht man an der Jodzunahme während der Pubertät und im Frühjahr. Das sind für den Mensch und die Natur die Zeiten explosiven Wachstums und Tatendrangs.

Genauso schnell, wie das Gas in festen Zustand übergeht, so werden Impulse in Taten umgesetzt. Daß dies auch einmal zu starke Aktivität und Impulsivität hervorruft, beruht auf zu starker Jodwirkung. So sehen wir die Gegenüberstellung von Ideenwelt und Besinnung auf der einen, sowie Tatenkraft und manchmal besonnenes Handeln auf der anderen Seite. Ideen (das „Gas") nehmen direkt feste Form an. Zwischen Kopf (Denken) und Körper (Handeln) bildet die Schilddrüse, die sich in der Höhe des Kehlkopfes befindet, gleichsam das Bindeglied. Wie schön das organisiert ist, erkennt man an der Tatsache, daß die Schilddrüse das Jod in gelöstem, flüssigen Zustand speichert und an den Organismus abgibt. In dieser wirklichen und symbolischen Auflösung ist das überbrückt, was das Element selbst überschlägt: Die flüssige Zwischenphase.

Hinter der Schilddrüse liegen einige winzige Organe, die man die Nebenschilddrüsen nennt, und die eine wichtige Rolle für die Regulierung des Calcium- und Phosphatstoffwechsels spielen. Es ist nun nicht ganz ohne Bedeutung, daß diese Organe sich gerade dort befinden; Phosphor ist der „Lichtträger" („Ein heller Kopf", „ein Problem durchschauen", „es geht mir ein Licht auf", siehe Phosphor!). Bringt man Jod in ein Lichtspektrum, dann verschwinden alle Farben, bis auf Infrarot und Ultraviolett, und die sind für uns unsichtbar; Jod ist der „Lichträuber", er setzt Ideen in Taten um.

Calcium (Kalk) ist der „Baumeister" des Organismus und sorgt für die konstante Form, Jod bricht die Form gleichsam wieder ab, um sie in Taten überführen zu können. Arbeitet letzteres zu stark, ist Abmagerung (oder der Verlust der Form) die Folge.

So halten Schilddrüse und Nebenschilddrüse das Gleichgewicht zwischen Auf- und Abbau der Form, zwischen Idee und Tat, daher ihre „Position der Mitte". Schlüsselwörter für Jodum sind: Formauflösung, mangelnde Hemmung und Abbrennen. (Das exakte Gegenteil von Calcium also; siehe auch dort!).

DER TYPUS

Ein Jod-Typ hat dunkles Haar und Haut, ist meist beachtlich hochgeschossen und ständig sehr unruhig. Solch ein Kind sitzt wirklich niemals still; gejagt und ruhelos rennt es von hier nach dort. „Wenn ich sitze, fühle ich mich von innen her so nervös." Die Neigung, zu rennen, scheint unwiderstehlich groß, auch weil dadurch die innere Unruhe abnimmt.

Es besteht eine große Reizbarkeit. Ist es auf seine Art „ruhig" am Spielen mit anderen Kindern, fängt es plötzlich, offenbar ohne jeden Grund, an, mit seinen Spielsachen um sich zu werfen und auf andere zu schleudern. Diese unerwartete Gewalttätigkeit scheint einer Anhäufung von Energie zu entspringen, die gleichsam auf einmal frei wird. Die Balance zwischen Besonnenheit und Handeln ist gestört, wobei unbesonnene Handlungen und Impulsivität die Oberhand gewinnen. Die Impulse können nicht zusammengehalten werden, übermannen das Kind, dem ein Ruhepunkt fehlt. Um dieser „inneren Lawine", diesem extremen Unruhegefühl zu entrinnen, scheint nur der Weg der ständigen Bewegung zu bleiben. Die Unruhe **zwingt** zum Handeln.

Die Geschwätzigkeit (ein „Sprachwasserfall") und die übertriebene Fröhlichkeit scheinen im Widerspruch zu der großen Reizbarkeit zu stehen, beruhen aber auf demselben Prinzip der Unbeherrschtheit.

Der unbezwingbaren Neigung zu Bewegung und Handeln ganz nah verwandt ist die Überaktivität des Stoffwechsels. Die Nahrung wird so rasant verbrannt, daß auch das Bedürfnis nach Wiederauffüllen dementsprechend groß ist. Das bedeutet, daß ein Jod-Typ immer Hunger hat und enorme Mengen verschlingen kann. Essen beruhigt nicht nur den Hunger, sondern auch die Unruhe; jedoch nicht lange. Denn eigentlich möchte das Kind den ganzen Tag essen, allein schon, um die Müdigkeit und den Kopfschmerz, der immer auftritt, wenn es zu lange ohne Nahrung sein muß, zu vermeiden. Trotz des riesigen Appetits bleibt das Kind mager und kann sogar noch Gewicht verlieren! Es ist, als ob erst die Nahrung, dann die Reserven und zum Schluß das Körpergewebe selbst verbrannt werden.

Die übermäßige Verbrennung führt zur Austrocknung der Gewebe, besonders der Schleimhäute. Eine akute Erkältung beginnt mit scharfem, wäßrigem, heiß-reizendem Nasenlaufen, wäßrigen Augen und ständigem Niesen. Auch die Ausscheidung ist wäßrig und scharf, die Schleimbildung ist behindert, ebenso die Eiterbildung. Der „Wasserstrom" hört schließlich auf, um eine „trockene Entzündung" zu hinterlassen. Durch die geringe Aktivität der „eingetrockneten" Schleimhäute kann sich die Entzündung nach oben und unten verlagern: Im ersten Fall verstopft die Nase schmerzhaft trocken, und die Stirnhöhlen reagieren mit. Im zweiten Fall steigt die Entzündung herab zum Kehlkopf. Die Stimme wird heiser und belegt, der Kehlkopf druckempfindlich, das Atmen sägend und pfeifend. Während der Hustenanfälle (ein trockenes, bellendes, „kruppartiges" Geräusch) langt sich das Kind an die Kehle. Ein wichtiges Merkmal dieser Anfälle ist, daß dem Jod-Typ sehr warm ist und die Haut außergewöhnlich trocken und heiß ist. Die panische Angst, die große Ruhelosigkeit, die Hitze, das brennende Gefühl in der Kehle und das Erstickungsgefühl lassen an Arsenicum denken. Nur friert das Arsen-Kind leicht, während das Jod-Kind heiß ist und an die frische Luft will. Wärme in jeder Form verschlimmert die Symptome beim Jod-Typ, der Arsen-Typ verlangt geradezu nach Wärme.

Wärmeverschlimmerung ist ein allgemeines Charakteristikum. Im warmen Zimmer wird die Unruhe größer, die Müdigkeit stärker, der trockene Husten und die Beklemmung schlimmer und die Nase verstopft noch mehr.

Die akute Erkältung mit dem scharfen, wäßrigen Sekret, die tränenden Augen und das Niesen kann auch zu einem Asthmaanfall überleiten. Frische Luft und Kühle bringen Erleichterung. Diese Erscheinung, die viel mit Heufieber und allergischen Reaktionen, zum Beispiel auf Katzen, gemeinsam hat, findet man in einzelnen Fällen bei Jod-Kindern. (Ein Kind mit Heufieber oder einer Allergie muß jedoch nicht unbedingt zum Jod-Typ gehören, denn viele andere Typen haben auch heufieberartige oder allergische Symptome. Es kommt darauf an, die Gesamtheit aller Symptome zu betrachten und von der Bestimmung des **Typs** auf das Heilmittel zu kommen. Die Wahl aufgrund eines einzigen Symptoms ohne dem allgemeinen Bild nachzugehen, führt ziemlich sicher zum falschen Mittel.)

So findet man beim Jod-Typ die Übereinstimmung mit dem „Verhalten des Jods“ wieder: Formauflösend (= Abmagerung trotz des guten Appetits), Mangel an Hemmung (= unbesonnenes Handeln und große Impulsivität) und Abbrennen (= Eintrocknen der Gewebe, besonders der Schleimhäute, aber = auch die zunehmende Erschöpfung.)

ZUSAMMENFASSUNG

1. Mageres Kind mit dunklem Haar, dunklen Augen und fahlgelber Haut.
2. Große Ruhelosigkeit; fühlt sich schlechter beim Stillsitzen.
3. Impulsivität, unbesonnenes Handeln, Neigung zu Gewalttaten.
4. Reizbar, ungeduldig, hastig, aber auch sehr redelustig und außergewöhnlich fröhlich.
5. Starke Abmagerung, trotz des riesigen Appetits.
6. Nasenlaufen: überströmend, wäßrig, scharf und heiß; Niesen; wäßrige Augen.
7. Trockene Entzündungen der Schleimhäute von Nase, Stirnhöhlen, Ohren, Kehlkopf und Luftwegen.
8. Zunahme der Erschöpfung und Kopfschmerzen während Fasten (eine eigenartige Idee bei Jod-Typen!)

9. Verschlimmerung: Wärme (warmes Zimmer, warme Luft, Sonne, im Sommer, warme Umschläge, offener Kamin); feuchtes Wetter; Fasten; während der Ruhe.
Besserung: Kälte (frische Luft, draußen, kaltes Bad); Bewegung; Essen; kalte Milch (verbessert die Obstipation!)

Ätiologien:
Enttäuschung; Schreck; nervöser Schock.

Acidum fluoricum (= Acidum hydrofluoricum)

Unter den vier Halogenen (= Salzbildner) ist Jod ein Feststoff, Brom ist eine Flüssigkeit und Chlor und Fluor sind Gase. Letzteres entlehnt seinen Namen dem lateinischen fluore = fließen. Fluor ist der leichteste der vier Stoffe und geht spontan Verbindungen mit allen anderen Elementen ein. Dabei ist er so begehrt, daß, mit Ausnahme einiger Edelgase, kein einziges Element Fluor widerstehen kann. Sogar Platin, das praktisch allen Chemikalien gegenüber standhält, „erliegt"! „In einem Strom Fluorgas gehen Holz und Gummi in Flammen auf – selbst Asbest glüht." Aber so groß diese Bindungsfreudigkeit ist, so groß ist der Unwille von Fluor, eine Verbindung zu lösen. Daher kommt es in der Natur auch nie frei vor.

„Schon 1771 erkannte der schwedische Chemiker Karl Wilhelm Scheele, daß in Fluorid (= Flußspat oder das Mineral Calciumfluorid) und dem daraus gewonnenen Fluorwasserstoff ein neues Element enthalten sein müsse.

Unmengen von Versuchen wurden unternommen, einige sogar mit tödlichem Ausgang, um das Element rein darzustellen, aber es ging ebenso schnell wieder Verbindungen mit den Materialien der Apparatur ein, wie es entstanden war! Stahl, Gold und Glas wurden beispielsweise angefressen von Fluor." (Die Welt der Chemie, S. 138, hrsg. von Das Spektrum.)

Dieses aggressive Verhalten, nicht loslassen zu wollen, macht Fluor zu einem kommerziell sehr interessanten Element, z. B. werden die meisten Plastikarten auf der Grundlage von Kohlenstoff hergestellt und sind darum nicht gegen hohe Temperaturen beständig; eine Spur hinzugefügten Fluors macht das Material unempfindlich und wärmebeständig! Durch diese ungewöhnliche Beständigkeit gegenüber Zerfall und Korrosion bekommt Fluor gleichsam etwas „Unüberwindliches" und „Unantastbares".

Fluorwasserstoff (= Acidum fluoricum) ist so aggressiv, daß es selbst Glas angreift. Ein abgebrochener Glasstab kann in einer heißen Flamme glatt und splitterfrei abgerundet werden. Dasselbe gelingt aber auch mit Fluorwasserstoff. Wie schon die industrielle Anwendung dieses Elements zeigt, leistet es Dienste zur Abrundung von Materialien. In seinem Buch „Substanzlehre" weist Rudolf Hauschka darauf hin, daß dieser Prozeß der „vollendeten, kunstvollen Durchformung" ebenso im menschlichen Organismus wirksam wird. Namentlich die Knochen und das Gebiß werden durch diesen Fluorprozeß abgerundet: So ist die „dünne, harte Schicht glänzend weißen Stoffes, die das Zahnbein ummantelt" (der sog. Schmelz) sehr reich an Fluor; zumindest wenn der Fluor-Stoffwechsel im Körper gut funktioniert und der Zahn gesund ist.

Bei diesem Prozeß spielt die Ernährung eine entscheidende Rolle. Gemüse und Getreide, die nicht einen übermäßig gedüngten Grund „ausgelaugt" haben und durch fabrikmäßige Verarbeitung noch mehr ihres natürlichen Charakters verloren haben, besitzen ein natürliches Gleichgewicht: sie sind „abgerundet" und – um noch einmal mit Hauschka zu sprechen – „vollendet und kunstvoll durchformt". Dadurch stellen sie ein Stimulans für den Fluorprozeß im Körper dar. Im krassen Gegensatz dazu steht die denaturierte, unausgeglichene Ernährung der heutigen Zeit, die nichts zu stimulieren vermag, nur abbaut, was auch sein äußeres Zeichen im häufig frühen Zahnverfall findet. Es geht also nicht so sehr um den „Stoff" Fluor, als viel mehr um seinen energetischen Verarbeitungsprozeß, um das Vermögen, in Stoffwechselvorgänge einzugreifen. Die tägliche Fluortablette löst das Problem nur äußerlich, trägt aber nicht zur Verbesserung dieses Vermögens bei. Sie übernimmt eine Funktion, ohne den Organismus anzusprechen und Eigenaktivität anzuregen.

Die Fähigkeit, abzurunden, die gewissermaßen unter dem Einfluß des Fluors zur Vollendung reift, ist für Körpergewebe sehr wichtig; neben Knochen und Gebiß, auf die es am stärksten wirkt, werden auch die Haut, die Haare, Nägel, Schleimhäute und Drüsen unter seinem Einfluß „durchformt". So liegt auch die höchste Fluorkonzentration in diesen Geweben vor. Ein Säugling, der erst am Anfang seines Prozesses steht, hat im Vergleich zu einem Greis, der auf seinem Pfad schon viel weiter fortgeschritten ist, beachtlich weniger Fluor in seinem Gewebe abgelagert: Der Fluorgehalt nimmt im Lauf des Lebens zu. Das macht Acidum fluoricum zum Heilmittel der Jugend und des hohen Alters, die beiden Extrempunkte des Lebens.

Schließlich sei noch auf die starke Beziehung zwischen Fluor, Calcium und Silicea hingewiesen. Dies ist insofern leicht einzusehen, weil die letzteren beiden ebenso wichtig für die Ausformung, die Biegsamkeit und die Widerstandskraft des Organismus sind.

DER TYPUS

Der Jodum-Typ ist dunkel und mager, der Brom-Typ blond und lebhaft, ein Acidum fluoricum-Typ blond und ziemlich schlank. Auf den ersten Blick ähnelt das Kind dem Silicea-Typ. Es ist hellhäutig und hat einen zarten Körperbau, sicher kein Schwergewicht.

Auffallend ist die große Aufgewecktheit und eigenartige Lebensfreude. Im alltäglichen Leben entwickelt das Kind an einfachsten Dingen eine erstaunliche Freude. Die Selbstzufriedenheit führt zu einem Gefühl, „vor nichts Angst zu haben" und zur großen Überschätzung der eigenen Möglichkeiten: Nach einer ausgedehnten, anstrengenden Wanderung wird das Acidum fluoricum-Kind darum flehen, noch ein paar Kilometer weiter zu marschieren, weil es noch lange nicht müde ist. Das übersteigerte Gefühl nie endender Energien, nie müde zu werden, kann auf die Dauer nicht ohne Folgen bleiben, wenn man ihm zu häufig nachgibt. Erschöpfung und Kräfteverfall bilden die andere Seite der Medaille. Auf geistiger Ebene äußert sich dies in zunehmender innerer Unruhe, dem Gefühl drohenden Unheils und schließlich der Abkapselung von der nächsten Umgebung. Die Lebensfreude schlägt in eine Abkehr von den anderen Familienmitgliedern um, dem Kind liegt nichts mehr an ihnen, dem Familienleben gegenüber wird es völlig gleichgültig. Überraschend und fremdartig erscheint der unerklärliche und oftmals ungerechte Haß, den das Kind gegen diesen oder jenen schüren kann. Das ist vor allem deshalb so eigenartig, weil Kinder normalerweise keine solchen Haßgefühle entwickeln.

Aufgewecktheit und nie einsetzende Müdigkeit sollten nicht zu schnell als Krankheitssymptome gewertet werden; nur ist es beim Acidum fluoricum-Kind alles etwas zu stark, fast übertrieben ausgeprägt, und das Gefühl, alles zu können, „unüberwindlich“ zu sein, entpuppt sich auch als Illusion.

Die Erschöpfung zeigt sich spätestens, wenn sich das Kind auf seine Hausaufgaben konzentrieren soll. Dann stellen sich schon bald Kopfschmerzen ein, ein Druckgefühl in der Stirn, durch gesteigerte Blutzufuhr zum Kopf. Das Kind, das von der Schule kommt, mit mäßigem Kopfschmerz und rotem Gesicht, läuft zuerst zum Wasserhahn, denn es weiß, daß kaltes Wasser aufs Gesicht die Schmerzen abnehmen oder sogar verschwinden läßt. Neben längerdauernder Konzentration kann die Ursache für das Kopfweh auch sein, wenn das Kind dem „Ruf der Natur“ nicht folgt und das Wasserlassen hinauszögert. Mit dem Druck auf die Blase nimmt auch der Druck auf die Stirn zu, während das Ablassen von (hellem und wäßrigem) Urin die Schmerzen reduziert.

Aufgrund der Kopfschmerzen macht das Acidum fluoricum-Kind in der Schule viele Fehler, die Rechtschreibung ist eine Katastrophe, Wörter und Buchstaben stehen am verkehrten Platz, werden umgedreht oder einfach weggelassen. Außerdem tut sich das Kind schwer, die Tageszeiten auseinanderzuhalten und bringt rechts und links immer durcheinander.

Oft scheint das Kind fiebrig zu sein, so warm fühlt es sich an. Dieser Hitzezustand greift auch auf den Kopf über, es entsteht drückender Kopfschmerz und ein hitziges, rotes Gesicht. Die Fußsohlen brennen ebenfalls; die trockene, rauhe, manchmal gesprungene Haut juckt und scheint heißen Dampf abzugeben, und sogar die Zähne geben das Gefühl, als seien sie unter ihrem Schmelz heiß. Verständlicherweise besteht eine große Wärmeempfindlichkeit. Ein warmes Zimmer, Sonnenschein, zu dicke Kleidung oder zu viele Decken machen Beschwerden oder verschlimmern die Symptome. Hat das Kind eine Diarrhöe, dann darf es nichts Warmes trinken, weil das eine akute Verschlechterung bringt. So wird verständlich, daß ein Acidum fluoricum-Typ großes Verlangen nach frischer Luft hat, am liebsten macht es bei kühlem Wetter einen großen Spaziergang oder tollt herum. Dies rührt auch von dem großen Bewegungsdrang her (vgl. den Jod-Typ!). Für ein kühles Bad oder eine kalte Dusche kann es sich immer begeistern. Immer hat das Kind ein Bedürfnis nach kalten und erfrischenden Getränken – selbst der Magen fühlt sich manchmal heiß an.

Ein Acidum fluoricum-Kind hat den ganzen Tag riesigen Appetit, es möchte am liebsten ständig essen. Dabei bevorzugt es kräftig gewürzte Speisen. Trotz der enormen Portionen, die das Kind verzehrt, bleibt es schlank, nicht so mager wie das Jod-Kind, sondern nur klein und zart gebaut. Das Kopfhaar will aber auch nicht so recht wachsen, es bleibt dünn und fein, fällt leicht aus und spaltet sich: Sprödes, trockenes Haar, das sich schnell verfranst und unregelmäßig aus der Kopfhaut wächst, so daß man den Eindruck gewinnt, als habe das Kind kahle Stellen am Kopf. Mit den Nägeln gibt es ähnliche Probleme: sie brechen leicht, splittern und zeigen Rillen. Im Gegensatz zu den Haaren wachsen die Nägel recht schnell. (Nägel und Haare sind nicht „vollendet durchformt"!)

Und dann das Gebiß; das ist ein Kapitel für sich, das zeigt, wie wichtig ein gut verlaufender Fluorprozeß für die Gebißformung ist. Die „abrundenden" Eigenschaften dieses Prozesses kommen ganz besonders beim Zahnschmelz zum Ausdruck. Beim Acidum fluoricum-Kind ist es damit nicht zum besten bestellt: der Schmelz ist dünn oder nur teilweise ausgebildet. Schon früh beobachtet man (ernsten) Zahnverfall, an den Zahnwurzeln können sich Abszesse bilden. Es wird viel Speichel gebildet, und der Atem ist nicht gerade angenehm.

Dieser Kindertyp hat oft ganz rote Handteller und heiße, brennende Fußsohlen. Wird er müde, kann er das Gefühl eingeschlafener Arme und Beine bekommen. Eigentümlicherweise entsteht dieses „taube" Gefühl nicht durch Druck, sondern „einfach so".

„Ein Acidum fluoricum-Patient ist eine Art warmblütiger Silicea-Typ. Er fühlt sich bei Bewegung besser und sieht, im Gegensatz zum matten, ermüdeten Silicea-Typ, praktisch immer aufgeweckt und fröhlich aus. Acidum fluoricum- und Pulsatilla-Typen kann man leicht unterscheiden: Letztere sind schwerer gebaut, aber körperlich wie seelisch weicher veranlagt. Die Aktivität eines Acidum fluoricum-Typs fehlt ihm, und auch seine geistige Aktivität brennt auf kleinerer Flamme. Außerdem sind sie viel nachgiebiger. Die Pulsatilla-Kinder ermüden bei Anstrengung, während die Acidum fluoricum-Typen dadurch eher angeregt werden; während die Pulsatilla-Typen im kalten Wasser frösteln und sich verschlimmern, weckt ein kaltes Bad die Acidum fluoricum-Typen geradezu auf." (Borland)

ZUSAMMENFASSUNG

1. Blondes Kind mit feinem Körperbau und heller Haut; sieht manchmal etwas ältlich aus.
2. Aufgeweckt, fröhlich und voller Lebensfreude; scheint allem gewachsen zu sein und alles mit Vergnügen zu tun.
3. Übersteigertes Gefühl der Energiereserven: Sagt, er könne noch viel mehr machen oder noch viel weiter laufen; ein Gemisch von Selbstüberschätzung und Bewegungsdrang.
4. Erschöpfung, ängstliche Unruhe; Gleichgültigkeit gegenüber den anderen Familienmitgliedern.
5. Kind fühlt sich warm und „überhitzt" an, hat aber kein Fieber; Wärme jeglicher Art verschlimmert, Kälte verbessert; große Wärmeempfindlichkeit.
6. Kopfschmerz gebessert durch Waschen mit kaltem Wasser und nach dem Wasserlassen.
7. Schlecht ausgeformte Nägel, Haare und Zähne.
8. Hungriges Kind; Bedürfnis nach kühlen, erfrischenden Getränken.
9. Verschlimmerung: Wärme in jeder Form.
   Besserung: Kälte; frische Luft; kalt baden oder -waschen; Bewegung; Essen.

Brom

„Zur Zeit des Römischen Kaiserreichs war Purpur die Farbe höherer Stände und adliger Abstammung. Die Mäntel der damaligen Aristokratie waren mit Tyrischem Purpur eingefärbt, einem Farbstoff, der aus dem Saft bestimmter Schalentiere aus dem Mittelmeer extrahiert wurde. Aus Tyrus exportierter Purpurstoff war kostbar und rar, sein Gebrauch war auf die höchsten Gesellschaftsschichten beschränkt.

Als man mit Hilfe moderner chemischer Methoden Tyrischen Purpur analysieren konnte, fand man heraus, daß er einer der wenigen Stoffe war, die Brom enthielten und von Lebewesen produziert wurde. Wir haben diesen Wink der Schalentiere nachverfolgt und decken unseren Bedarf an Brom heute mit dem unerschöpflichen Vorrat im Meerwasser. (Die Welt der Chemie, Hrsg. Das Spektrum.)

Brom ist eine braunrote, beißende, rauchende Flüssigkeit, die in der Natur nicht frei vorkommt, sondern immer an Metalle gebunden ist. Gerade Seewasser enthält viele dieser Brom-Metall-Verbindungen, die man Bromide nennt. So wie Fluor, Chlor und Jod gehört Brom zu den Halogenen, die man auch „Salzbildner" nennt. Halogene fühlen sich besonders den Metallen hingezogen und bilden mit ihnen die sogenannten Salze.

Früher verabreichte man bei Epilepsie große Dosen von Brom; obwohl diese Anwendung heutzutage aus der Mode gekommen ist, steht fest, daß hohe Dosen Brom eine hemmende Wirkung auf das Zentralnervensystem haben. Bis vor kurzem fanden darum auch Kaliumbromide (die Verbindung von Brom mit dem Metall Kalium) als Beruhigungs- und Schlafmittel großen Absatz. Übergroße Aufregung und Unruhe wurden damit unterdrückt. Demgegenüber hat sich in Untersuchungen gezeigt, daß Personen, die an depressiven Psychosen leiden, zu wenig Brom im Blut haben. Normalerweise ist der Bromgehalt des Blutes sehr konstant. Die Anwendung von Brom bei Nervenkrankheiten in hohen Dosierungen blieb nicht ohne Folgen: Nebenwirkungen wie Akne, krankhafte Vermehrung der Talkabsonderung, Gedächtnisstörungen und Bronchitis zwangen zu größter

Vorsicht und dem „Bestreben, mit möglichst wenig Brom auszukommen."

Brom ist in seiner ursprünglichen, flüssigen Form ätzend und rauchend und gibt einen Dampf ab, der die Schleimhäute heftig reizt. Außerdem ist der Geruch von Brom sicherlich nicht angenehm – Brom verdankt seinen Namen dem griechischen Wort bromos = Gestank.

Neben seinem Einfluß auf Schleimhäute und Drüsen ist Brom auch wichtig zur Aufrechterhaltung eines geistigen Gleichgewichts. Dieses darf man heute wohl als einen „reichen Besitz" bezeichnen!

DER TYPUS

Im Gegensatz zum dunklen Jod-Typ ist ein Brom-Typ blond. Es handelt sich um Kinder mit dünner, weißer, zarter Haut, hellblondem Haar, hellen Augenbrauen und blauen Augen. Häufig kann man eine gewisse Fettsucht beobachten. Die Konstitution zeigt starke „lymphatische" Züge, was so viel heißt, wie die „Anlage zu Entzündungen der Lymphdrüsen."

Dieser Kindertyp ist meist aufgeweckt und freundlich, doch obwohl man den Eindruck eines glücklichen Kindes hat, fühlt man doch eine eigenartige Unruhe und Angst, die besonders abends ans Licht tritt. Dann wird das Kind ängstlich und bleibt nicht gerne allein. Wenn es schon alt genug ist, seine Ängste in Worte zu fassen, wird es sagen, daß es das Gefühl habe, als ob jemand hinter ihm stehe. Das Kind meint, daß da etwas oder jemand ist, wenn es sich umblickt; diese Erscheinung tritt allerdings nur auf, wenn es alleine ist.

Ein Brom-Typ hat keine Scheu vor Anstrengungen, v. a. geistige Anspannung wird bevorzugt, weshalb das Kind auch mit großem Vergnügen zur Schule geht. Ein aufgewecktes, freundliches, begeistertes Schulkind, wie man es sich nicht schöner vorstellen kann! Aber ein Brom-Kind kann auch tüchtig außer Laune geraten und über jede Kleinigkeit klagen, dann und wann ein Anflug von Schwermut, wobei es schweigsam vor sich hinstarrt: Dies vervollständigt das Bild eines sonst immer fröhlich aufgelegten Brom-Kindes.

Auf körperlicher Ebene besteht eine fast chronische Neigung zu Beschwerden der oberen Luftwege. Das kann sich äußern in Form einer verstopften, kribbelnden Nase mit heftigem Niesen, was alles an Erscheinungen bei Heufieber oder einer Allergie denken läßt und speziell von Stoff ausgelöst wird. Durch die ungewöhnliche Empfindlichkeit der Schleimhäute sind Brom-Kinder „allergisch" auf Stoff. So wie beim Jod-Typ hat eine Entzündung der Schleimhäute der Nase die Neigung, auf Stirn- und Kieferhöhlen „durchzubrechen", das Kind klagt über ein drükkendes Gefühl in der Stirn und über der Nasenwurzel. Der Unterschied zum Jod-Typ wird deutlich an der Art des Nasensekrets: Bei Jod scharf, heiß und wäßrig; bei Brom dicker, zähflüssig und gelblich, aber ebenso scharf, es bilden sich gelbe Krusten in der Nase und um die Nasenränder, die Oberlippe wird rot und entzündet.

Die Entzündung kann aber auch „nach unten sinken": Das Kind wird heiser und bringt kein Wort mehr heraus. Durch Überanstrengung (also warm werden) und am Abend ist die Heiserkeit schlimm. Im Kehlkopf entsteht ein lästiges brennendes und kitzelndes Gefühl, das sich beim Einatmen verstärkt und zu trockenem, hohlen Husten Anlaß gibt. Die extreme Trokkenheit und die Beklemmung wie beim Jod-Typ fehlen, was man auch am „Schleimrasseln" im Kehlkopf, beim Einatmen oder Husten erkennt. Tiefes Einatmen ist fast nicht möglich, obwohl ein großes Bedürfnis danach bestünde. Ein älterer Brom-Typ wird angeben, daß sein Kehlkopf voller Rauch stehe (vgl. dies mit den Dämpfen, die das Element Brom abgibt!). Daneben kommt bei jedem Atemzug auch ein Kältegefühl im Kehlkopf vor. Alle Symptome werden deutlich verschlechtert durch Wärme oder Erwärmen (z. B. durch Anstrengung), die Überempfindlichkeit für Stoff erfährt dann auch einen Höhepunkt; ein Schluck Wasser lindert den bellenden Husten.

(Dieses Symptomenbild, das allgemein unter Pseudokrupp bekannt ist, führt meist dazu, daß das Kind in das feucht-warme Badezimmer gesetzt wird, um das Atmen und den beklemmenden Husten zu erleichtern. Bei einem Brom-Typ tut man das besser nicht, denn durch Wärme wird alles schlimmer. Diese Verschlimmerung teilt das Brom-Kind mit dem Jod-Typ.)

Das Kind hat chronisch vergrößerte Tonsillen, ohne daß es je zu einer Angina kommt. Dabei sind auch die Lymphdrüsen unter dem Unterkiefer verdickt und ziemlich hart.

Ebenso wie das Jod-Kind fühlt sich das Brom-Kind nach einer Mahlzeit besser. Obwohl es gerne saure Dinge mag, bekommen sie ihm nicht immer und es bekommt Durchfall.

Soll das Kind über eine Brücke gehen, besonders dann, wenn strömendes Wasser darunter fließt, wird ihm schwindelig, es läuft ganz vorsichtig, schwankt, hält sich an jemand anderem fest oder weigert sich hartnäckig, auch nur einen Schritt weiter zu tun. Auffallend ist die Besserung der Beschwerden in den Luftwegen, wenn das Kind am Meer ist. (Die See ist ja auch das Bromreservoir schlechthin.)

ZUSAMMENFASSUNG

1. Dickes, hellblondes Kind mit heller, weißer Haut.
2. Aufgeweckt und freundlich; verlangt nach „Gehirnarbeit".
3. Schwermütige Phasen, Klagen; wird abends beim Alleinsein ängstlich; (Gefühl, als ob jemand hinter ihm stehe).
4. Erkältung breitet sich zu den Stirnhöhlen aus oder zum Kehlkopf und den Bronchien.
5. Pseudokrupp; Brennen und Kitzeln im Kehlkopf; beklemmender, trockener Husten; schlimmer durch Wärme und Warmwerden.
6. Chronisch vergrößerte Tonsillen und harte Drüsen unter dem Kiefer.
7. Diarrhöe auf saure Speisen.
8. Heiserkeit schlimmer in einem warmen Raum oder nach körperlicher Anstrengung; Schleimrasseln im Kehlkopf während der krampfartigen Hustenanfälle.

9. Verschlimmerung: Abends; Wärme; feucht-warmes Wetter; Überhitzung; Stoff; Feuchtigkeit; plötzliche Abkühlung beim Schwitzen.
   Besserung: An der See; bei Bewegung.

Zur Beachtung:
Ein jugendlicher Brom-Typ in der Pubertät hat oft viele Pusteln und Akne im Gesicht, an den Oberarmen und den Schultern. Wichtiger ist jedoch das gesamte Symptomenbild.

Kalium sulfuricum

Kalium ist ein Element, das in physikalischer und chemischer Hinsicht viele Gemeinsamkeiten mit Natrium hat; beide gehören zur Gruppe der sogenannten Alkalimetalle, die man so nennt, weil sie mit Wasser in einer explosiven Reaktion Basen (Alkali) bilden. (Eine Base ist das Gegenteil von einer Säure.)

Schon im Altertum war Kalium bekannt, das damals Potassium hieß, weil man das Element in Aschenresten von Pflanzenmaterial (Pottasche) entdeckte und daraus später gewinnen konnte. Trotz weitgehender Übereinstimmung zwischen Kalium und Natrium besteht ein auffallender Unterschied zwischen den beiden bezüglich Vorkommen und Funktion in Pflanzen, Tier und Mensch.

Natrium, dessen größte Quelle das Meer ist, hat als wichtigste Funktion das Fördern und In-gang-halten von Durchströmung und Beweglichkeit. Beweglichkeit im äußeren und inneren Leben ist eine Lebensvoraussetzung für Tier und Mensch, viel weniger für die Pflanze.

Daher findet man auch einen relativ viel höheren Natriumgehalt im tierischen und menschlichen Gewebe als im pflanzlichen. Mit Kalium verhält es sich andersherum. Besonders Landpflanzen enthalten das Element im Überfluß, weshalb auch Gemüse und Früchte seine besten Lieferanten sind.

Aber für ein gutes Funktionieren des menschlichen Organismus ist Kalium unentbehrlich, denn auch der Mensch hat etwas „Pflanzenartiges“ an sich. Dieses Pflanzenartige nennt man vegetative Prozesse. Blutkreislauf, Verdauung und Atmung sind Beispiele dafür. Sie sind dadurch gekennzeichnet, daß sie gleichsam „von selbst“ ablaufen, außerhalb des direkten Bewußtseins des Menschen. So kommt man zur Schlußfolgerung, daß Natrium v. a. für die Beweglichkeit (von Gefühlen, Ideen und Gedächtnis z. B.) und Kalium für die Aufrechterhaltung der Lebensprozesse zuständig ist. Kalium repräsentiert die „Pflanze“, Natrium das „Tier“ im Menschen.

Für eine ausgeglichene Balance des Wasserhaushalts im Körper sind beide notwendig. Kalium befindet sich in den Zellen,

Natrium außerhalb, in dem submikroskopischen Flüssigkeitsspalt um die Zellen.

Besteht ein ausgeglichenes Gleichgewicht zwischen diesen beiden Elementen, funktionieren die Muskel- und Nervenfunktionen optimal. Kalium fördert das Denkvermögen, schafft Abfallstoffe fort, und hilft bei der Regulierung des Blutdrucks. Übermäßiger Genuß von Kaffee und Süßigkeiten beeinflussen den Kaliumgehalt der Gewebe ungünstig.

So wie beispielsweise Calcium, Natrium und Magnesium bildet auch Kalium eine Anzahl sogenannter „Salze". In der Homöopathie werden sechs davon angewandt: Kalium bichromicum, Kalium bromatum, Kalium carbonicum, Kalium jodatum, Kalium phosphoricum und Kalium sulfuricum. (Selbstverständlich werden diese Kaliumsalze in potenzierter Form und nicht als Rohmineral benutzt.) Mit Ausnahme von Kalium phosphoricum, das auf magere, dunkelhaarige Typen mit bleicher Haut paßt, neigen die Kaliumtypen mehr oder minder alle zu Fettsucht und/oder zu Flüssigkeitseinlagerung. Sie sind blond und haben eine helle, wachsartige Haut; das ist der Grundzug von Kalium. Das Element, mit dem es eine Verbindung eingegangen ist, sorgt gleichsam für die Variationen im Kalium-„Thema". Beim nun folgenden Typ ist das Sulfur oder Schwefel.

DER TYPUS

Dieser Typ ist nur schwer vom Pulsatilla-Typ zu unterscheiden. Der berühmte amerikanische Homöopath James Tyler Kent (1849–1916) hat angemerkt, daß Kalium sulfuricum eine „intensive Pulsatilla" ist.

Beide Typen zeigen identisches Temperaturverhalten: Empfindlich auf Wärme, lustlos bei heißem Wetter, Besserung draußen, reißt die Fenster auf, schlimmer bei Stillsitzen, besser bei Bewegung. Beide reagieren schlecht auf schwere Mahlzeiten, ebenso auf plötzliche Wetterveränderungen. Aber es gibt auch Unterschiede, anhand derer sich der Kalium sulfuricum-Typ als eigenständiger Typ unterscheiden läßt.

Er paßt auf ein Kind, das dickleibig ist, träge in seinen Bewegungen und muskelschwach. Es zeigt eine gesunde Farbe auf den Wangen, hat aber eine ziemlich rauhe, trockene Haut und ist reichlich träge. Es ist häufig und schnell müde und hält so auch nicht viel davon, sich körperlich allzusehr anzustrengen. Nur so dazusitzen, gefällt ihm schon besser. Nicht ganz zu Unrecht kann man diesem Kind Faulheit vorwerfen. Will man es anspornen, dann reagiert es mürrisch; dickköpfig und störrisch will es seine Ruhe haben. Ein Pulsatilla-Kind kann auch gehörig aufbrausen, aber schnell ist es auch schon wieder vergessen. Ein Kalium sulfuricum-Typ ist viel starrköpfiger und braucht viel länger, um wieder guter Dinge zu sein.

Ein Kalium sulfuricum-Kind ist nicht schnell von Begriff, geistige Anstrengung erschöpft es. Dies ganz im Gegenteil zum scharfsinnigen, gescheiten Pulsatilla-Kind, das in der Schule gut ist. Entschlußunfähigkeit und mangelndes Selbstvertrauen fügen sich in das allgemeine Bild von Lustlosigkeit beim Kalium sulfuricum-Kind ein.

Abends ändert sich das allerdings; dann ist es vorbei mit der „Ruhe". Die Dunkelheit ängstigt das Kind, es wird nervös und unruhig. Vor Kleinigkeiten erschrickt es, kurz nach dem Einschlafen schreckt es plötzlich wieder auf. Besonders die Überempfindlichkeit auf Geräusche fällt auf, unbekannte Geräusche ängstigen das Kind so stark, daß es in panischer Angst sein Bett verläßt. Sein Schlaf ist ruhelos, voller Träume (häufig von Geistern) und frühmorgens ist das Kind schon wach. Durch die unzureichende Nachtruhe und zu wenig erfrischenden Schlaf ist die Laune nicht besonders gut und der Kalium sulfuricum-Typ reagiert gereizt und mürrisch. Der Schlaf ist der Schlüssel zum Verständnis der schnellen Erschöpfung und der Querköpfigkeit untertags. Der Schlaf ist vorherrschend die Zeit, zu der die „pflanzenartigen Prozesse" vorherrschen. Das Bewußtsein geht vorübergehend verloren und was über den Tag „verbraucht und abgebaut" worden ist, wird wiederhergestellt und aufgebaut. Beim Kalium sulfuricum-Typ ist dieser Rhythmus, diese „Aufrechterhaltung der Lebensprozesse" gestört, die Regeneration ist gleichsam nicht vollkommen.

Auf der körperlichen Seite ist beim Kalium sulfuricum-Typ der Aufbau der Epithelien gestört. Dieses Epithel bildet die „oberste Schicht der Haut und Schleimhäute, die die äußere

Oberfläche des Körpers und vieler Körperhöhlen bedeckt". Vorstellbar wäre, daß das Epithel durch ungenügenden Sauerstofftransport ungenügend ernährt wird, worauf die Zellen untereinander ihren Kontakt verlieren und reichlich abfallen, „abschilfern". Es scheint, als ob es dem Kalium sulfuricum-Typ nicht gelingen könne, sein Gewebe einschließlich des Epithels aufzubauen und aufrecht zu halten.

Die Haut ist rauh und schilferig, wobei die Schuppen eine gelbe Farbe haben. Gelb sind auch alle Ausscheidungen: Das Nasensekret ist wäßrig oder zäh und gelb; fast alle Kalium sulfuricum-Kinder haben eine gelb belegte Zunge, v. a. am hintersten Teil; der Stuhlgang, der zwischen Verstopfung und Durchfall wechselt, ist hell und weist manchmal gelbe Schleimauflagerungen auf.

Erkältet sich das Kind, dann wird es heiß und fängt bald an zu husten, erst trocken und bellend, später lockerer und rasselnd. Trotzdem gelingt es dem Kind nicht, viel Schleim abzuhusten. Der gelbe Schleim gleitet zurück und wird verschluckt.

Eine anhaltende Erkältung mit der „endlosen Rotznase" kann die Eustachischen Röhren, die die Nasenhöhlen mit dem Mittelohr verbinden, verstopfen, und Mittelohrentzündung oder Taubheit folgen lassen.

Manchmal bricht das Trommelfell spontan durch, wobei eine dünnflüssige, klebrige, stinkend gelbe Flüssigkeit nach außen dringt. Tritt die Entzündung zusammen mit Fieber auf, hat das Kind, im Gegensatz zum Pulsatilla-Typ, viel Durst. Aber auch ohne Fieber wird ein Kalium sulfuricum-Typ immer viel trinken. Warme Getränke weist es ab, aber Gutgekühltes mag es gerne. Verschlimmerung durch Wärme und Verbesserung durch Kälte ist ein allgemeines Charakteristikum, das sich durch das ganze Symptomenbild hindurchzieht. So werden die Hustenanfälle leichter mit einem Schluck kalten Wassers und durch frische Luft verbessert, während ein warmes Zimmer, warme Getränke, Essen und Liegen den Husten zunehmen lassen.

Warmes Essen verträgt ein solches Kind nicht, ebensowenig Fleisch, Brot und Eier. Ein schwieriger Esser, den man mit kalter Nahrung, kalten Getränken, sauren Dingen und vor allem Süßigkeiten zufriedenstellen kann! („Wer einen niedrigen Blutzukkerspiegel hat, verliert wahrscheinlich Kalium, während Wasser zurückgehalten wird" – Mindell.)

Die Haut ist trocken und brennend. Abends im Bett bekommt das Kind Juckreiz, aber Kratzen verstärkt nur das brennende Gefühl und hinterläßt viele, manchmal weiße, meist gelbe Schuppen. Nach dem Kratzen wird die sonst durchweg trockene Haut feucht und klebrig.

Ein Kalium sulfuricum-Typ hat häufig kalte Hände und Füße: Dies im Unterschied zum Sulfur-Typ, dem immer heiß ist.

Beim Kalium sulfuricum- und Pulsatilla-Typ zeigen sich ganz andere Krankheitsverläufe. Folgende Anmerkungen von Borland illustrieren Kents Behauptung, daß Kalium sulfuricum das „intensivere Pulsatilla" sei. „Für die akute Magenschleimhautentzündung, Koliken und Durchfälle eignet sich eher Pulsatilla. Kommt es aber bei einer Gastritis zu einer Gelbsucht, dann ist Kalium sulfuricum besser indiziert.

Erkältet sich der Typ des Pulsatilla-Kindes, bekommt eine Bronchitis, die in eine Bronchopneumonie links unten übergeht, (das ist eine herdförmige Lungenentzündung), mit den typischen Pulsatilla-Symptomen (z. B. Verschlimmerung durch geheizten Raum, Besserung durch frische Luft, Gefühl, ersticken zu müssen, dabei unter Umständen Stimmverlust, äußerst trockener Mund ohne ausgesprochenen Durst, wobei gelbes, wäßriges Sputum auftritt), dann wird man von Kalium sulfuricum bessere Wirkungen erwarten können.

Bei solchen Beschwerden kann man aufgrund der Symptome kaum zwischen Pulsatilla und Kalium sulfuricum unterscheiden. Und doch: je heftiger die Beschwerden, um so stärker die Indikation für Kalium sulfuricum (Borland, Children's types).

Die Beschwerden der Pulsatilla-Kinder bleiben gleichsam mehr an der Oberfläche, die der Kalium sulfuricum-Typen gehen tiefer und entwickeln sich intensiver.

ZUSAMMENFASSUNG

1. Ziemlich dickleibiges Kind mit schlaffen Muskeln.
2. Helle, rauhe und trocken schuppende Haut.

3. Tagsüber lustlos und träge reagierend, abends unruhig und ängstlich.
4. Ruheloser Schlaf, viele Träume, frühes Erwachen; nicht ausgeruht und erfrischt.
5. Unentschlossen, Mangel an Selbstvertrauen, aber unwirsch und halsstarrig.
6. Alle Ausscheidungen reichlich und von gelber Farbe; gelb belegte Zunge.
7. Röchelnder Husten, aber der Schleim löst sich sehr mühselig.
8. Große Ähnlichkeit mit dem Symptomenbild von Pulsatilla, Beschwerden gehen jedoch tiefer und werden intensiver.
9. Verschlimmerung: Wärme, (Zimmer, Wetter, Nahrung); unbekannte Geräusche; Trost; abends.
   Besserung: Kalte, frische Luft; kalte Getränke; Bewegung.

Ätiologien:
Abkühlen nach Überhitzung.

Gruppe 5: Nervöse und ängstliche Kinder

Diese Gruppe umfaßt alle Mittel für nervöse Kinder. Obwohl Nervosität und Angst auch im Symptomenbild der Heilmittel aus den übrigen Gruppen vorkommen können, stehen diese Erscheinungen bei der Gruppe 5 im Vordergrund. Der erste und vielleicht im höchsten Maße ängstliche Typ ist Arsenicum album.

Arsenicum album

Arsenicum bildet mit Phosphor, Antimonium, Bismut und Stickstoff eine Familie. Über den Namen Arsenicum herrscht noch Unklarheit; einige Quellen leiten es her von „arsenikon", was „goldfarbenes Pigment" bedeutet, denn gelbes Arsensulfid wurde als Farbstoff gebraucht. Nach anderen Quellen dagegen stammt der Name vom Griechischen „arsen", männlich, ab. Mittelalterliche Alchimisten unterschieden nämlich weibliche und männliche Elemente: So galt Antimonium als weiblich und Arsen als männlich.

Die Beziehung zwischen Arsen und Antimonium, das gleichsam die feste Metallform scheut, wird nicht nur dadurch deutlich, daß beide zur selben Familie gehören. Auch Arsen kennt kaum eine richtige, feste Form und bewegt sich mehr oder weniger an der Grenze zwischen Metallen und Nichtmetallen. Es ist fast buchstäblich eine Art Stoff, der sich ständig in einem Zustand der Desintegration und des Verfalls befindet. Darüber hinaus ist es nie in größeren Mengen in der Natur zu finden, sondern nur spurenweise in anderen Erzen.

Wie stark Arsen mit Verfall und Vergänglichkeit zusammenhängt, wird auch durch die Tatsache erhellt, daß es jahrhundertelang die besondere Vorliebe der Giftmischer genoß. Der süßliche Geschmack der Arsenverbindungen macht es sehr geeignet, Feinde oder potentielle „Hindernisse" aus dem Weg zu räumen. Als Vertilgungsmittel für Ratten, Insekten, Unkraut und Schimmel hat es noch heute eine gewisse Bedeutung. Berühmt ist die

Geschichte des Königs Mithridates, der seinen Körper, um seinen politischen Gegnern die Chance zu nehmen, ihn zu vergiften, an diverse, damals gebräuchliche Gifte wie auch Arsen gewöhnte, indem er täglich eine größere Menge davon einnahm. Daß dies nicht nur eine frei erfundene Legende ist, beweisen die Bergbewohner aus einigen Gebieten der Steiermark und Tirols (Österreich), die schon seit Menschengedenken kleine Dosen Arsen einnehmen. Diese „Arsenesser" beginnnen damit im Alter von 18 Jahren und erreichen ein respektables Alter. Die Motivation dieser auf den ersten Blick bizarren Angewohnheit ist folgende: „Es stärkt die Muskeln, hilft bei der Verdauung unseres grobgemahlenen Brotes und läßt uns leichter atmen." Das sind nicht nur lose Sprüche, wenn man sich die gesunden und kräftigen Bergbewohner anschaut, die täglich soviel schwere Arbeit verrichten müssen.

An diesem Beispiel wird das Gesetz illustriert, das sich wie ein roter Faden durch die Homöopathie zieht, daß nämlich kleine Dosen stärken und aktivieren und große Dosen (der Giftmischer) vernichten und zum Tod führen. Im menschlichen Organismus kommt Arsen in minimalsten Spuren in allen Organen und Körperteilen vor. Die höchste Konzentration findet man jedoch in der Schilddrüse, der Thymusdrüse, im Gehirn, der Haut und den Haaren. Ihre genaue Funktion ist nicht bekannt, läßt sich aber vielleicht aus der großen Affinität zu Sauerstoff, Phosphor, Schwefel und Jod, die alle direkt oder indirekt mit der Verbrennung und Umsetzung von Körpersubstanzen zu tun haben, ableiten. Um erneuern zu können, muß erst abgebaut werden; Arsen schafft dazu offenbar die Voraussetzungen.

DER TYPUS

An diesem Kind ist alles fein: Es ist fein gebaut, hat eine feine Haut, feines Haar und ist feinbesaitet. Ein Arsenicum-Typ ist, schlank und zierlich wie er ist, hübsch anzuschauen, nicht nur wegen seines natürlichen Äußeren, sondern auch durch sein zuvorkommendes Verhalten, was nicht nur auf die Vererbung und den Geschmack seiner Eltern zurückzuführen ist, sondern ebenso auf das Kind selber. Es ist gut gekleidet, legt Wert auf sein

Äußeres und will frisch und gepflegt in den Tag gehen können. Dies ist für ein Kind reichlich bemerkenswert und für das Portemonnaie der Eltern ziemlich belastend, denn das Arsenicum-Kind hat einen teuren Geschmack und will bei der Kleidung selbst mitbestimmen. Mit bereits getragenen Kleidern läßt es sich nicht abspeisen. Das kann so weit führen, daß es sofort etwas Neues anziehen will, wenn es seine Kleider bekleckst hat. Es macht seine Hände nicht gerne schmutzig und mag es nicht, in Erde, Sand und Wasser zu wühlen. Seine Spielsachen stehen schön geordnet im Schrank, alles hat seinen festen Platz.

Wie wichtig das ist, wird deutlich, wenn das Kind krank wird und mit Fieber im Bett liegt. Dann reagiert es gereizt auf ein zu locker gespanntes Laken, ein schiefhängendes Bild oder einen Tropfen überschütteter Milch. Erst wenn diese ganze „Unordnung" aufgeräumt worden ist, kommt das Kind zur Ruhe. Kurz, ein Pedant, der über Kleinigkeiten aus der Fassung gerät. Dieses ängstliche Vermeiden von Unregelmäßigkeiten scheint ein (unbewußter) Versuch zu sein, jeglichen „Verfall" zu verhindern. Besonders unerwartete Ereignisse können große Unruhe hervorrufen. So ist es beim Arsenicum-Typ immer besser, rechtzeitig darauf aufmerksam zu machen, was passieren soll und dann möglichst auch nicht von dem Plan abzuweichen. Am liebsten wäre es dem Arsenicum-Typ, wenn alles beim alten bliebe, mit jeder Neuerung hat er große Schwierigkeiten. (Siehe auch die Schlußanmerkungen.)

Hinter diesem Zwangsverhalten wird man auch eine gehörige Portion Angst erwarten. Das stimmt auch, denn das Arsen-Kind hat vor vielem Angst: vor der Dunkelheit, vor dem Alleinsein, vor Geistern, Dieben und Überraschungen. Von Angst geplagt schreckt es in der Nacht auf und sucht ein sicheres Plätzchen im Bett der Eltern auf. Es kann seine Angst nicht in Worte fassen, was zu großer innerer und äußerer Unruhe führt. Dann irrt das Kind von hier nach da, von diesem zu jenem, auf der Suche nach Trost und Ruhe, die es aber nirgends für länger findet. Die große Bedeutung, die dieses Kind einer äußeren Ordnung beimißt, findet seinen Ursprung wahrscheinlich in dieser inneren Unruhe.

Ein Arsenicum-Typ bezieht alle Dinge schnell auf sich selber und fühlt sich beobachtet oder kontrolliert. Alle Bemühungen, nicht aufzufallen, führen durch ihre Krampfhaftigkeit gerade zum gegenteiligen Ergebnis.

Das Verhalten hat etwas Egozentrisches an sich, was durch Eigenschaften wie Habsucht und Gier zum Ausdruck kommt. Das Kind denkt praktisch immer nur an sich. Den kritischen Blick, mit dem es andere betrachtet, wendet es jedoch niemals auf sein eigenes Verhalten an. Beim Essen lädt es seinen Teller mit Mengen voll, die seinen wirklichen Bedarf bei weitem überschreiten. Auch dies ist eine Mischung aus Habsucht und der Angst, zu kurz zu kommen.

Ein Arsenicum-Kind ist sehr schnell erkältet. Diese Erkältung tritt mit wäßrigem, scharfen Nasensekret, ständigem Niesen und häufig mit dem Gefühl einer verstopften Nase auf. Der Zustand kann sich akut verschlimmern und ebenso schnell zur Brusthöhe hin verlagern, wo sich eine Bronchitis oder ein Asthmaanfall entwickeln. Dies erinnert stark an einen Heufieberanfall, der in asthmatische Beschwerden ausmündet. Solch ein Asthmaanfall ist ganz typisch: sehr bedrängend, krampfartiges Luftschnappen, trockene, pfeifende Geräusche in der Lunge und immer extreme Angst und Ruhelosigkeit. Nun ist es für das Kind nicht einfach, seine Unruhe zu äußern, denn jegliche Bewegung läßt das Engegefühl zunehmen. Beim Flachliegen hat es aber das Gefühl, ersticken zu müssen, so daß es den Kompromiß darin findet, aufrecht im Bett zu sitzen, den Rücken gestützt auf einem Kissen. Die Anfälle haben ihren Höhepunkt gewöhnlich zwischen Mitternacht und zwei bis drei Uhr nachts. In diesen klassischen „Spukstunden“ wird ein Arsenicum-Kind von schrecklichen Ängsten heimgesucht. Im Fall eines Asthmaanfalles ist die Angst ja sehr begreiflich, aber bei einem Arsenicum Typ nimmt sie extreme Ausmaße an.

Kälte und Lachen verschlimmern den Zustand, so daß das Kind im warm geheizten Zimmer ganz warm zugedeckt werden möchte. Sobald der Anfall abnimmt, verschwindet die Trockenheit in den Luftwegen, und die Lungen füllen sich mit Schleim (das Kind kann dabei das Gefühl angeben, als ob seine Brust ganz voll mit etwas sei). Dann beginnt eine Periode des Abhustens von großen Mengen weißen, schäumenden Sputums, wonach wieder „Ruhe“ einkehrt.

Die Kälteempfindlichkeit ist ganz auffallend; ein Arsenicum-Kind hat starkes Verlangen nach Wärme. Obwohl alle seine Schmerzen brennend empfunden werden, verlangt es nach Wärme. Die Augen, die Nase, die Kehle, der Magen, die Därme, der Brustkasten, Blase, die Haut und Blutgefäße, überall kann es brennen. Obwohl sich das Kind kalt anfühlt, klagt es über „Brennen“ von innen.

Jede plötzliche Abkühlung macht Beschwerden. Eisessen (besonders sogenanntes Sorbet mit Früchten und Limonade) stellt ein großes Risiko für einen akuten Durchfall dar, ebenso wie der Genuß von eiskaltem Wasser oder Milch oder Sitzen auf einem kalten Untergrund. Im günstigsten Fall bleibt es bei einigen Durchfällen; laufen die Dinge nicht so günstig, dann reagiert auch der Magen mit, und Erbrechen sowie Diarrhöe treten gemeinsam auf, eine sehr schlimme Erfahrung für das Arsenicum-Kind, weil seine Kräfte sehr schnell verfallen und es dann erschöpft ist. Diese zusehends fortschreitende Erschöpfung ist für Arsenicum sehr charakteristisch. Der plötzliche starke Durchfall hat sicherlich auch mit der geringen Vitalität des Kindes zu tun, das seine Eigenwärme nur schwer festhalten kann (die brennenden Schmerzen sind zu betrachten als ein Stau, eine Anhäufung von Wärme, eine unregelmäßige Verteilung, ein örtliches Zuviel und dadurch ein allgemeines Zuwenig).

Ein großer Esser ist es nicht. Obwohl es viel auf seinen Teller lädt – aus Furcht, zu kurz zu kommen – ißt es wenig. Wenn es sich nicht ganz wohlfühlt, widerstrebt ihm sogar Essensgeruch! Nur trinken tut es immer gerne, es hat einen „brennenden“ Durst, möchte am liebsten den ganzen Tag trinken. Es trinkt niemals gierig seinen Becher leer, sondern immer in kleinen Schlückchen. Dabei kann die Flüssigkeit warm oder kalt sein. Obwohl letztere sicherlich nicht gut vertragen wird (Übergeben, Schüttelfrost oder Diarrhöe), wird sie doch verlangt. Ein großes Bedürfnis nach ausschließlich warmen Getränken kann eine starke Indikation für Arsenicum sein.

Kalter Wind nimmt diesem Typ buchstäblich den Atem, Abkühlung bewirkt Erkältung, Eis Diarrhöe, kaltes Wasser Erbrechen; dies alles sind Zeichen zu starken Verfalls und zu geringen Kräfteaufbaus. Man bekommt den Eindruck, daß das Kind zuwenig Substanz dem gegenüber aufbringen kann, wodurch das sowieso schon schwache Gleichgewicht kräftige Einbußen hinnehmen muß. Die allgemeine Empfindlichkeit muß man von diesem Gesichtspunkt aus beurteilen: Es gibt keine Abwehr. Gerüche, Graspollen oder Stoffteilchen in der Luft, Berührung, Geräusche, Aufregung können die Balance entscheidend stören (das Kind bekommt Nasenbluten, wenn es etwas angestellt hat).

Der Schlaf ist ruhelos, besonders um Mitternacht. Das Kind hat eklige Träume von Toten und Leichen (!). In der Nacht bekommt es Angst vor Gespenstern, Geistern und Dieben: Ein Zeichen der Angst vor einer unerwarteten Störung der eigenen Ordnung und vor dem Verlust des eigenen Besitzes, der ja doch ein großes Maß an Sicherheit verleiht.

Die einzige Ausnahme der allgemeinen Wärmebesserung ist der Kopfschmerz, der durch gesteigerten Blutandrang zum Kopf entsteht und durch Kühle oder einen kalten Waschlappen gelindert werden kann. So liegt der Arsenicum-Typ bis zum Kinn in warme Decken eingehüllt, um dem Wärmebedürfnis des Körpers gerecht zu werden und dem Kopf Kälte zu bieten.

Es scheint, als ob die Ordentlichkeit und die Pünktlichkeit sich auch in den Beschwerden widerspiegeln, denn Kopfschmerz und Asthma zeigen beispielsweise eine regelmäßige und periodische Rhythmik innerhalb von ein bis zwei Wochenabständen. Das kann so weit gehen, daß eine bestimmte Krankheit jedes Jahr um dieselbe Zeit (und sogar denselben Tag) wiederkehren kann. Arsenicum-Kinder leiden stark an Heufieber.

Neben dieser Periodizität ist ein Wechseln der Beschwerden ein weiteres Charakteristikum für Arsen: Asthma wechselt mit Hauterkrankungen, Asthma mit Diarrhöe, Kopfschmerz mit Asthma.

Ein Kind, das früher Ekzeme hatte und dank Salben und Schmiermitteln „geheilt" wurde, kann nach Ablauf einer gewissen Zeit plötzlich mit Asthma zu tun bekommen. Häufig wird nach Gabe von Arsenicum das Asthma verschwinden und der Hautausschlag zurückkehren, worauf eine echte Heilung mit der richtig gewählten, homöopathischen Behandlung des Ekzems aufgrund der **Gesamt**-Symptome erzielt werden kann. Die ursprünglich feine Haut nimmt schließlich am Verfall teil, wird trocken und brennend, schrumpft – wie versengt – ein und schilfert unter Bildung feiner, weißer Hautteilchen ab.

Alle Symptome der Arsenicum-Kinder aufzuzählen, wäre unsinnig; Sie würden den Wald vor lauter Bäumen nicht mehr sehen! Uns geht es ja auch um das Aufzeigen der Umrisse eines Bildes. Zusammenfassend kann man aber erkennen, daß beim Arsenicum-Typ die Balance zwischen Aufbau und Abbruch gestört ist. Ein Mensch, der nur aufbaut, ist wie eine Pflanze, kann nicht wirklich wach sein und fühlen, hat ständig nur das Gefühl der „Sättigung" (und das macht müde!). Um bewußt fühlen zu können, muß wieder verbrannt werden, was aufgebaut worden ist! Diese Funktion des Abbruchs erfüllt Arsen im Organismus. Wirkt es zu stark, dann wird der Aufbau gehemmt, und die Grundlage für das organische Leben wird zu schmal: Verfall ist die Folge. Dann treten die genannten Arsenicum-Symptome ans Licht, wobei man bedenken muß, daß Menschen dieses Typs von vornherein schon Schwierigkeiten mit dem Gleichgewicht zwischen Aufbau und Abbruch haben, zwischen Substanz und Bewußtsein.

ZUSAMMENFASSUNG

1. Schlanke, fein gebaute und zartbesaitete Kinder.
2. Sehr ängstlich; Angst u. a. vor Spuk, Geistern, Dieben, Unerwartetem, Dunkelheit, dem Tod; große Ruhelosigkeit, findet nirgends Ruhe.
3. Schrecklich genau und präzise; findet Sicherheit in fast zwanghafter Ordentlichkeit.
4. Kritisch, habsüchtig, gierig.
5. Plötzlicher Kräfteverfall.
6. Intensiv brennende Schmerzen; besser durch Wärme; brennender Durst; trinkt in kleinen Schlückchen.

7. Sehr kälteempfindlich; alles, was kalt ist oder mit Kälte zu tun hat, verschlimmert; mit Ausnahme des Kopfschmerzes, der nur durch Kälte oder frische Luft besser wird.
8. Periodizität der Beschwerden; Abwechseln der Beschwerden (z. B. Asthma und Ekzem).
9. Verschlimmerung: Kälte; Eis; kalte Getränke; nach Mitternacht; alle 14 Tage; jährlicher Rhythmus; Anstrengung; unterdrücktes Ekzem.
   Besserung: Wärme; warme Nahrung; warme Getränke; in Bewegung sein; mit erhöhtem Kopf; in Gesellschaft.

Ätiologien:
Eisessen; Früchte; im Meer baden; plötzliche Abkühlung mit Wasser; schlechte Ernährung; Sorgen; Kummer; Angst; Wut.

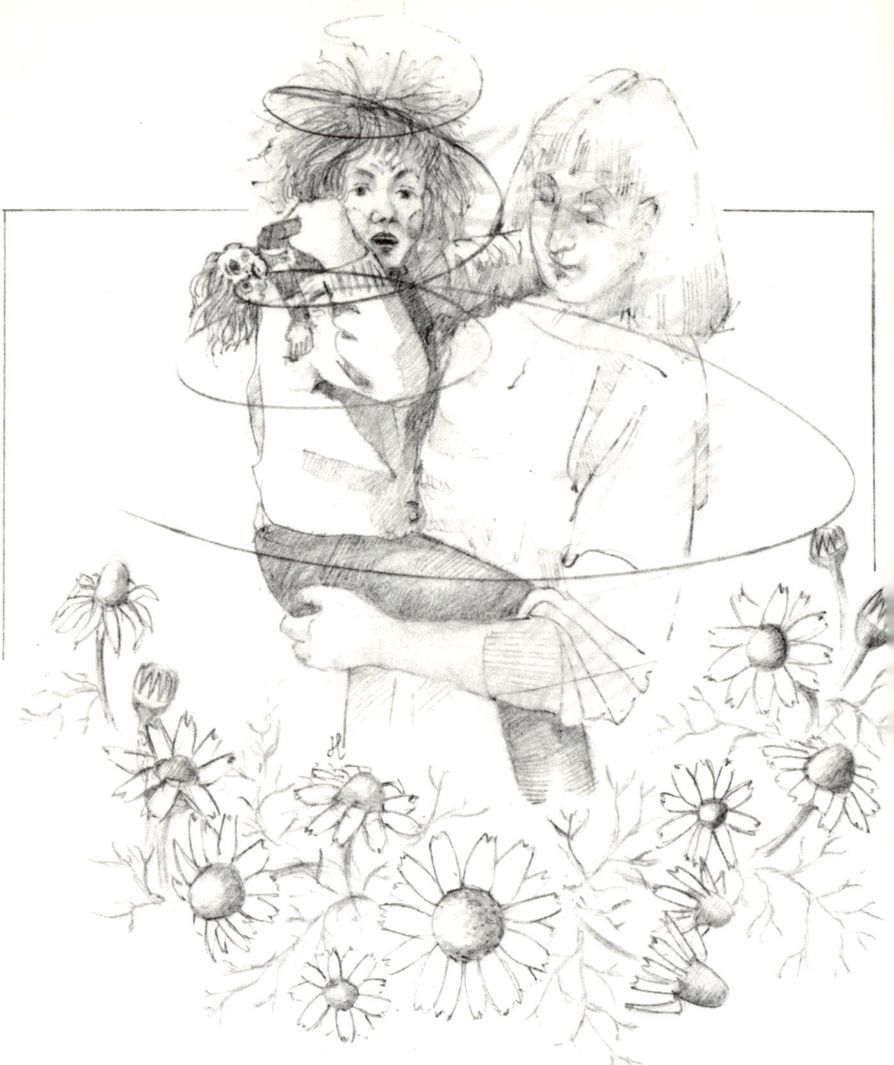

Chamomilla

Chamomilla

So wie Artemisia abrotanum wird auch Matricaria chamomilla, die echte Kamille, zur Familie der Compositae gezählt. Mit Ausnahme des hohen Nordens und der tropischen Regenwälder hat diese Pflanzenfamilie die ganze Welt erobert. Sie bevorzugt weite, lichte Plätze. Wenn diese Voraussetzung gegeben ist, findet man ihre Angehörigen praktisch überall: Auf Weideland, Grasland, Steppen, Savannen, am Wasser, im Gebirge, in Wüstengegenden, an der Meeresküste und auf Salzboden. Die Compositen verdanken ihren Namen der „Komposition" zweier Blütenformen: Den Röhren- und den Bandblüten. Röhren bilden das Herz, Bandblätter die Strahlen, kleinen „Sonnen" gleich. Sonnenblume, Margerite und Gänseblümchen sind die bekanntesten Beispiele. Die Echte Kamille erstrahlt gewissermaßen in bescheidenem Strahlenglanz: Ihre Bandblätter sind häufig zurückgeschlagen. So wie die Bezeichnung „Echt" vermuten läßt, existiert auch eine „Falsche" Kamille. Diese gehört zum Geschlecht Artemisia, Römische Kamille. Sie hat kleine Strohschüppchen zwischen den Blütenblättern, die Echte nicht; die Falsche hat einen gefüllten Blütenboden, die Echte einen hohlen.

Seit alters her wird die Kamille ihrer Heilkräfte wegen gerühmt, obwohl nicht ganz klar ist, ob man die Echte oder Falsche Kamille verwendete. Die Kamille war „krampflösend, erwärmend, lösend, entspannend, beruhigend und schmerzlindernd". Manche Autoren schreiben ihr sogar die Fähigkeit zu, „kranken Pflanzen, die in der Nähe wachsen, zu helfen". Wie schon der lateinische Namen matricaria = Mutterkraut anklingen läßt, hat die Pflanze etwas „Mütterliches" an sich. Sie verleiht vielen Kranken „Trost". Pflanzliche Öle sind meist gelb, eigenartig genug, daß die Kamille blaues Öl, das sogenannte Azulen, enthält. Es scheint so, als ob die Pflanze ihre beruhigende, tröstende Eigenschaft bis auf ihr Öl durchwirken läßt: In der Farbenlehre ist Blau die Farbe der „alles umschließenden Mutterliebe". Die Natur hat alles wunderbar organisiert!

Erhofft man sich allerdings „Trost und Mutterliebe" für jeden

Tag, indem man Kamillentee regelmäßig trinkt, dann wird man enttäuscht. Wie aus den Arzneimittelprüfungen von Chamomilla deutlich wurde, läßt die Pflanze die Empfindlichkeit des Nervensystems gerade zunehmen, so daß gleichsam die „beschützende Umhüllung“ wegfällt, und der geringste (körperliche oder emotionelle) Reiz buchstäblich Schmerz verursacht. Diese extreme Schmerzsensibilität gibt Anlaß zu heftigen Wut- und Gewaltreaktionen. Man muß sie sehen als den Versuch, den eigenen Organismus zu schützen. Die Bösartigkeit, Ruhelosigkeit und Ungeduld von Kamille wird nur vom verschlafenen Kaffeetrinker erreicht.

Wie sieht es nun mit den heilenden Eigenschaften der Kamille aus, die solch eine große Überempfindlichkeit verursacht und nicht heilt, wie man es im allgemeinen annimmt? Das „Aktion-Reaktion“-Prinzip der Homöopathie kann Licht in diese Frage werfen. Die Reaktion auf einen Reiz ist dem Reiz selber entgegengestellt. Im Fall der Kamille handelt es sich um einen Reiz, eine Einwirkung, eine Aktion auf den Körper, die als empfindlich-machend erfahren wird. Der Organismus versucht, diese Wirkung zunichte zu machen und beginnt zu **reagieren.**

Dies führt zum Gegenteil, nämlich zu Beruhigung und Entspannung. Nun hängt es von verschiedenen Faktoren ab, wie schnell die Reaktion folgt. Wie stark ist der Reiz, wie lange und wie häufig wird er wiederholt, und wie empfänglich ist der Organismus dafür? Je stärker und frequenter der Reiz, je empfindlicher der Organismus dafür, umso länger die Wirkung, die dem Körper „aufgezwungen“ wird! Ist der Reiz dagegen gering, also zu schwach, um langfristig zu stören, aber kräftig genug, Reaktionen zu entlocken, dann reagiert der Organismus praktisch direkt. Das ist Heilung! Heilung ist eine Eigenleistung des Organismus und kommt nie von außen. Kamille heilt nicht, sie veranlaßt zu spezifischen Heilreaktionen des Körpers.

Worum es also geht, ist die Dosis, die Menge und Gleichartigkeit von Reiz und Störung. Hohe, häufig wiederholte Dosen drängen ihre Symptome auf, eine kleine Dosis aktiviert und regt zu gegengesetzten Erscheinungen an. Wer beispielsweise Kaffee trinkt, um wach zu werden, vergißt, daß der Körper mit gesteigerter Schläfrigkeit reagiert, wenn der Kaffee ausgewirkt hat.

Die Person wird nach einigen Stunden noch müder und dumpfer, meint aber, das „Ei des Kolumbus“ gefunden zu haben, wenn sie sich angewöhnt, noch schnell ein Täßchen Kaffee zu nehmen. Solange dies nicht zu häufig praktiziert wird, werden die natürlichen Reaktionen nicht aufgehoben, und man fühlt sich den ganzen Tag wach und aufnahmebereit. Nur muß irgendwann der Preis dafür bezahlt werden, unmerklich wird die Ermüdung größer, also wird auch die Dosis gesteigert. „Kaffee-Erschöpfung“ ist die logische Folge.

Kehren wir zurück zur Kamille, oder homöopathisch Chamomilla. Zusammenfassend sieht man, daß sie mit Überempfindlichkeit für Eindrücke zu tun hat, aufgrund einer zu schwachen „Umhüllung“, zu geringer Abschirmung. (Die Mutter gilt als das Symbol für die Abschirmung gegen zu starke Einflüsse. Angestrebt wird nicht die äußere Mutter, sondern das innere Vermögen der Selbstbeschirmung, das jeder Mensch besitzt.) Chamomilla-Typen können sich nicht richtig abschirmen, was sie überempfindlich macht. Die Reaktionen wie Ungeduld, heftige Gereiztheit und Bösartigkeit sind von daher zu erklären.

DER TYPUS

Viele Typen kann man schon an ihrem Äußeren erkennen. Das schwere Calcium carbonicum-Kind mit den blauen Augen und dem blonden Haar, das schlanke Phosphor-Kind mit der hellen Haut und den roten Haaren und das kleine Barium carbonicum-Kind mit seinem offen stehendem Mund und dem wesenlosen Blick in den Augen sind Beispiele dafür. Einen Chamomilla-Typ erkennen Sie jedoch an seinem Verhalten. Das Kind hält in irritierter und ruheloser Art seine Mutter in Trab, daß man es unmöglich übersehen kann. Es verhält sich sehr unangenehm, garstig und böse, gut gemeinte Annäherungsversuche entlocken ihm nur ein schnippisches Schnauben.

Versucht man es abzulenken mit einem Spielzeug, dann wird es verärgert weggeworfen. Solch ein Typ fragt nicht, er fordert. Im einen Moment will es dies, im anderen das, um wenige Minuten später wieder etwas anderes zu verlangen. Und das geschieht, wie schon erwähnt, nicht allzu freundlich. Einem Chamomilla-Kind kann man es einfach nicht recht machen, denn was man auch tut, es ist nie gut. In derselben Gereiztheit, mit der etwas verlangt wird, wird es auch abgewiesen. Das Kind ist sich selber im Weg und bringt seine Umgebung mit seinem quengeligen, fordernden Wesen zum Wahnsinn. Es will weder angesprochen noch angelangt werden, nur wenn es herumgetragen wird, beruhigt es sich. Wiegen darf man es auch, bei passiven Bewegungen kommt es in eine bessere Stimmung. Eine ermüdende Tätigkeit allerdings, denn bei jeder Unterbrechung kehrt die Gereiztheit sofort wieder zurück.

Dieses ungeduldige, heftig reagierende, sehr launische Benehmen beruht nicht auf einer wirklichen Boshaftigkeit. Obwohl alles dagegenspricht, kann das Kind eigentlich nichts dagegen tun. Es sind Reaktionen der Hilflosigkeit, der Überempfindlichkeit. Die „Umhüllung“, die selbstbeschirmende Abwehr gegen äußere Reize funktioniert nicht. Die überströmende Empfindlichkeit läßt geringe Reize unerträglich werden, besonders Schmerzen werden nicht vertragen. Das Kind wird beinahe wahnsinnig vor Wut; es ist rasend; rasend, weil es Schmerzen hat und außerdem ungehalten darüber, daß man den Schmerz nicht augenblicklich wahrnehmen kann. In seiner Raserei kann es um sich schlagen und schreien. Obwohl die Umgebung alles zu spüren bekommt, ist das Verhalten eine Reaktion auf die eigene Hilflosigkeit. Die mangelnde „Umhüllung“ muß durch die Mutter (oder den Vater) kompensiert werden durch stundenlanges Herumtragen oder Wiegen.

Je weiter der Tag fortschreitet, um so größer wird mit der Müdigkeit auch die Gereiztheit, von der Bettgehzeit bis um Mitternacht ist ein Chamomilla-Kind beinahe unausstehlich. Es schreit und kreischt fast unaufhaltsam, streckt seinen Körper nach hinten durch, kann sich vor Bosheit (oder Wahnsinn?) rückwärts werfen oder mit seinem Kopf gegen die Wand klopfen. „Solch ein Kind kann sich während eines Wutanfalls so aufregen, daß es blau im Gesicht wird und sich vor lauter Wut in Krämpfen wälzt. Ein typisches Chamomilla-Kind von etwa drei Jahren hatte die Angewohnheit, aus Wut mit dem Kopf gegen die Wand zu rennen, nur um seiner Mutter Angst zu machen. Eines

Abends hatte es sich wieder einmal unmöglich aufgeführt. Als die Mutter das Zimmer verlassen hatte, um es nur schreien zu lassen, geriet es in eine Ekstase. Es war praktisch bewußtlos, dunkelrot im Gesicht und zeigte Krampfzeichen am ganzen Körper. Mit der gesunden Einstellung, einem Kind manchmal zu widersprechen, muß man also bei einem Chamomilla-Typ sehr vorsichtig sein" (Borland).

Nach Mitternacht fällt das Kind vor Erschöpfung in Schlaf. Es ist jedoch kein ruhiger Schlaf, es dreht und wendet sich, stöhnt, spricht und heult im Schlaf, schreckt auf und beginnt zu kreischen.

Ebenso hitzig wie die geistigen und emotionalen Reaktionen sind auch die körperlichen Erscheinungen. Der Körper ist heiß, ebenso der Schweiß, der Atem, das Gesicht, die Fußsohlen und der Stuhlgang. Folglich verschlimmert Wärme, mit Ausnahme der Bauchkrämpfe, die durch Wärme gerade gelindert werden. Der Zahndurchbruch ist eine ganz schwierige Periode für den Chamomilla-Typ. Aufgrund seiner Überempfindlichkeit für Schmerz hat das Kind dann besonders Probleme. Das Zahnfleisch ist auf einer Seite entzündet, feuerrot und sehr schmerzhaft. Eine Wange ist rot und heiß, die andere bleich und kühl. Der Atem ist heiß und sauer, manchmal bitter. Beim Durchkommen der Zähne kann das Kind eine ganze Reihe Beschwerden haben: Durchfall, Krämpfe, Ziehen in den Gliedmaßen, Bauchkrämpfe, trockener Husten oder schneller, rasselnder Atem. Auch Fieber kommt vor, wobei heißer Schweiß aus buchstäblich allen Poren strömt.

Durch die schneidenden Bauchschmerzen oder die Gasansammlungen krümmt sich das Kind zusammen und zieht die Beine weit nach oben. Der gras- oder gelbgrüne, schleimige oder unverdaute Stuhl kann aussehen wie Rührei. Meist ist er so scharf und heiß, daß der Hintern feuerrot und wund wird. Der Geruch von verdorbenen Eiern macht das Elend vollkommen. Doch nicht nur in der Zahnungsperiode kann das Kind einen solchen Durchfall haben, auch Erkältungen, Ärger oder Wut können dazu führen. Häufig geht die Diarrhöe mit Bauchkrämpfen einher. Vermehrte Gasansammlung kann ebenfalls heftige Bauchschmerzen bewirken. Eigenartigerweise verschlechtert das

Aufstoßen den Zustand. Winde, die immer nach verdorbenen Eiern riechen, lindern.

Obwohl Chamomilla fast das Standardmittel ist für Kinder, die Zähne kriegen, paßt es nicht auf alle Kinder in dieser Periode. Nur wenn das geistige Bild mit dem oben Gesagten übereinstimmt, eine Wange rot und heiß, die andere blaß und kühl ist, sich die Schmerzen verschlimmern durch alles, was heiß ist und besser werden durch etwas Kaltes, die Beschwerden sich abends steigern, um Mitternacht wieder nachlassen und ein geheiztes Zimmer alles verschlimmert, dann wird Chamomilla sofort erleichtern und Ruhe bringen.

Die Wärmeverschlimmerung ist eine der charakteristischsten Züge von Chamomilla. Warme Nahrung läßt z. B. die Schmerzen im Mund, Magen und Bauch ärger werden. Nach dem Essen oder Trinken wird das Gesicht heiß und schwitzig; es besteht ein großer Bedarf an Wasser und manchmal an sauren Getränken. Wenn ein Chamomilla-Typ Schmerzen hat, wird er heiß und durstig und bricht in warmen Schweiß aus. Trotzdem besteht aber auch eine Empfindlichkeit auf feucht kaltes Wetter und Wind. Kaltes, windiges Wetter kann eine Erkältung, Hustenanfälle oder eine akute Mittelohrentzündung nach sich ziehen. Letztere tritt gewöhnlich abends plötzlich sehr heftig auf. In den meisten Fällen wird sich das Kind nicht berühren lassen, besonders reizbar sein und den Schmerz förmlich herausschreien. Eine Wange ist meist rot, manchmal ist auch die Ohrmuschel des betroffenen Ohrs feuerrot. „Chamomilla ist zur Behandlung der akuten Mittelohrentzündung häufiger angezeigt als jedes andere Mittel; und es heilt, ohne daß das Trommelfell perforiert. Allerdings muß das Kind sowohl Chamomilla-Reaktionen wie auch die Mittelohrentzündung haben, sonst wirkt es nicht. Das Nervensystem muß überempfindlich und das Kind böse und überreizt sein. Ein Pulsatilla-Kind bekommt durch denselben Anlaß, eine Kälteexposition, Mittelohrentzündung und hat ebenfalls die eine rote Backe – aber es ist eben ein Pulsatilla-Kind und Chamomilla wird keinerlei Reaktion zeigen“ (Borland).

Kinder mit dem genannten Temperament und den obenerwähnten Modalitäten (schlechter durch Wärme, abends und nachts, besser durch Herumgetragenwerden) werden viel Nutzen aus Chamomilla ziehen, ungeachtet ihrer Beschwerden. Mit anderen Worten: Zur Bestimmung eines homöopathischen Mittels sind vor allem die geistigen Symptome und die Modalitäten von Belang. (Modalitäten sind die allgemeinen oder örtlichen Besserungen oder Verschlimmerungen aufgrund äußerer Umstände.)

ZUSAMMENFASSUNG

1. Kinder dieses Typs sind weniger durch ihr Äußeres als durch ihre Reaktionsmuster gekennzeichnet: reizbar, ungeduldig, bösartig, heftig.
2. Überempfindlich, vor allem auf Schmerz.
3. Will weder angelangt noch angesprochen werden; weiß nicht, was es will, möchte ständig etwas anderes; wirft wütend alles, was man ihm anbietet, von sich.
4. Will den ganzen Tag herumgetragen oder gewiegt werden („mütterliche Umhüllung“).
5. Hitzig; Körper, Gesicht, Schweiß, Nasenlauf, Atem, Stuhl und Fußsohlen ebenfalls heiß.
6. Beschwerden durch Wut und heftige Aufregung: Bauchkrämpfe, Asthma, Heiserkeit, Krampfanfälle, Diarrhöe.
7. Durchfall wäßrig, grün oder gelblich, scharf und heiß; enthält Stücke unverdauter Nahrung, Schleim und sieht aus wie Rührei; stinkt nach verdorbenen Eiern; verätzt den After; namentlich beim Zahndurchbruch, aber auch nach Erkältung oder Ärgernis.
8. Eine Wange heiß und rot, die andere kühl und bleich (Zahndurchbruch, Mittelohrentzündung).
9. Verschlimmerung: Wut; abends und nachts; Wärme; warme Umschläge; Durchbruch der Zähne, feuchtkaltes Wetter; Wind; Kaffee; Anfassen und Anschauen; Musik.

Besserung: Herumgetragen werden, Wiegen; Warme Umschläge (nur bei Bauchschmerz), Schwitzen, kaltes Wasser; kalte Umschläge.

Ätiologien:
Zahndurchbruch, Wut; Schmerz; Aufregung; Kaffee oder andere anregende Mittel.

Cina

Artemisia cina ist eine Unterart von Artemisia maritima, dem Wurmsamen. Wie schon der Name „maritima“ (= vom Meer) besagt, findet man die Pflanze in der Nähe der Seeküste, und zwar in Salzsteppen zwischen Kaspischem Meer und Aralmeer (Sowjetunion). Früher hielt man die ungeöffneten Blütenköpfchen dieser Pflanzensorte für Saat. (Der Name Cina kommt vom italienischen Wort „semenda“, was „Saat“ bedeutet.) Sie wurde als wurmtreibendes Mittel verwendet und ist unter verschiedenen Namen, u. a. Wurm- oder Zitwersamen, im Handel.

Vermutlich kann man das alkoholische Getränk Wermut zurückführen auf wormworth = Wurmkraut. Wermut enthält mehrere Sorten von Artemisia. Der Trank diente (und tut es auch heute noch) dazu, den Appetit anzuregen, eine Fähigkeit, die er den enthaltenen pflanzlichen Bitterstoffen verdankt: Artemisia-Gewächse sind besonders bitter von Geschmack (siehe auch Abrotanum).

„Bitter im Mund, macht das Herz gesund“, sagt das Sprichwort. „So bitter wie Galle“, sagt ein anderes und weist auf die Beziehung zwischen der Galle und dem Bitteren hin. Das erstgenannte Wort möchte sagen, daß es besser ist, Bitterkeit herauszusprechen, als das Gemüt (das Herz) damit zu belasten. „Galle zu spucken“, heißt es auch, sei besser, als sie hinunterzuschlucken. So verwendete man Bitterdrogen, um die Verdauung anzuregen, den Gallefluß zu stimulieren und auf diese Weise zu verhindern, daß zu viele Abfallstoffe im Körper bleiben und ihn schädigen; überflüssige Abfallstoffe im Darm könnten Würmern als Nahrung dienen und ihren Bestand unterhalten. Eine gut funktionierende Verdauung hinterläßt keine Abfallstoffe – sowohl auf körperlichem wie auf psychischem Niveau –, wodurch den Würmern die Lebensgrundlage entzogen wird, sich Wurmeier, die jeder Mensch in seinem Darm enthält, nicht entwickeln können und über den Stuhl den Organismus verlassen.

Ein Übermaß an Wurmkraut macht die Verdauung jedoch wieder zu aktiv. Dann wird gewissermaßen auch verdaut, was nicht verdaut werden darf, die Verdauung wird so gesteigert, daß das Bewußtsein bedroht wird: Große Pupillen, Ohnmacht, Veränderungen an der Netzhaut, Erbrechen, Atemnot und Schwindel sind die Folgen. Besonders Halluzinationen, in denen der Vergiftete zuerst violett, später gelb sieht, sind ganz charakteristisch für die starke Wurmsamenwirkung. Auch die Sklera der Augen wird gelb, woraus man schließen kann, daß der Gallefarbstoff über seine Ufer getreten ist und ansteigt. Diese „aufsteigende Bitterkeit" ist typisch für den Wurmsamen, Cina.

DER TYPUS

Ein Cina-Typ zeigt viele Übereinstimmungen mit dem Chamomilla-Typ. Er ist genauso überempfindlich, irritiert und nervös. Man kann es dem Kind nicht recht machen, erst will es alles, wenn es etwas bekommt, wirft es das böse wieder von sich. Unwillig und mürrisch weigert es sich, zu spielen, nichts ist ihm gut, unzufrieden und heulend gibt es zu verstehen, daß es sich alles andere als wohl fühlt. Genauso wie das Chamomilla-Kind will es am liebsten den ganzen Tag auf dem Schoß verbringen, herumgetragen und gewiegt werden. Und das 24 Stunden am Tag, denn mit Schlafen ist nicht viel: Hat man das Kind glücklich zum Schlafen gebracht, wird es noch vor Mitternacht wieder wach, springt voller Angst aus dem Bett, schreit panisch und berichtet, welch fürchterliche Dinge es sieht. (Kann es sich noch nicht ausdrücken, wird es kreischen und fast nicht zu beruhigen sein.)

Trotz seines Bedürfnisses nach Wiegen und Herumgetragenwerden läßt sich ein Cina-Typ nicht gerne anlangen. Selbst wenn man das Kind nur anschaut, kann man sich auf eine böse Reaktion gefaßt machen, es schreit und schlägt um sich.

Das Chamomilla-Kind möchte aus reiner Bosheit nicht angeschaut oder berührt werden, das Cina-Kind deshalb, weil Berührung Schmerzen verursacht. Sein Körper ist überempfindlich und schmerzt leicht. Setzt man jedoch unter dem Risiko, ein paar Schläge auf den Kopf zu bekommen, durch, das Kind in die Arme zu nehmen und herumzutragen, dann wird es sich durch die regelmäßige, passive Bewegung beruhigen. Auffallend ist die absolute Abneigung gegen Haarekämmen. Es will am

Kopf nicht einmal berührt werden, auch nicht, wenn man ihm wohlwollend über den Kopf streicheln möchte.

Vor Zorn kann es Husten bekommen oder in seine Hose pinkeln. Geschieht etwas nicht nach seinem Sinn, dann ist eine Kreischkanonade die Folge. Über Kleinigkeiten regt es sich schrecklich auf und ist über harmlose Scherze tödlich beleidigt: Ein Cina-Kind versteht keinen Spaß und fühlt sich sofort auf die Zehen getreten. Man hat den Eindruck, als ob das Kind ständig am Gallespucken ist, so bitter unzufrieden ist es. Mit der Galle verhält es sich übrigens eigenartig, denn im Stuhl fehlt sie meist, der Stuhl ist wäßrig oder breiig und weiß, während er beim Chamomilla-Typ grün oder gelbgrün ist. Man findet häufig Würmer vor, nicht nur ein paar, sondern ein ganzes Gewimmel. Vermutlich hängen auch die heftigen Bauchkrämpfe um den Nabel damit zusammen. Das Kind drückt mit aller Gewalt auf seinen Bauch oder dreht sich im Schlaf auf den Bauch. Ein Kind, das immer auf dem Bauch oder auf Händen und Knien schläft und dazu noch tagsüber die oben skizzierte Stimmung zeigt, wird man wohl sofort zum Cina-Typ rechnen können!

Vielleicht muß ein Cina-Kind für zwei essen – für sich und seine Würmer –, weil es unmittelbar nach einer ausgiebigen Mahlzeit schon wieder Hunger hat. Es ist nicht satt zu bekommen, abends steigt es mit knurrendem Magen aus dem Bett, um ihn noch einmal schnell zu füllen, allerdings mit der Gefahr, später in der Nacht abscheulich zu träumen und vor Panik aufzuwachen. Eine ruhige Nacht gibt es fast nie, häufiges Aufwachen, unruhiger Schlaf und nur ein Einschlafen, wenn das Kind gewiegt wird, sind typisch. Dabei schluckt und kaut es im Schlaf und knirscht ständig laut mit den Zähnen.

Am Morgen wird es heulend wach und reibt sich ausgiebig Augen und Nase. Doch auch untertags macht es damit weiter und zupft und reibt so lange an der Nase, bis sie zu bluten beginnt, oder scheuert die Nase am Kissen oder Schulter dessen, der es herumträgt. Die Nase juckt, ebenso wie der Anus (Würmer!).

Das Kind sieht oft bleich aus, hat dunkle Ringe um die Augen und eine blau-weiße Verfärbung um den Mund. Manchmal wird ihm ganz heiß im Gesicht, es bekommt glühend rote Flecken auf den Wangen und einen brennenden Durst nach kalten Getränken. Wie schon erwähnt, will es ständig essen, auch wenn es die letzte Mahlzeit, zusammen mit Schleim oder Galle, erst kurz vorher erbrochen hat. Schluckauf kommt häufig vor, auch im Schlaf. Daneben gähnt das Kind andauernd. Beschwerden, die mit ständigem Gähnen vergesellschaftet sind, passen meist ins Cina-Bild.

Die Pupillen sind erweitert. Länger auf etwas schauen, etwas fixieren, das kann das Kind nicht, vor dem Auge erscheint ein Schleier, der nach Reiben verschwindet, und das Kind für eine Zeitlang wieder klar sieht. Oft beobachtet man auch, daß die Augen nach innen schielen.

Ein Cina-Kind mit Verdauungsbeschwerden ist auch für eine Reizung der Hirnhäute empfänglich: Es bewegt ständig den Kopf, reibt ihn am Kissen und vergräbt ihn darin. Ohne daß man von einer deutlichen Hirnhautentzündung sprechen könnte, beginnt es, mit den Augen nach innen zu schielen.

Bettnässen ist keine Seltenheit, besonders bei Vollmond. Der Urin sieht milchig-weiß aus.

Schließlich sei noch der Husten erwähnt, mit dem Cina-Kinder oft Probleme haben. Es ist ein trockener, abgehackter Husten, der in der Nacht schlimmer wird, häufig von Niesen gefolgt wird und morgens mit Erbrechen einhergeht. Im Kehlkopf staut sich Schleim auf, weshalb das Kind auch häufig schlucken muß. Allerdings ohne viel Erfolg, denn wenig später ist schon wieder Schleim da. Nach einem Hustenanfall hört man ein Cina-Kind unter gurgelndem Geräusch in der Kehle etwas hinunterschlukken – dasselbe Geräusch, das man auch beim Trinken hören kann. Der trockene Husten kehrt jedes Frühjahr und jeden Herbst zurück und verschlimmert sich eigentümlicherweise durch Lesen und Schreiben.

Der große Unterschied zwischen Cina und Chamomilla-Typen ist die Starrköpfigkeit der Cina-Kinder; dies findet man bei Chamomilla-Kindern nicht, diese sind immer labil.

ZUSAMMENFASSUNG

1. Ungeduldiges, starrköpfiges, äußerst reizbares und böses Kind.
2. Weiß nicht, was es will; wirft das Verlangte verärgert weg.
3. Abneigung gegen Anlangen und Anschauen; Körper empfindlich; will aber herumgetragen und gewiegt werden, am liebsten den ganzen Tag; will nicht am Kopf berührt werden; Ekel vor Haarekämmen.
4. Reibt seinen Kopf oder nur die Nase am Kissen oder an der Schulter der Mutter, die es herumträgt; Reiben der Augen und der Nase schon beim Aufwachen; Juckreiz an der Nase und am After; bohrt mit dem Finger in der Nase.
5. Bauchschmerzen um den Nabel; besser durch Druck und Auf-dem-Bauch-Liegen; schläft auf dem Bauch oder auf Händen und Knien.
6. Ruheloser Schlaf; schreckt ängstlich auf; Zähneknirschen, Kauen und Schlucken, Schluckauf; reibt den Kopf am Kissen; Bettnässen im Schlaf; ständiges Gähnen.
7. Heißhunger; will unmittelbar nach dem Essen oder nach Erbrechen wieder essen; wird vor Hunger wach.
8. Trockener Husten, alljährlich im Frühjahr und Herbst; Schlucken und Niesen nach einem Hustenanfall; Schleimansammlung im Kehlkopf; sieht besser, nachdem es sich die Augen gerieben hat; kann nicht längere Zeit auf etwas schauen; plötzliches Schielen.
9. Verschlimmerung: Anlangen; ungehalten werden (Husten!); angeschaut werden; im Schlaf; Vollmond; Schielen; Gähnen; Kälte; Frühjahr und Herbst; Würmer.
   Besserung; Liegen auf dem Bauch oder auf Händen und Knien; Reiben der Augen; Bewegung.

Ätiologien:
Die aufsteigende Bitterkeit: Die bittere Stimmung und der weiße Stuhl, dem der Gallefarbstoff fehlt.

Magnesium carbonicum

Magnesium umfaßt zusammen mit Barium, Calcium und Strontium die Gruppe der Erdalkalimetalle. Im Altertum baute man die sog. „Bittererde“ bei der kleinasiatischen Stadt Magnesia ab. Jahrhunderte später stellte sich als Hauptbestandteil das Metall Magnesium heraus – daher der Name.

Heute gewinnt man dieses Element aus dem Mineral Magnesit (Magnesiumcarbonat), dem Gestein Dolomit (einer Verbindung von Magnesium und Kalk) und Seewasser. Die vielen Ziersteine aus der Magnesiumgruppe fallen nicht durch ihre Farbenvielfalt auf, ihre grüne Farbe kommt jedoch in vielfältigsten Formen vor. Im Pflanzenreich nimmt diese Farbe einen besonderen Platz ein: Mittels Chlorophyll (einer komplizierten Struktur von Eiweißen und Magnesium) wird Licht, Wasser und Luft in Pflanzenmaterial umgesetzt. Die in der Erde ruhenden Samen zeigen im Frühling ihre größte Keimkraft. Im Keimungsprozeß durchstoßen sie das Erdreich. So wie das Blattgrün enthält das Saatgut reichlich Magnesium. Daran erkennt man, welche Dynamik und Ausdehnungskraft diesem Element innewohnt.

Die Dynamik kann so groß sein, daß sie zerstörerisch wird, wie man an der Verwendung von Magnesium für Brandbomben erkennt. Zu Pulver zermahlen und entzündet, erstrahlt das Metall in so großer Helligkeit, daß das Sonnenlicht dagegen gleichsam erblaßt; von daher auch der Gebrauch für Feuerwerk und Blitzlicht. Andererseits besitzt oxydiertes Magnesium eine sehr große Feuerbeständigkeit und verdichtet sich bei hohen Temperaturen zu einem unschmelzbaren Gestein. Asbest, einfaseriger, mineralischer Stoff, ist die Verbindung von Magnesium und Silicium und bildet die Grundlage zur Herstellung feuerfesten Abdeckmaterials oder, verflochten mit Textilfasern, von feuerbeständigen Feuerwehranzügen.

Was den Gehalt an Kalium, Natrium und Kalzium betrifft, besteht zwischen Meerwasser und „Körperwasser“ (Blutserum und interstizielle Flüssigkeit) eine nahe Verwandtschaft. Nur beim Magnesiumgehalt verhält es sich anders: Es kommt im Meerwasser reichlicher vor als im menschlichen Organismus.

Untersuchungen haben nun ergeben, daß das „prähistorische“ Meerwasser beträchtlich weniger von diesem Element enthielt, so viel weniger nämlich, daß die Konzentrationen des damaligen Seewassers und des heutigen organischen Wassers präzise übereinstimmen. Hierauf stützt sich die Ansicht, daß sich der Mensch aus dem Meer entwickelt hat und in gewissem Sinn als Erinnerung an seinen Ursprung einen Rest dieses Urwassers in sich trägt.

Der potentiellen Vernichtungskraft steht so die kreative, schaffende Kraft dieses Metalls gegenüber. Diesbezüglich ist es im menschlichen Organismus nicht viel anders, wenn man bedenkt, daß es sich hier um zwei entgegengesetzte Kräfte handelt: Passivität und Aktivität, stabiler und schöpferischer Zustand. Die Passivität findet ihren Ausdruck im Festhalten an der Form und der fundamentalen Unbeweglichkeit des Knochensystems. Hier wirkt Kalzium, der Gegenspieler von Magnesium, das zur Entfaltung und Beweglichkeit des Organismus beiträgt. Obwohl beide Elemente in gewisser Hinsicht die Gegenpole voneinander sind, wirken sie auch zusammen. Ihrer Zusammenarbeit verdankt das Kind die Bildung des eigenen Gebisses, das wie die keimende Saat in der Erde nach außen durchstößt. Wie stark Magnesium mit Aktivität und Entfaltung verbunden ist, sieht man auch an der gesteigerten Wirksamkeit um das zehnte Lebensjahr, wenn sich die Keimdrüsen zu entwickeln beginnen und Nerven und Muskeln sich diesem Wachstum anschließen. Daneben ist es als wirksamer Faktor vieler Enzyme im Kohlenhydrat- und Eiweißstoffwechsel von eminenter Bedeutung.

Welch treibende und impulsive Kraft! Zu stark aktiviert führt sie jedoch zu Explosivität und Aggression auf emotionaler und geistiger, zu Verkrampfung auf funktioneller und physischer Ebene. Allgemein wird es als Anti-Streß-Mineral betrachtet, es entkrampft und entspannt.

DER TYPUS

Einen Magnesium carbonicum-Typ erkennt man nicht direkt an seinem Äußeren. Er kann mager oder auch korpulent, dunkel oder hell, groß oder zierlich gebaut sein. Erkennen wird man ihn am Temperament, denn solch ein Typ macht mit seiner Anwesenheit auf sich aufmerksam, er ist eine echte Sauerkirsche mit explosiver Stimmung, sehr reizbar, fast aggressiv in seinen Reaktionen. Er ist so launisch und überempfindlich, daß er direkt überspannt erscheint. Die Nerven sind zum Bersten gespannt, so daß nur das Berühren, ein Geräusch oder „eine kleine Unregelmäßigkeit" das Kind schon auf die Barrikaden treibt. In seinem Verhalten und seinen Reaktionen spiegelt ein Magnesium carbonicum-Typ viel vom Chamomilla-Typ wider; doch bei letzterem wird das ganze Verhaltensmuster von etwas Vorläufigem, Unstetem getragen, während ersterer mehr oder weniger chronisch schlecht gelaunt ist.

Die Spannung, die in den Nerven sitzt, fehlt völlig in den Muskeln, die schlaff und kraftlos sind. Die ruhelose Übergeschäftigkeit, die das Kind so charakteristisch macht, resultiert aus einer Nervosität und nicht aus reinem Verlangen nach physischer Bewegung. Die Überaktivität, die in keinem Verhältnis zur Reserve der Muskulatur und des ganzen Organismus steht, muß mit Müdigkeit und Erschöpfung teuer erkauft werden, was natürlich nicht zur Erlangung von Gleichgewicht und Harmonie beiträgt.

Was für das Rheum-Kind gilt, trifft auch beim Magnesium carbonicum-Kind zu: alles an ihm ist sauer! Die Laune, der Stuhl, der Schweiß und Körpergeruch, das Aufstoßen, der Auswurf, der Atem und Geschmack, alles ist typischerweise sauer. Aufregung, Ärger oder geistige Anstrengung führen bald zu heftig stechenden Kopfschmerzen. Kopf und Hände sind heiß, das Gesicht hitzig-rot im Wechsel mit bleich.

Die Periode des Zahndurchbruchs oder des Zahnwechsels ist schwierig. Das Kind hat häufig Diarrhöe, die dünnflüssig und grün aussieht – wie „Schaum auf dem Froschteich". Ein starker saurer Geruch reizt die Riechorgane. Der Durchfall geht mit heftigen Bauchkrämpfen, Aufgeblasenheit und Vergrößerung des Bauches sowie lautem Gegurgel im Darm einher. Der Stuhlgang kennt jedoch auch Variationen: unverdaut, sauer und schäumend, obenauf schwimmende weiße Bröckchen, die an Kerzenwachs erinnern. Bei den weißen Bröckchen handelt es sich um verseifte Milchfette, denn ein Magnesium carbonicum-

Typ verträgt überhaupt keine Milch; sie wird praktisch unverdaut wieder ausgeschieden. Entweder „nach unten“ als der erwähnte Durchfall oder „nach oben“ als schleimiges, saures Erbrechen.

Der Appetit ist minimal. Nach einer warmen Mahlzeit fühlt sich der Körper und v. a. der Kopf warm an. Es besteht ein Verlangen nach Früchten und Saurem. Am auffallendsten ist aber der große Bedarf an Fleisch mit gleichzeitiger Abneigung gegen grünes Gemüse. Oder andersherum: Gelüste auf grünes Gemüse und Widerwillen gegen Fleisch. Abends und nachts will das Kind viel trinken, am liebsten kalt.

Die Nacht ist die schlimmste Zeit. Alle Beschwerden verschlimmern sich oder treten dann erst zum Vorschein. Namentlich der stechende Kopfschmerz schießt ein, Schmerzen in Schneide- oder Backenzähnen werden schlimmer, die Beine sind nicht still zu halten. Der Schlaf ist sehr unruhig, das Kind redet und schreit im Schlaf, um kurz später aufzuschrecken. Ein krampfartiger Husten nimmt am Abend im Bett an Intensität zu, um nach Mitternacht abzuflauen und morgens wieder zu erscheinen. Die Nase wird so verstopft, daß das Kind davon wach wird und nur noch durch den Mund atmen kann. Mitten in der Nacht, zwischen 2 und 3 Uhr, wird der Höhepunkt oder besser gesagt der Tiefstpunkt erreicht. Der zu geringe erfrischende Schlaf läßt das Magnesium carbonicum-Kind am Morgen kaum aufwachen, es fühlt sich erschöpfter als am Abend, als es zu Bett gegangen war.

Das klassische Bild vom Zahnschmerz-Leidenden mit der geschwollenen, roten Backe und dem fest um den Kopf gebundenen Tuch, paßt ganz gut auf den Magnesium carbonicum-Typ: Die Schmerzen sind heftig einschießend und strahlen häufig ins Gesicht aus. Kälte kann sowohl verschlechtern als auch bessern, aber Essen oder eine Fahrt mit dem Auto läßt den Schmerz immer größer werden. Im Rahmen der allgemeinen nächtlichen Verschlimmerung wird auch dieser Schmerz in der Nacht größer.

Ganz allgemein sind die Schmerzen, ungeachtet ihrer Lokalisation, scharf, krampfartig, stechend und einschießend. Es sind Schmerzen, die sich mit der Geschwindigkeit eines Blitzstrahls über den Nerven fortpflanzen (besonders auch Magnesium phosphoricum kennt diesen flitzenden Schmerz!). Daneben beobachtet man stets die nächtliche Verschlimmerung und bei Ruhe. Das macht verständlich, warum man einen Magnesium carbonicum-Typ in der Nacht immer „unterwegs" sieht. Er hält es im Bett nicht aus, er muß herumlaufen und sich bewegen – häufig bedingt durch die Schmerzen, die wie beim Chamomilla-Typ unerträglich scheinen. Ein Chamomilla-Kind will herumgetragen und gewiegt werden, ein Magnesium carbonicum-Kind möchte selber laufen, auch deshalb, weil sein Körper sehr berührungsempfindlich ist.

Schließlich ist eine Empfindlichkeit auf geringste Kälte auffallend. Kalter Wind, kaltes Wetter, Wetterveränderungen und Feuchtigkeit bewirken eine Zunahme der Schmerzen und Beschwerden. Und trotzdem lindert Bewegung an frischer Luft; wahrscheinlich ist dies mehr der Bewegung als der Luft zu verdanken. Ein periodisches Wiederkehren der Beschwerden ist ebenfalls ganz typisch. Während Arsenicum-Typen alle vierzehn Tage Probleme bekommen, sind es beim Magnesium carbonicum-Typ etwa alle drei Wochen, wo sich die Klagen häufen. Man hat den Eindruck, als staue sich alles an, um nach drei Wochen auf einmal nach „außen" zu brechen.

ZUSAMMENFASSUNG

1. Kein charakteristisches Äußeres, aber ein typisches Temperament.
2. Heftig, impulsiv, aggressiv, äußerst reizbar und schlecht aufgelegt.
3. Überempfindlich auf die geringste Berührung oder auf Kälte; aufbrausend.
4. In jeglicher Hinsicht sauer: Laune, Stuhl, Erbrochenes, Schweiß, Körpergeruch, Atem, Geschmack, Aufstoßen.
5. Probleme während der Zahnung oder beim Zahnwechsel; Beschwerden auch beim Durchbruch der Weisheitszähne (letz-

teres kommt ebenso vor bei Calcium carbonicum, Acidum fluoricum und Silicea).

6. Grüner, wäßriger und saurer Durchfall, eingeleitet durch heftige Bauchkrämpfe und knurrende Geräusche in der Bauchhöhle; nach Milch Übergeben oder Absetzen eines unverdauten, schäumenden, sauren Durchfalls mit weißen Bröckchen, die obenauf schwimmen.
7. Verlangen nach Fleisch bei Abneigung von grünem Gemüse – oder umgekehrt; Verlangen nach Früchten und sauren Dingen.
8. Unruhiger Schlaf ohne erfrischtes Erwachen; periodisches Wiederkehren der Beschwerden: alle drei Wochen; krampfartige und blitzartige Schmerzen.
9. Verschlimmerung: nachts; in Ruhe; Geräusche; Kälte (Wind, Feuchtigkeit, Wetterveränderungen); Milch; Berührung; alle drei Wochen; Durchbruch oder Wechsel der Zähne; Durchbruch der Weisheitszähne.
   Besserung: warme Außentemperatur; Bewegung; draußen laufen.

Ätiologien:
Ärger; Aufregung; geistiger Druck; Wechsel und Durchbruch der Zähne und Weisheitszähne; Milch; Plaudern.

In der Homöopathie kennt man in vielen Fällen bestimmte Beziehungen der Heilmittel untereinander. Die Kenntnis davon erhält man einesteils aus der Beobachtung und Erfahrung, andernteils von der logischen Schlußfolgerung. So ist einleuchtend, daß Metalle oder andere Elemente aus derselben Gruppe des periodischen Systems durch ihre Verwandtschaft Gleichartigkeit im Symptomenbild zeigen. Selbstverständlich gilt dies auch für Pflanzen aus derselben Familie. Daneben gibt es auch Elemente oder Pflanzen mit entgegengesetzter Wirkung. So findet man Mittel, die sich gegenseitig in ihrer Wirkung verstärken, komplettieren, bremsen oder zunichte machen. Wir streben nicht die sog. Komplexhomöopathie an, die eine Anzahl verschiedener

Mittel in einem Präparat zusammenfaßt! Man muß ein Mittel anwenden und ihm die Chance geben, auszuwirken. Dann erst kommt – ausschließlich dann, wenn sich eine deutliche Symptomveränderung ergibt, ein anderes Mittel an die Reihe. Häufig kann ein Mittel die Wirkung des vorigen komplettieren. Im Fall des soeben beschriebenen Magnesium carbonicum besteht eine deutliche Übereinstimmung und Relation zu Chamomilla und Rheum (siehe dort). Chamomilla und Rheum haben, u. a. durch ihren pflanzlichen Ursprung bedingt, gewissermaßen eine oberflächliche Wirkung. Magnesium carbonicum wirkt mehr „in die Tiefe", so daß der günstige Einfluß der ersten zwei komplettiert, gleichsam „abgerundet" wird durch Magnesium carbonicum.
Diese Lehre von den Beziehungen der Mittel untereinander ist nicht einfach. Hier ist nicht der passende Ort, um sich darüber auszuweiten, doch sei ein Wort der Warnung ausgesprochen für alle, die gerne mit Selbstmedikation experimentieren. Man sollte sich eingehend über diese homöopathischen Gesetzmäßigkeiten informieren, um nachteilige Wirkungen, im günstigsten Fall das Ausbleiben jeglicher Wirkung, zu berücksichtigen.

Ignatia

Die botanische Familie der Loganiaceae oder Brechnußgewächse hat ihre Familienmitglieder vornehmlich in tropischen Gegenden verteilt. Die meisten der etwa tausend Sorten sind Schlingpflanzen. Nur einzelne, wie das Immergrün, trifft man auch in unseren Breiten an. Mehr oder minder bekannte Sorten sind der Oleander, Apocynum cannabinum (Kanadischer Hanf oder Hundswürger), Strophanthus und Rauwolfia (Indische Schlangenwurzel) als Stellvertreter der Pflanzen und Strychnos Nux vomica und Strychnos Ignatii unter den Bäumen haben eines gemeinsam: Sie sind alle genauso giftig. Die tropischen Eingeborenen ziehen aus diesen Pflanzen oder Samen (der Bäume) Extrakte, in die sie ihre Pfeilspitzen tauchen. Das von den giftigen Pfeilen getroffene Opfer stirbt einen qualvollen Tod. Immer häufiger folgende Krampfanfälle schütteln den ganzen Körper, bis durch einen Krampf der Atemmuskulatur der Tod durch Ersticken folgt. Die beiden Strychnos-Arten sind bei Giftmischern jahrhundertelang in hohem Ansehen gestanden. Sie liefern das bekannte Strychnin, das für viele ein unangenehmes Ende gebracht hat.

Strychnos Ignatii, auch Ignatia amara genannt, enthält in seinen Samenknoten mehr Gift als Strychnos Nux vomica (Brechnuß). Beide haben als Wirkstoff Strychnin, und doch zeigen sie in potenzierter Form ein völlig verschiedenes homöopathisches Arzneimittelbild. Ein einzelner Wirkstoff, der in genauen analytischen Untersuchungen entdeckt worden ist, ist also mit Sicherheit nicht allein verantwortlich für die Symptome. Erst in potenzierter Form entpuppen sich die wahren Qualitäten!

Ein spanischer Jesuit, der auf den Philippinen stationiert war, machte portugiesische Kaufleute auf die Samen der Ignatia amara aufmerksam, die sie dann auf dem westeuropäischen Markt absetzten. Der Jesuit nannte die Samenkörner, die in ihrer Form Nüssen ähneln, Faba St. Ignatii, also nach dem Stifter seines Ordens, Ignatius von Loyola. So konnte es geschehen, daß diese zweieinhalb Zentimeter großen Bohnen mit ihrem bitteren Geschmack (amara = bitter) im 18. Jahrhundert in hollän-

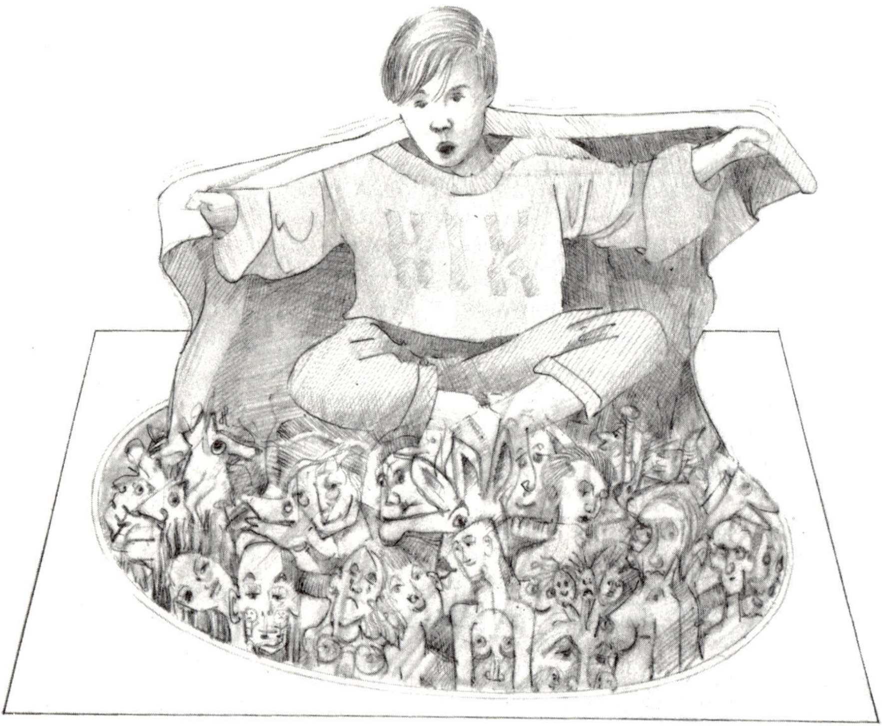

Ignatia

dischen Kaufläden als „Krähenaugen“ verkauft wurden. An einer Schnur aufgereiht trug man sie um den Hals als Schutzamulett gegen allerlei lästige Krankheiten. Dann zerstieß man die Bohnen zu Pulver, das man zur Behandlung der verschiedensten Leiden, wie Cholera, Fallsucht, Lähmung, Krämpfe und Gicht, einnahm. Daß man es mit der Dosierung nicht allzu genau nahm, mußte so mancher zum eigenen Nachteil erfahren.

Auch in der Homöopathie verwendet man die Samen des Baumes, zerstößt sie zu Pulver, bereitet eine Tinktur und unterwirft diese einem weitergehenden Potenzierungsprozeß. Das so erhaltene Mittel Ignatia genießt den Ruf als das Mittel für hysterische Frauen; ganz zu Unrecht, wie wir noch sehen werden. Das Symptomenbild ist zwar von großer **Widersprüchlichkeit** gekennzeichnet, doch paßt es nur auf einen ganz bestimmten Menschentyp, der in den meisten Fällen keinerlei hysterische Züge aufweist. Ignatia ist ein Mittel voller Überraschungen und Paradoxa.

DER TYPUS

Ein Ignatia-Kind zeigt meistens einen feinen Körperbau und dunkles Haar und dunkle Haut. Es handelt sich um ein besonders empfindliches Kind mit einem hochentwickelten Nervensystem. Es ist von Natur aus mild, zart besaitet und überaus gewissenhaft. Wenn es guter Dinge ist, macht der Umgang mit ihm Spaß, trotz der Tatsache, daß es sich leicht aufregt.

Ein Ignatia-Typ ist schnell von Begriff und möchte alles genauso schnell in die Tat umsetzen, seine Bewegungen sind flink und flugs, die Aktivitäten allerdings nicht immer zielgerichtet. Aufgrund des stark entwickelten Nervensystems gerät solch ein Kind schnell außer Fassung und ist sehr schreckhaft. Beim kleinsten Anlaß fühlt es sich verletzt, es leidet unter den Folgen sich widersprechender Emotionen wie Boshaftigkeit, Kummer und Enttäuschung. Zorn wird gefolgt von einem Heulanfall, aber noch häufiger von stillem Kummer. In Stille und Einsamkeit schmachtet dieser Typ in seinem Unglück. Es scheint, als ob er seinen Kummer pflegt und Selbstmitleid eine große Rolle spielt. Er ist gerne allein, schirmt seine Emotionen nach außen hin ab und geht darin ganz auf. Trost wird abgelehnt, er versucht, selbst über etwas hinwegzukommen. Solche Reaktionen werden ausgelöst nach Kummer (über den Verlust eines Familienmitglieds beispielsweise), Schreck, Kritik, Bestrafung oder Zurechtweisung. Schnell verletzt wie das Kind ist, zieht es sich in sich selber zurück.

Auch Sorgen, die übrigens nicht geäußert werden und so von den Eltern nur erahnt werden können, können einem Ignatia-Typ ebenfalls Streiche spielen. Es „frißt" seine Unruhe über ein anstehendes Examen oder ein kommendes unangenehmes Ereignis in sich hinein oder die Schule ist der Grund von Kummer. Das Kind ist sehr gewissenhaft, wird also nirgends anecken wollen und sich immer pünktlich genau auf seine Schularbeiten vorbereiten. Dies zusammen, die Sorgen und die schon erwähnten Emotionen, können einen solch großen Druck auf das Nervenkostüm ausüben, daß die Balance gestört wird.

Eine große innere Anspannung beginnt an die Oberfläche zu kommen, der Gemütszustand wird wechselhaft wie das Wetter. In Böen wankt das Kind zwischen Vergnügen und Verdruß, zwischen Freude und Schmerz, Lachen und Weinen; hat es Kummer, beginnt es krampfartig zu lachen, die Gesichtsmuskulatur verzieht sich zu einer Grimasse, Sprechen und Artikulieren gelingen nur noch mit größter Mühe; der Gesichtsausdruck ist stark angespannt, hier und dort zucken Muskeln, die feine Motorik der Hände gerät außer Kontrolle. Verkrampft und zittrig versucht der Ignatia-Typ, sich seine innere Anspannung nicht anmerken zu lassen. Er hält sich tapfer. Öfter beißt er sich beim Kauen oder Sprechen in die Wange. So enthüllend diese Erscheinungen scheinen, noch enttarnender ist möglicherweise die Tatsache, daß es tief in seinem Inneren fortwährend seufzen könnte. Dies kommt ihm selber nicht zum Bewußtsein, verrät aber den inneren „Streß". Auch der leichte Schlaf und ab und zu die Schlaflosigkeit, die durch kleinste emotionelle Anspannung bewirkt wird, oder die Neigung, in einem Zimmer voller Menschen in Ohnmacht zu fallen, läßt das Ignatia-Kind anfänglich noch in Sicherheit wiegen.

Durch die zunehmende, nie geäußerte Anspannung geht es in der Schule immer schlechter. Das Kind kann nicht mehr richtig nachdenken, nimmt praktisch nichts mehr auf, das Gedächtnis läßt es immer öfter im Stich. Dann erinnert sich das Kind, wie gut und einfach doch früher alles ging, und es fängt an, sich heftige Vorwürfe zu machen. Erst Gewissenhaftigkeit, nun Gewissensbisse. Somit ist der Kreis geschlossen, die Empfindlichkeit für Verweise und Kritik und die Neigung, sich mit den eigenen Gefühlen zurückzuziehen, werden noch stärker.

Dies alles läuft sich in der Entwicklung physischer und funktioneller Symptome fest. Kennzeichnend ist die große Widersprüchlichkeit. Kopfschmerz bessert sich durch Bücken. Der leere, knurrende Magen wird durch Essen nicht besser, wohl aber das Erbrechen. Der rot-hitzige Kopf fühlt sich besser an, wenn man warme Tücher auflegt. Zahnschmerz läßt beim Essen nach, wird nach der Mahlzeit ärger. Schmerzen im Kehlkopf bessern sich durch feste Nahrung und beim Schlucken, werden aber schlimmer beim Nichtschlucken. Eventuell entzündete Gelenke sind nicht berührungsempfindlich. Bei Schüttelfrost wird das Gesicht rot und heiß, und das Kind ist durstig, während in Fieberphasen jeglicher Durst verschwindet. Bei Musik sind die Ohrgeräusche weniger lästig. Bei Kummer lacht das Kind krampfhaft. Der trockene Krampfhusten verschlimmert sich, je mehr es hustet. Eine einfache Speise wird nicht vertragen, dagegen sind schwere Nahrungsmittel wie roher Kohl oder gehackte Zwiebeln kein Problem. Was für Widersprüchlichkeiten!

Schmerzen können ganz allmählich zunehmen, um plötzlich wieder zu verschwinden, oder sie kommen genauso schnell wie sie wieder abflauen. Mit dem Kopfschmerz, der in einen richtigen Migräneanfall überleiten kann, geht es meist nicht so einfach ab. Nach geistiger Anstrengung, starken Gerüchen oder der Erwartung einer unangenehmen Angelegenheit kann sich ein einseitiger Kopfschmerz an einer der Schläfen ausbilden mit dem Gefühl, als ob ein Nagel im Kopf sitze, der nach außen durchdringen wolle. Liegen auf der schmerzenden Seite, leichter Druck und Wärme bessern. Konzentration, Pressen beim Stuhlgang, in einem verrauchten Zimmer, Tabak- oder Kaffeegenuß verschlechtern. Der Schmerz wird geringer beim Lassen eines überreichen, bleich-wäßrigen Urins. Der Anfall endet mit Übergeben oder starkem Gähnen.

Ein Ignatia-Kind hat eine Abneigung vor warmen Speisen und Fleisch und ein Verlangen nach Saurem und Brot, namentlich Roggenbrot. Milch wird nicht immer vertragen, der Milchgeschmack bleibt noch lange im Mund „hängen". Süßigkeiten bewirken ein Rumoren im Darm und schließlich Diarrhöe. Beschwerden treten direkt nach dem Essen auf, kurz nach dem Zubettgehen oder frühmorgens beim Aufstehen.

Jeglicher Schmerz am Körper wird durch Geräusche ärger und durch ständige Änderung der Position (z. B. im Bett) besser.

Schließlich ist noch erwähnenswert, daß ein Ignatia-Kind durch Aufregung Schluckauf bekommen kann und sich darin förmlich verschlucken kann.

Nochmals sei darauf hingewiesen, daß es nicht unser Ziel ist, alle Symptome eines Typs oder Mittels aufzuzählen; wer das Muster kennt und besonders das geistige Bild begriffen hat, kann jedes Symptom, das hier unerwähnt geblieben ist, leicht einfügen.

ZUSAMMENFASSUNG

1. Feinbesaitetes, empfindliches und gewissenhaftes Kind; dunkler Typ; schnell von Begriff, frühreif, schnell beim Handeln oder Nicht-Handeln.

2. Schnell außer Fassung und schreckhaft; Beschwerden nach Schreck, Kummer, Zurechtweisung, Strafe, Ärger, Enttäuschung oder Kritik.

3. Emotionen werden nicht geäußert, sondern in der Stille ausgebrütet und gepflegt.

4. Pünktlich und gewissenhaft, drückt sich vor keiner Aufgabe; sorgsam; voller Selbstvorwürfe, wenn etwas „schiefgeht".

5. Schnell wechselnde, widersprüchliche Gemütszustände; ständiges tiefes Seufzen; Spannung in der Gesichtsmimik; beißt sich auf die Innenseite der Wange; schlaflos nach leichten Aufregungen.

6. Paradoxe Reaktionen.
7. Schmerzen kommen allmählich und verschwinden schnell oder kommen und gehen schnell; Schmerz schlimmer durch Geräusche, besser durch ständige Lageveränderung und ausgiebiges Urinieren (Kopfschmerz).
8. Verschluckt sich bei Aufregung; bekommt dann Schluckauf.
9. Verschlimmerung: Aufregung; Sorgen; kalte, frische Luft; Feuchtigkeit; starke Gerüche; Tabakrauch; nach dem Essen; abends im Bett; morgens nach dem Aufstehen; Trost; Anlangen; Kaffee.
   Besserung: beim Essen; Lageveränderungen; Liegen auf der schmerzhaften Seite; fester Druck; Alleinsein; Wasserlassen; Laufen (in Bewegung sein).

Ätiologien:
Kummer; Sorgen; Schreck; Enttäuschung; Eifersucht; alte Verletzungen am Rückgrat.

Der Vergleich mit dem Pulsatilla-Kind, das ebenso viele widersprüchliche Seiten in seinem Verhalten zeigt und auch solch ein wechselndes Gemüt hat, drängt sich auf. Es bestehen jedoch große Unterschiede. Der größte ist wohl, daß ein Pulsatilla-Typ nachgiebig und abhängig ist, nicht gerne allein, schnell in Tränen, träge im Tun und Lassen und entschlußunfähig ist. Das sind Eigenschaften, die ein Ignatia-Kind gerade nicht hat! Dazu kommt, daß Pulsatilla blond, Ignatia dunkel ist.
Pflanzliche Mittel haben im allgemeinen eine weniger tiefgreifende Wirkung als mineralische, und dies gilt entsprechend für das pflanzliche Mittel Ignatia. Es wirkt auf Beschwerden, die noch nicht jahrelang bestehen, sondern jüngeren Datums sind, beispielsweise auf Symptome, die sich nach dem kürzlichen Versterben eines Familienmitglieds eingestellt haben; oder auf Sorgen der vergangenen Woche. Werden die Beschwerden chronischer und trauert das Kind (in Stille) noch Jahre über ein kummervolles Ereignis, dann ist Natrium muriaticum angezeigt: Ignatia-Typen, denen nicht rechtzeitig geholfen wurde, können

sich in Richtung des Natrium muriaticum-Typs entwickeln (siehe dort). Der zweite Typ, der gehäuft nach einem ungeheilten Ignatia-Stadium „nach oben“ kommt, ist Zincum.

Zincum

Zink war in ungereinigtem Zustand schon bei den Römern bekannt. Das zinkreiche Erz Galmei wurde gemeinsam mit Kupfer zur Messingherstellung verwandt. Doch auch in den Nachbarländern war Zinkerz gebräuchlich, z. B. für die Produktion von Bronze (einer Legierung aus Kupfer, Zinn und Zink, wobei Zink auch fehlen kann). Die Entdeckung des reinen Metalls wird dem mittelalterlichen Arzt und Alchimisten Paracelsus (1493–1541) zugeschrieben. Außer für Legierungen hat das Metall in oxidierter Form vor allem Anwendung als Ummantelungsmaterial gefunden. Dachrinnen, Eimer und andere Gebrauchsgegenstände, Metallrahmen, Türklinken und Schiffswände dürfen beispielsweise nicht rosten und werden daher mit einer dünnen Zinklage überzogen. Man spricht von „verzinken“ oder galvanisieren. Der Zink rostet („oxidiert“) unmittelbar danach und bewahrt das darunterliegende Metall, meist Eisen, vor Korrosion: Zink beschützt vor den Einflüssen von außen. Die medizinische Anwendung als Zinkoxyd in Salben oder Puder für nässende oder juckende Ekzeme beruht auf demselben Prinzip. Einer drohenden Infektion wird zuvorgekommen. Auf den ersten Blick ist das eine logische Schlußfolgerung, doch die Medaille hat eine – ebenso logische – Kehrseite. Denn wenn Zink nach außen zu abdeckt, muß es dies auch nach **innen** tun, d. h. Abfallstoffe können nicht mehr nach außen dringen und müssen einen anderen Weg wählen, was natürlich nicht ohne Folgen bleibt.

Die dritte Anwendung ist das sog. galvanische Element. Hierbei wird durch chemische Reaktionen ein geringer elektrischer Strom zwischen zwei Polen erzeugt; der positive Pol ist Kupfer, der negative Zink. Eine Batterie ist ein Beispiel eines solchen Elements. Zink scheint also mit Entladung zu tun zu haben, wobei allerdings auffällt, daß äußerlich angewandtes Zink in Salben oder Pudern die „Entladung über die Haut“ gerade verhindert.

Sehr interessant ist die Parallele dieses Entladungsprozesses auf der geistigen und psychischen Ebene: Ein plötzlicher Einfall, eine durchbrechende Einsicht, ein Bewußtseinsblitz, die Fähig-

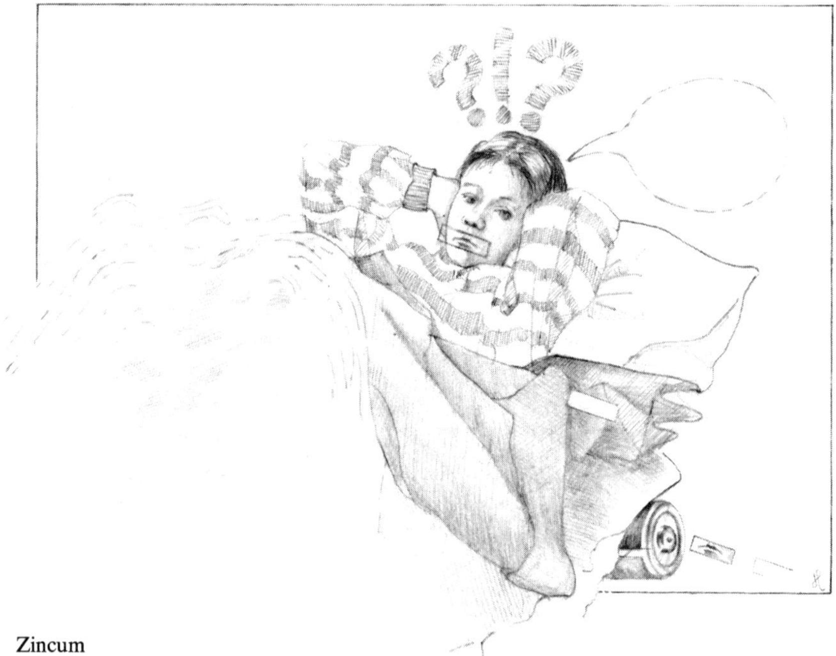

Zincum

keit, alte Verhaltensmuster zu durchbrechen – dies alles sind auch Entladungen. Und gerade das gelingt einem Zincum-Typ mit seinem dumpfen, schlafenden Geist nicht. Ideen sind nicht vorhanden oder unzusammenhängend, die Begriffsfähigkeit scheint erlahmt, Nachdenken unmöglich. Offensichtlich ist jegliches Begreifen zugedeckt. Fragen dringen nur schwer durch, müssen wiederholt werden, bevor sie träge beantwortet werden können.

Kehren wir zum Metall zurück, so sehen wir, daß es sehr verletzbar ist, Sauerstoff, Wasserdampf und Kohlensäure greifen es direkt an, reines Zink wird praktisch von jeder Säure angegriffen oder sogar aufgelöst. Unbeschützt zieht es augenblicklich Sauerstoff an, kann aber dann, als Zinkoxyd, ein anderes Metall abdecken und gegen Rost schützen. Es scheint so, als ob Zinkoxyd Unabhängigkeit biete.

In reiner metallischer Form kommt Zink in der Natur nicht vor, es ist fast immer an Schwefel gebunden (als das Erz Zinkblende). Obwohl es mit Cadmium und Quecksilber zur selben Gruppe gerechnet wird, hat es mit diesen zwei in der Natur wenig zu tun. Viel mehr fühlt es sich dem Schwefel hingezogen, dem es immer folgt. Eigenartigerweise ist auch dieses Element ein „Austreibungsspezialist", der für den Durchbruch sorgt.

Zuckerreiche Pflanzen oder Pflanzenteile enthalten nur wenig Zink, während eiweißreiche Pflanzen große Mengen aufweisen. Auch Schlangengift ist reich an Zink, das Gift bricht Eiweißverbindungen im Organismus des Opfers auf, was den Tod eintreten läßt und an der Bißstelle eine starke Andauung in Gang kommen läßt. Insulin, das den Zuckerstoffwechsel im Körper reguliert, enthält Zink. Zu viel Zucker im Blut bei zu geringer Insulinwirkung führt zur Bewußtlosigkeit und zum Koma. Das ist das genaue Gegenteil von Bewußtsein und Ideenreichtum! Die Keimzellen sind ebenfalls zinkhaltig. Führt Befruchtung nicht zum Beginn eines neuen Lebens? Schließlich bildet Zink einen wesentlichen Bestandteil vieler Enzyme, ohne die der Stoffwechsel und die Verdauung, aber auch die Eiweißbildung und der Knochenaufbau nicht denkbar wären.

Immer steht die **Erneuerung** im Vordergrund, sei es nun allmähliches Wachstum oder plötzlicher Durchbruch.

DER TYPUS

Ein Zincum-Typ hat häufig mit den Nerven zu tun, wobei jedoch weder eine vermehrte, noch eine gesteigerte Aktivität des Nervensystems im Vordergrund steht. Es handelt sich vielmehr um ein Zusammentreffen von Schwäche und Erregung, zwischen den Gegenpolen Erschöpfung und Nervosität besteht eine ständige Spannung, die sich nicht entladen kann. Dies ist das größte Charakteristikum des Zincum-Typs.

So sieht man ein Kind, das völlig erschöpft und „todmüde" ins Bett geht, und doch nicht zur Ruhe kommen kann. Die Ruhelosigkeit zeigt sich besonders in den Beinen, die einfach nicht stillhalten können. Im Schlaf zittern und ziehen einzelne Muskeln oder Muskelgruppen. Manchmal schießt eine Erschütterung durch die untere Extremität, von der das Kind wach wird. Sprechen und Schreien während des Schlafs beobachtet man ebenfalls. Seine Träume sind unangenehm und beängstigend. Solch ein Schlaf ist natürlich nicht gerade erfrischend, und das Kind steht todmüde auf. Eigentlich möchte es gar nicht aus dem Bett, aber es muß nun einmal. Dafür versucht es, untertags auf seine Kosten zu kommen; körperlich anwesend, innerlich jedoch fast im Tiefschlaf, reagiert es auf Fragen und Aufforderungen matt und lustlos, es dauert einige Zeit, bis eine Frage durchdringt. Erst wiederholt man sie, um dann doch keine Antwort darauf zu erhalten. Dann passiert es, daß das Kind aus reiner Müdigkeit ständig zu allem „nein" sagt. Die Vergeßlichkeit, das träge Fassungsvermögen und der Mangel an Ideen und die Gedankenlosigkeit liegen auf der gleichen Linie.

Und doch ist die „innere Ruhe" nur Schein! Das Zincum-Kind scheint in einem Spannungsfeld gefangenzusitzen. Das bemerkt man z. B. am unentwegten Bewegen und Scheuern der Beine aneinander beim Sitzen. Abends ist das Zincum-Kind schlecht gelaunt, mürrisch und will nicht reden. Aber es fühlt sich auch nicht wohl, wenn es alleine gelassen wird, es bekommt Angst vor Räubern und Geistern. Alle Geräusche, v. a. wenn in seiner Umgebung gesprochen wird, lösen eine empfindliche Reaktion aus. Das Kind möchte selber nicht sprechen und möchte am liebsten, daß auch die Umgebung ihren Mund hält.

Am schnellen Wechsel der Laune, einmal niedergeschlagen und bedrückt, dann fröhlich und aufgedreht, kann man ablesen, daß der „Gemütsstrom“ gleichsam zwischen dem negativen und dem positiven Pol hin- und herschießt. Ohne daß es im übrigen zu einer Auflösung kommen würde: es ist ein Circulus vitiosus!

Die Harmonie zwischen Aufbau und Abbruch, die ja normalerweise in einem regelmäßigen Rhythmus abläuft, ist beim Zincum-Kind gestört. Die Gewebe sind schneller erschöpft, als sie wieder aufgebaut werden können. Diesem Zustand können Schlafmangel, übermäßiges Studieren oder andere geistige Anstrengung oder auch nur unterdrückte Körperausscheidungen oder „weggesalbte“ Exzeme zugrunde liegen. Die Entstehung eines Zincumbildes kann ganz typischerweise entstehen, nachdem ein Ekzem mit Salben „geheilt“ worden war. Die Entladung, die über die Haut stattgefunden hatte, ist behindert und zugedeckt. Die Abfallstoffe suchen einen anderen Weg und belasten das Nervensystem, wobei eine Äußerung die oben erwähnte Erscheinung der ruhelosen Beine und Füße ist. Selten einmal können sich auch Krämpfe und Hirnhautreizungen zeigen. Zink in homöopathischer Potenz vermag diesen Prozeß wieder umzudrehen und das Reaktionsvermögen des Organismus so zu kräftigen, daß das Ekzem wieder auf die Haut zurückkehrt.

Es hat ja seinen guten Sinn, daß der Körper seine Abfallstoffe so weit wie möglich nach außen abführt, um die inneren Organe vor einer Schädigung zu bewahren. Dies muß selbstverständlich nicht bedeuten, daß der Hautausschlag für immer bleiben muß. Der Blick darauf bedarf auch eines Rückblickes, denn ein Ekzem muß als **Folge** einer konstitutionellen, energetischen Störung angesehen werden, und eine Behandlung muß auf die Gesamtkonstitution abgestimmt werden, nicht mit äußeren Maßnahmen, sondern „von innen heraus“. Das Behandlungsziel muß die Wiederherstellung der gestörten dynamischen Balance sein, worauf Aufbauprozesse aktiviert werden, sich nicht mehr zu viele Abfallstoffe bilden und die Haut „von selbst“ heilt.

In diesem Zusammenhang ist die Erscheinung der Kinderkrankheiten interessant: Allen aufmerksamen Eltern wird schon aufgefallen sein, daß ein Kind nach dem Überstehen einer Kinderkrankheit verändert ist. Es ist stärker und in gewisser Hinsicht mehr „es selber" geworden. „Eine Kinderkrankheit führt im allgemeinen zu einer Kräftigung der Ausgestaltungsfähigkeit." Bei einem Zincum-Kind kann das schiefgehen. Weil es nicht fähig ist, „nach außen durchzubrechen", bleibt das Exanthem (der Hautausschlag) hängen oder es kommt überhaupt nicht zum Durchbruch zur Haut, was man beispielsweise bei den Masern und bei Scharlach beobachten kann. Ein Zitat aus „Krankheiten im Leben des Kindes" von Walter Holtzapfel (Zeist, 1984) kann dies etwas verdeutlichen:

„Die Kinderkrankheit spielt sich hauptsächlich auf der Körperoberfläche, der Haut, ab; Enzephalitis (Hirnentzündung) innerhalb des Körpers, im Gehirn. Die Kinderkrankheit führt zu tiefgreifenden Veränderungen, die Enzephalitis zu Zerstörung. Wenn man nun bedenkt, daß gerade diejenigen Kinderkrankheiten, die sich selten oder niemals auf der Haut abspielen (wie z. B. Keuchhusten), zunächst mit Enzephalitis einhergehen, während die Kinderkrankheiten, die zu heftigen Hautreaktionen neigen (wie Scharlach), fast nie in Enzephalitis übergehen, kann man sich diese beiden Krankheiten wie eine Waage vorstellen, deren eine Waagschale fällt, wenn die andere steigt. Es gibt zu denken, daß Gehirnentzündungen ständig zunehmen, während man darauf aus ist, die Kinderkrankheiten durch Impfungen und Immunisierung zurückzudrängen. Haut und Gehirn hängen miteinander zusammen, weil beide in der embryonalen Entwicklung einst aus demselben Keimblatt (dem primären Ektoderm) hervorgegangen sind."

Und weiter: „Aufgrund dieser Tatsache hat ein Forscher (L. van Bogaerts) die Theorie entwickelt, daß Haut und Gehirn stellvertretend füreinander reagieren können. Kommt es bei einer Infektionskrankheit aus dem einen oder anderen Grund nicht zum Hautausschlag, dann wird statt dessen das Gehirn betroffen".

Das Kind wird in seiner Persönlichkeitsentwicklung gehemmt und schreckt gewissermaßen vor der Inkarnation (der Verstofflichung, der Formnehmung) zurück – dies ist charakteristisch für Zincum.

Das Wesen, das zu schwach ist, sich zu offenbaren, nach außen durchzubrechen, paßt zum Zincum-Bild. Diese Schwäche äußert sich in vielen Symptomen. Vom Exanthem, das nicht ausbricht, haben wir schon gehört. Wenn ein Zincum-Typ Beklemmung hat, bleibt ihm der Schleim hängen; wird er frei, dann wird auch die Beklemmung geringer. Der Urin bleibt aus und will nicht fließen bei eigenartigen Körperstellungen, z. B. beim Nach-hinten-beugen im Sitzen. Der Stuhlgang ist hart und trocken und muß mit großer Mühe herausgepreßt werden. Die Begriffsbildung und das Gedächtnis arbeiten nur träge, es kommt nichts heraus. Die Nase ist verstopft. Der Juckreiz wird leichter nach Kratzen, es besteht eine allgemeine Besserung durch Reiben. (Alles kommt in Bewegung!) Vor der Menstruation „stauen“ sich die Beschwerden auf, um beim Durchbruch der Monatsblutung wieder zu verschwinden. Wie aus letzterem zu folgern ist, beschränken sich Zincum-Symptome nicht nur auf Kinder, wir erwähnen auch andere Symptome, um das gesamte **Bild** abschätzen zu können, um einen Begriff vom Wirken des Zink zu erhalten.

Ein Zincum-Typ hat auch häufig Kopfschmerzen, die im Hinterkopf sitzen und zu den Augen oder über der Nasenwurzel bis nach innen ziehen. Fester Druck und frische Luft verbessern, Wärme verschlimmert. Erwachsene dieses Typs können absolut keinen Wein vertragen, er bewirkt heftigen Kopfschmerz.

Ein Zincum-Kind ist kälteempfindlich und friert ständig. (Lediglich der Kopfschmerz und die Schläfrigkeit werden durch frische Luft gebessert.) Bei kaltem Wetter bekommt es entzündete Augen, die Augenlider verdicken sich und die Bindehaut rötet sich. Röte, Jucken, Brennen und das Gefühl, als ob etwas im Auge sei, gehört auch dazu. Die Augen sind schmerzhaft trocken, beginnen aber in der Sonne stark zu tränen. Untertags besteht eine starke Lichtempfindlichkeit, nachts kleben die Augenlider zusammen.

Der Schmerz im Kehlkopf wird besonders schlimm, wenn das Kind nicht schluckt, doch Schlucken erleichtert auch nicht. Neben Harnretention beobachtet man auch, daß Zincum-Kinder keine Kontrolle mehr über den Schließmuskel ihrer Blase haben; beim Husten, Niesen und besonders beim Laufen verlieren sie etwas Urin.

Eine auffallende Erscheinung ist schließlich ein Gähnzwang

um ein Uhr oder gegen 11 Uhr morgens. Das Kind fühlt sich schlapp und zittert leicht. Gierig stürzt es sich auf das Essen, das es sehr hastig verschlingt.

Auch beim Trinken ist es sehr schnell und gierig. Es besteht keine ausgesprochene Vorliebe für bestimmte Speisen, doch deutliche Abneigungen: Fisch (sehr zinkreich), warme, gekochte Speisen, Milch (bewirkt Aufstoßen) und Süßigkeiten (denke an das Zink enthaltende Insulin) werden abgelehnt. Zucker macht eine brennende Magenübersäuerung.

ZUSAMMENFASSUNG

1. Gemeinsames Auftreten von Schwäche und Aufregung; kann Beine und Füße nicht stillhalten; ruheloser Schlaf, der nicht erfrischt.

2. Untertags schläfrig; vergeßlich, langsam von Begriff, ideenlos, begreift Fragen erst nach Wiederholen.

3. Schweigsam; überempfindlich auf Geräusche und Gespräche anderer.

4. Wechselnde Stimmung; hohes Spannungsfeld, kann sich vor Schwäche nicht entladen.

5. Exantheme bei Kinderkrankheiten wollen nicht durchbrechen; unterdrückter Hautausschlag; überlastetes Nervensystem.

6. Entladung über ein „freies Strömen" von Körperausscheidungen gibt eine allgemeine Verbesserung.

7. Entzündung der Lidränder und der Augenbindehaut durch Kälte; Röte, Jucken und Brennen; Fremdkörpergefühl; tränende Augen bei Sonnenlicht; lichtscheu.

8. Gähnzwang um ein oder 11 Uhr; hastiges, gieriges, schlingendes Essen; Abneigung gegen Fisch, warmes Gekochtes und Süßigkeiten; lautes Aufstoßen nach Milch; Magenübersäuerung nach Zucker; krank nach Wein.

9. Verschlimmerung: Erschöpfung; unterdrückte Körperausscheidungen; Geräusche; Stimmen; Berührung; Kälte; Süßigkeiten; nach dem Mittagessen; abends und nachts; nach dem Berühren von etwas Kaltem.
   Besserung: Bewegung; starker Druck; Reiben; Kratzen; warme Außenluft; Ausscheidungen; während des Essens.

Ätiologien:
Kummer; Wut; Schreck und Angst; zu wenig Nachtruhe; zu langes Aufbleiben; unterdrückter Hautausschlag, Ohrenauslauf, Fußschweiß; übermäßige geistige Anstrengung.

Das Wesen, das zu schwach ist, sich zu offenbaren: Kinderkrankheiten brechen nicht durch, Erkenntnisse und eigene Ideen ebensowenig.

Gruppe 6: Die Kleinkinder

In diese Gruppe fallen die Heilmittel mit einem „kleinen", begrenzten Wirkungskreis. Die Anwendung der kleinen Mittel beschränkt sich manchmal nur auf einige Organe oder Körperteile. Sie scheinen eine Art Variation auf das Hauptthema der großen sog. Polychrestmittel zu sein. In der Homöopathie kennt man eine zahllose Menge dieser kleinen Mittel. Die folgenden vier Mittel gehören ebenfalls dieser Gruppe an und zeigen daneben eine klar begrenzte Wirkung bei den jüngsten Kindern, den Kleinkindern.

Bismutum

Wismut ist ein schweres, silbergraues Element, das mit Stickstoff, Phosphor, Arsen und Antimonium eine Gruppe im periodischen System bildet.

Innerhalb seiner Gruppe ist es das metallartigste, doch wegen seiner spröden Art noch nicht vollkommen genug. Bergwerksarbeiter im Mittelalter suchten nach Silber, stießen aber zu ihrer großen Enttäuschung häufig nur auf Wismut. Die „wiss muth" (weiße Masse) warfen sie auf eine Abräumhalde, „in der stillen Hoffnung, daß es doch irgendwann zu Silber ausreifen werde".

Auch die Alchimisten teilen diese Hoffnung, denn sie behaupteten, daß es sich bei Wismut um eine Art Blei handle, die sich noch in einem Entwicklungsstadium befinde. Nach dem Element an sich wurde eigentlich nie gegraben. Beim Ausschmelzen anderer Erze blieb es oft als Nebenprodukt übrig. Erst im 20. Jahrhundert fand man dafür neue Anwendungsmöglichkeiten.

So kam man dahinter, daß Wismut sowie Blei und Barium, gegen Röntgenstrahlen Schutz bieten konnte. Mittlerweile wird dieses Element in vielen Betriebszweigen benutzt, wobei seine Bedeutung in seiner Schutz- und Abdeckfunktion liegt. Doch auch die Medizin macht sich diese zu eigen in bekannten Zubereitungen wie Dermatol (Bismuti subgallas) und Magisterium Bismuti (Wismutsubnitrat). Dermatol als Wundpuder „wirkt nicht antiseptisch, sondern regelt die Wundabsonderung und kann beispielsweise bei Brandwunden, feuchter Intertrigo oder Beingeschwüren vortreffliche Dienste leisten; ebenso bei Wunden, bei denen Abscheidung unerwünscht ist, z. B. nach plastischen Operationen". Wismutsubnitrat gibt man für Magengeschwüre, „um das Geschwür zu bedecken und dadurch zu beschützen". Wismut scheint eine besondere Beziehung zum Magen zu haben.

Der Magen dient der Verarbeitung stofflicher Nahrung, spielt aber eine ebenso große Rolle bei der Umsetzung psychischer Eindrücke – man denke nur an das Magengeschwür der Leute, die unter Hochspannung stehen. Man geht sicherlich nicht zu weit, wenn man behauptet, daß Menschen mit Magenleiden dem Leben nur schwer gewachsen sind, Ereignisse liegen „schwer im Magen", „sie bleiben im Magen liegen", d. h. sie „können nicht verdaut werden". Ein kleines Kind macht hier keine Ausnahme; es hat viele neue Eindrücke in Form von Nahrung, wie auch Wahrnehmungen und emotionelle Impressionen zu verarbeiten. Ist es dem nicht ausreichend gewachsen, dann kann Bismutum in homöopathischer Potenzierung ihm dabei helfen – vorausgesetzt, die Symptome passen.

DER TYPUS

Verarbeitungsprobleme liegen dem ganzen Bild dieses Typs zugrunde. Das Kind ist sehr unruhig, als Kleinkind dreht es sich ständig im Bett herum, die größeren Kinder können es nie finden, es sitzt, läuft, liegt, läuft wieder usw. Dabei hat es ein starkes Verlangen nach Gesellschaft, besonders der Mutter (Beschirmung). Ein Bismutum-Kind wird die ganze Zeit die Hand der Mutter festhalten. Das gibt ihm Trost.

Das Kind hat sichtbar Last mit seinem Magen, es langt danach und versucht durch Hintenüberbeugen Erleichterung zu finden. (Dies ist insofern ein eigenartiges und auffallendes Symptom, als Magenschmerzen meist durch Vorbeugen gelindert werden.) Die Zunge ist weiß belegt, der Atem von unangenehmem Geruch, ebenso wie das Aufstoßen. (Wenn Aufstoßen geruchlos ist oder sauer riecht, wird Bismutum praktisch nie angezeigt sein.) Alles, was das Kind trinkt, ob es nun Wasser, Milch, Fruchtsaft, Limonade ist, ob kalt oder warm, alles erscheint sofort wieder. Flüssigkeiten werden absolut nicht vertragen. Bei Säuglingen, die noch ausschließlich auf flüssige Nahrung angewiesen sind, erkennt man am einfachsten das Bismutum-Bild.

In dem aufgeblasenen Bauch rumoren angestaute Gasansammlungen. Der Stuhl ist dünn und stinkend, wobei sehr häufig Stuhldrang besteht und auch häufig mit Erfolg. Zusammen mit dem häufigen Übergeben wird das Kind schnell erschöpft. Müde wie es ist, möchte es gar nicht mehr allein gelassen werden. Möchte die Mutter, oder wer auch gerade beim Kind ist, kurz weggehen, wird es ärgerlich und heult.

In solch einem Zustand fühlt sich ein Bismutum-Kind warm an, die Handflächen und Fußsohlen sind korktrocken, und oft stellt sich Kopfschmerz ein, der zunimmt, wenn die Magenbeschwerden leichter werden und umgekehrt. Am liebsten hat das Kind einen kalten Waschlappen auf dem Kopf oder etwas Kaltes zu trinken: das erleichtert, obwohl die kalte Flüssigkeit wenig später wieder übergeben wird.

So können wir bei diesem Typ die große und oft ängstliche Unruhe und das starke Bedürfnis nach Gesellschaft und Trost (Handhalten!) als die psychische Seite der Verarbeitungsprobleme sehen, deren physisches Gegenstück von anhaltendem Übergeben von Flüssigem und von gleichzeitiger Diarrhöe geprägt ist.

ZUSAMMENFASSUNG

1. Große Ruhelosigkeit.
2. Verlangen nach Gesellschaft; will ständig jemands Hand festhalten.
3. Heulerisch und wehklagend, wenn es allein ist.
4. Magenbeschwerden besser durch Nach-hinten-Beugen.
5. Flüssigkeiten werden nicht vertragen und direkt wieder erbrochen.

6. Weißer Zungenbelag; schlechter Atem; stinkendes Aufstoßen; Körper warm.
7. Diarrhöe; häufig zusammen mit Übergeben; erschöpfend.
8. Abwechseln der Magen- und Kopfschmerzen; Verlangen nach und Besserung der Kopfschmerzen durch Kälte und kalte Getränke.
9. Verschlimmerung: Trinken; zu viel essen.
   Besserung: kalte Tücher; kaltes Trinken (Kopfschmerz gebessert); Hintüberbeugen; Bewegung; Gesellschaft.

Ätiologien:

Auffällig ist eine große Übereinstimmung von Bismutum mit Phosphorus, Arsenicum und Antimonium crudum; im periodischen System fallen sie unter eine Gruppe.

Aethusa

Die Homöopathie kennt die „großen" und die „kleinen" Mittel. Große Mittel, wie Calcium carbonicum, Phosphorus, Lycopodium und Sulfur werden Polychreste genannt. Poly- kommt aus dem griechischen Wort polys, was „viel" bedeutet; -chrest entstammt einem anderen griechischen Wort, chrestos, was „brauchbar" heißt. „Große" Mittel oder Polychreste sind also für „viele brauchbar", sie haben ein ausgedehntes Anwendungsgebiet und einen deutlichen eigenen „Charakter".

„Kleine" Mittel dagegen sind auf ein kleines Gebiet beschränkt. Aethusa ist eines dieser kleinen Mittel.

Man bereitet es aus der Pflanze Aethusa cynapium, der Hundspetersilie. Der Name Aethusa kommt vom griechischen Wort aitho = ich glänze, cynapium ist die Zusammenziehung aus kynos (Hund) und apium (Petersilie).

Die Pflanze hat täuschende Ähnlichkeit mit der Echten Petersilie, was schon viele zu ihrer Schande feststellen mußten. Der wichtigste Unterschied liegt in den unterschiedlichen Blattunterseiten: Bei der Hundspetersilie ist sie glänzend (daher „ich glänze"), bei der Echten Petersilie ist sie matt.

Der Name Hundspetersilie wurde deshalb gewählt, weil man sie früher gerade noch für die Hunde hoch genug achtete. Hunde standen in keinem hohen Ansehen und bekamen gerade das, was für den menschlichen Genuß ungeeignet war. Ob man einem Hund allerdings mit der Hundspetersilie Gutes tut, sei noch dahingestellt, denn die Pflanze ist giftig und wird auch nicht von den Hunden angenommen.

Die Vergiftung zeigt Lähmungserscheinungen, Erbrechen und Bewußtlosigkeit.

Wie gesagt, ist Aethusa ein „Kleines Mittel" mit beschränktem Anwendungsgebiet, so daß eine Typisierung wie bei den vorhergehenden Heilmitteln nicht möglich ist. Doch darf Aethusa in diesem Buch nicht fehlen, weil sein Arzneimittelbild deutliche Übereinstimmung mit bestimmten Verdauungsschwierigkeiten kleiner Kinder zeigt.

Wir müssen nicht betonen, daß die Homöopathie nicht die unbehandelte, sondern die durch den Potenzierungsvorgang aufgearbeitete Pflanze benutzt.

DER TYPUS

Die Erscheinungen der Aethusa cynapium ähneln sehr den Symptomen eines Säuglings oder Kleinkindes, das keine Milch verträgt.

Das Kind, das zu Aethusa paßt, ist sehr schwach, kaum gelingt es ihm, sein Köpfchen aufrecht zu halten. Draußen ist das Kind mürrisch und launisch, im Haus fühlt es sich wohler.

Das Aethusa-Kind verträgt absolut keine Milch: Die Milch ist noch nicht hinuntergeschluckt, schon wird sie wieder erbrochen. Das geschieht plötzlich und heftig. Verbleibt die Milch etwas länger im Magen, dann werden große, saure Brocken erbrochen; diese Brocken sind so groß, daß man sich fragt, wie sie die Kehle des Kindes passieren konnten. Nach dem Erbrechen fällt das Kind erschöpft in einen tiefen Schlaf. Wenn es erwacht, will es sofort wieder trinken, und alles beginnt von vorne.

Selbstverständlich ist solch ein Kind schnell erschöpft und daher mürrisch und unzufrieden, vor Erschöpfung kann es kein Wort mehr sprechen.

Charakteristisch für das Aethusa-Kind ist sein Gesichtsausdruck. Die Augen liegen tief, auf der Oberlippe verläuft eine perlweiße, horizontale Linie, die Nasenflügel werden ebenfalls durch eine markante Linie mit den Mundwinkeln verbunden.

In schweren Fällen führt die Milchunverträglichkeit – neben dem Erbrechen – zu heftigen Magenkrämpfen, grün-wäßrigem oder schleimigem Stuhl und Krämpfen. Der offizielle Name dafür lautet Cholera infantum.

Bei Aethusa-Kindern sind die Krampfanfälle sehr eigentümlich und daher charakteristisch: Die Augen drehen sich nach unten, nicht nach oben oder seitwärts.

Das Aethusa-Kind kann Milch nicht verdauen.

Dem verwandt ist eine andere Erscheinung, die auch zum Aethusa-Kind gehört: Die Examensangst. Natürlich kommt dies bei Säuglingen oder Kleinkindern nicht vor, doch zeigt ein

Aethusa-Kind, das seine Milch nicht verarbeiten kann, Ähnlichkeit mit dem „Aethusa-Studenten", der seinen Lernstoff nicht verarbeiten kann – so fremdartig das auch klingt.

Der Student, der bis tief in die Nacht für sein Examen büffelt, kann auf die Dauer nicht mehr, sein Gehirn ist überarbeitet. Er kann nichts mehr in sich aufnehmen, nichts mehr lesen und nicht mehr denken. So sehr er sich auch bemüht, der Lernstoff geht einfach nicht mehr hinein. Daraus resultiert eine echte Angst, nicht zu bestehen. Es ist eine Frage des überanstrengten Gehirns und natürlich sehr lästig kurz vor der Prüfung!

Der Student, der vor Erschöpfung keinen Satz mehr herausbringt, ähnelt dem Kind, das auch kein Wort mehr sagen kann; das Kind bekommt die Milch, der Student seinen Stoff nicht hinein.

Verarbeitungsprobleme (von Milch oder Lernstoff), die sich so äußern, sind charakteristisch für Aethusa cynapium.

Erwähnenswert ist noch der komische Name, den die Engländer dieser Pflanze gegeben haben: fool's parsley. Das bedeutet soviel wie „Petersilie für die Narren". Ein Narr kann ja seine Aufmerksamkeit auch auf nichts konzentrieren oder gezielt nachdenken; und ein Student, der sich die Nächte vor dem Examen mit Pauken um die Ohren schlägt, ähnelt auch einem Narren.

ZUSAMMENFASSUNG

1. Das Kind kann absolut keine Milch vertragen.

2. Plötzliches, heftiges Erbrechen von Milch, die auch schon zu großen Brocken geronnen sein kann; nach dem Übergeben ist das Kind so erschöpft, daß es in einen tiefen Schlaf fällt.

3. Auf der Oberlippe eine perlweiße Linie, zwischen Nasenflügeln und Mundwinkeln eine scharfe Falte; das Gesicht erhält dadurch einen Ausdruck von Unruhe und Schmerz.

4. Das Kind ist so schwach, daß es kaum seinen Kopf aufrecht halten kann und kein Wort herausbringt.

5. Gefühl, als ob sich der Magen umdrehe (dies kann vom Kind nicht geäußert werden, wird aber von Erwachsenen mit Aethusa-Symptomen angegeben).

6. Ist außerstande, noch etwas zu lesen oder in sich aufzunehmen; kann nicht mehr nachdenken; überarbeitetes Gehirn (auch bei Erwachsenen).

7. Lymphdrüsenschwellung am Hals, wie zusammengeschnürt.

8. Bei hohem Fieber kein Durst; Krämpfe, bei denen die Augen nach unten verdreht werden.

9. Verschlimmerung: Milch; heißes Wetter; Zahndurchbruch.

Abrotanum

Artemisia abrotanum gehört zur Familie der Compositae oder Korbblütler. Nach den Orchideen ist dies die größte Familie überhaupt. Mehr als ein Zehntel der gesamten Niederländischen Flora gehört zu den Kompositen. In der Anzahl der Pflanzen-Individuen wird sie nur durch die Gräser übertroffen. Und wer kennt nicht den Salat, die Endivie und Artischocke unter den Gemüsen oder die Dahlie, die Sonnenblume, Margerite als Zierpflanzen? Sie alle sind Kompositen. Viele Vertreter dieser Familie, die zu den „Unkräutern“ gezählt werden, besitzen Heilkräfte, so z.B. die Ringelblume (Calendula), Arnica, die Goldrute (Solidago), Kamille (Matricaria chamomilla), Gänseblümchen (Bellis perennis), das Tausendblatt (Achillea millefolium) und der Löwenzahn (Taraxacum). Die ebenfalls zu dieser vielfältigen Familie zählende Sorte Artemisia (Wermut) hat mehrere Untersorten. Die bekanntesten sind der Estragon, der Beifuß, der Absinth, das Wurmkraut und das Zitronenkraut.

Im Altertum bis ins Mittelalter standen die Artemisiasorten in hohem Ansehen und wurden zu den Heiligen Kräutern gezählt. Sie waren der Schutzgöttin Artemis oder Diana geweiht, „die den jungen Frauen beisteht; sie ist die Göttin des Glücks und des Gedeihens, aber auch des Unglücks und Verderbens, besonders wenn man die Ehrbarkeit antastet.“ Der Name Alsem ist vermutlich eine Ableitung des althochdeutschen „Alahsan“, was „Tempelsaat“ bedeutet. Der Beifuß, der Absinth-Alsem und das Zitronenkraut gehörten zu den Heiligen Kräutern, „die man ins Feuer werfen mußte, um sich vor Krankheit und Schmerz zu bewahren, und um Hexen und Teufel zu vertreiben.“ Voraussetzung für eine glückliche Wirkung war, daß man die Kräuter mit der linken Hand aus dem Boden ziehen mußte.

Offenbar hat man dies alles später vergessen, denn der Absinth-Alsem oder Wermut erfreut sich heute keiner allzu großen Nachfrage mehr. Anfangs diente er als Grundstoff zur Herstellung eines appetitanregenden Likörs, später wurde er als Reinsubstanz zu einem kräftigen, alkoholischen Getränk, dem Wermut, gebrannt, einer Rezeptur, die für die Gesundheit eine Gefahr darstellt. Ihr Genuß führt zu Trunkenheit, heftigen Vergiftungserscheinungen wie Bewußtlosigkeit und epilepsieartigen Anfällen, schließlich häufig zum Tode. Die Bekämpfung dieser Gefahr bestand in dem offiziellen Verbot, Absinth in Likören zu verarbeiten. Obwohl dieses Verbot sicherlich nicht ohne Erfolg war, gibt es, namentlich in Frankreich und den Vereinigten Staaten, noch viele Absinth-Abhängige, die schwarzgebrannten Absinth trinken. Hier wird wieder einmal deutlich, daß etwas, das in kleinen Mengen „göttliche Wirkung" (Tempelsaat!) zeigt, in größeren, stark konzentrierten Mengen „teuflische Wirkung" entfaltet und zum Tode führt.

Diese beiden Aspekte findet man ebenso in verschiedenen Beschreibungen der Eberraute, Artemisia abrotanum. So wird in einem finnischen Brautlied der positive Einfluß aus den folgenden Zeilen deutlich: „Ich gebe ihm, der mich pflückt, mehr Süßigkeit, als er sich ohne mich vorstellen könnte – mehr als jede Lilie auch. Ich, der keine Blüten hat, ich Artemisia." (Aus: Literair herbarium von Avril Rodway.) Auf der anderen Seite erscheint die Eberraute im Zusammenhang mit den „Qualen der Liebe". In England trägt die Pflanze eine ganze Anzahl Volksnamen, die auffälligsten sind „lad's love" und „Old man"; zwischen „Jünglingsliebe" und dem „alten Mann" liegt eine ganze Welt von Glück und Gelingen oder von Unglück und Verfall, den Extremen von „sehr gut" und „zu wenig". Wo der Mangel auch liegen mag, Aufzehrung kann die Folge sein. Und Aufzehrung, das Gegenstück zu Aufblühen, ist nun präzise der charakteristischste Zug des Symptomenbildes, für das Abrotanum als Heilmittel die Lösung bietet.

DER TYPUS

Das Kind, das zu diesem Typ gehört, ist nicht gerade das frischeste, meistens Jungen, die mager sind und einen aufgetriebenen Bauch haben. Das Gesicht ist bleich, faltig und fühlt sich etwas kalt an. Dazu verleihen die blauen Ringe um die Augen dem Gesicht einen ältlichen Ausdruck. („Old man"!) Typisch ist die starke Abmagerung, die bei den Beinen beginnt und „nach oben aufsteigt". Hier haben wir das exakte Gegenteil der Abmagerung von Lycopodium, Natrium muriaticum und Psorinum, die gerade von oben nach unten zunimmt. Das Abrotanum-Kind hat jedoch einen enormen Appetit, besonders sein Verlangen nach in Milch gekochtem Brot ist groß.

Solch ein Kind kann schon einen unglücklichen „Start" gehabt haben. Nach dem Abfallen der Nabelschnur heilt der Nabel nur sehr schlecht, Blut und Sekret treten weiterhin aus. Dies sind die ersten Anzeichen geringer Vitalität und schlechter Nahrungsverarbeitung. Wie schon oben erwähnt, bleibt es nicht dabei, das Kind kann seine Nahrung einfach nicht verdauen und versucht, den entstehenden Mangel durch „gesteigerte Nachfrage" zu kompensieren. Das gelingt ihm jedoch nicht, wodurch es abmagert und eine ausgetrocknete, runzlige Haut bekommt. Das Verdauungsproblem wird auch im diarrhöeartigen, unverdauten Stuhl sichtbar. Obwohl das Problem nicht gelöst wird, geht es dem Kind doch besser, wenn es Durchfall hat, solange die unverdaute Nahrung wenigstens noch nach draußen kann, geht es den Umständen entsprechend am besten. Wird nämlich die Diarrhöe unterdrückt, entstehen große Probleme: Das Kind bekommt einen lästigen, trockenen Husten und kann sogar, in schlimmen Fällen, rheumatische Schmerzen in der Schulter, den Armen und den Hand- und Fußgelenken bekommen. Doch der Durchfall kann auch „von selbst" verschwinden und in Verstopfung übergehen. Auch dann sammelt sich „Abfall" an und dem Kind geht es sehr schlecht.

Neben der „aufsteigenden Abmagerung" sehen wir ein zweites Charakteristikum von Abrotanum: Wechseln der Beschwerden. Von Diarrhöe zum Husten, von Diarrhöe zu rheumatischen Erscheinungen, von Hämorrhoiden zu Rheuma (bei Älteren). Ein Kind, das nach Mumps plötzlich einen Wasserbruch bekommt, paßt genau in das Abrotanum-Bild. (Ein Wasserbruch oder eine Hydrocele ist „die Flüssigkeitsansammlung in den umhüllenden Häuten der Hoden, wodurch die betroffene Seite des Hodensackes straff gespannt aussieht und große Ausmaße annehmen kann".)

Das Unvermögen, Nahrung zu verarbeiten, führt zu Abmagerung und natürlich zu Schwäche. Das Kind ist dann auch müde und immer wieder müde. Es kostet ihm größte Mühe, seinen

Kopf aufrecht zu halten. Aus dieser Müdigkeit strömt eine starke Irritiertheit und Verdrießlichkeit hervor. Dabei läßt es sich nicht gerne anfassen (weil es vermutlich Schmerzen verursacht).

Ein Abrotanum-Kind ist auffallend kälteempfindlich und zeigt meist ein gewisses „kaltes Gemüt". Neben seiner schlechten Laune offenbart es oftmals eigenartig grausame Züge in seinem Verhalten.

Dieses Kind mit seinem wenig glücklichen Lebensstart, das schon viel zu früh alt wird und langsam hinweggezehrt wird, wird nach Abrotanum in homöopathischer Potenz aufblühen!

ZUSAMMENFASSUNG

1. Blasses Kind mit mageren Beinen, einem aufgedunsenen Bauch, runzeliger Haut und einem „Greisen"-Gesicht; meist Jungen.
2. Sehr reizbar; grausame Züge.
3. Enormer Appetit; Verlangen nach in Milch gekochtem Brot.
4. Trotzdem Abmagerung, die von unten nach oben zieht.
5. Diarrhöe; Nahrung bleibt unverdaut.
6. Besser nach Durchfall; schlimmer bei Verstopfung.
7. Beschwerden nach unterdrückter Ausscheidung (Diarrhöe, Schweiß, Nasensekret).
8. Beschwerdebild wechselt: Von Durchfall zu Husten oder rheumatischen Erscheinungen; von Mumps zum Wasserbruch.
9. Verschlimmerung: Kälte; Feuchtigkeit; Nebel; nach spontanem Aufhören oder Unterdrückung von Ausscheidungen. Besserung: Diarrhöe; Bewegung.

Ätiologie:
Eigenartig ist die Übereinstimmung der Abrotanum-Symptome mit den Beschwerden einiger Heroinabhängiger, namentlich die

aufsteigende Abmagerung, das Unvermögen, Nahrung zu verdauen, die Diarrhöe und die rheumatischen Erscheinungen, die besonders in der Entzugsperiode oder bei zu langem Entbehren eines „dope“ auftreten. Mögen Sie daraus die Schlußfolgerung ziehen, daß die Abhängigkeit dieser Menschen auf einem vermeintlichen oder wahren „Zuwenig an Lebensziel, Verantwortlichkeit, Liebe und dgl.“ beruht.
So wie das Abrotanum-Kind seine Nahrung nicht verdauen kann, so weiß der Abhängige mit seinem Leben nichts anzufangen – ein unverdauliches Problem.

Rheum

Rheum ist eine Pflanze, die jeder kennt, vielleicht unter anderem Namen. Es handelt sich nämlich um den Rhabarber, ein Gemüse, das wegen seines sauren Geschmacks ebenso geliebt wie verabscheut wird. Rhabarberstengel werden in Stücke geschnitten und mit Zucker zu Kompott eingekocht. Es ist ein Mitglied der Tausendknopffamilie, zu der auch Buchweizen und das allbekannte „Unkraut" Sauerampfer gehören.

Als Nahrungsgewächs ist Rhabarber im Westen noch nicht sehr lange im Gebrauch. Die Pflanze mit ihren riesigen fleischigen Stengeln ist eine Bastardierung des ursprünglichen Rhabarbers, der aus dem Fernen Osten stammt. Als Ursprungsländer gelten Rußland und China, wobei zwischen dem Russischen und dem Chinesischen Rhabarber (letzterer wird eigenartigerweise Türkischer Rhabarber genannt) nur wenig Unterschied besteht. Ihren Namen verdankt die Pflanze den Römern, die den Rhabarber an den Ufern des Wolgaflusses entdeckten, den sie Rha nannten. Der zweite Teil des Namens kommt von barbaro, was soviel wie Fremdling oder Barbar bedeutet. Die Fremdlinge an der Wolga lieferten eine Pflanze, deren getrocknete Wurzel sich schnell einen Namen machen konnte als Laxiermittel und deren Tinktur, als Appetitlocker und Verdauungsförderer dem Wein zugesetzt wurde. Ferner galt Rhabarber als blutreinigend und herzstärkend.

Den Namen Rheum teilt er zusammen mit Rha in einer gemeinsamen Wurzel, die man auch wiederfindet in Rhein, Rhone, Rheuma und Rhythmus. Das Gemeinsame ist das griechische rheo = strömen, fließen. Ein anderer Hinweis ist die Vorliebe des Rhabarbers für feuchte Standorte, Gräben und Flußufer; vielleicht eine Betonung der gewellten Blattform.

In kleiner Dosierung kann Rheum Durchfall (tatsächlich ein übermäßiges Strömen) heilen, in hoher Dosis führt es gerade dazu. Oder, wie es Petrus Nylandt in seinem Kräuterbuch (1682) ausdrückte: „Der Rhabarber purgiert die galleartigen Flüssigkeiten / fügt sie dem Körper aber wieder zu / weshalb es auch in allerhand Bauchmitteln gebraucht wird."

Rhabarber besitzt einen charakteristischen sauren Geschmack. Säure zieht als roter Faden durch das Symptombild von Rheum, dem Chinesischen Rhabarber, dessen getrocknete Wurzeln als Ausgangsmaterial zur Herstellung des homöopathischen Heilmittels dienen.

DER TYPUS

In diesem Fall kann man nur schwerlich von einem ausgesprochenen Typ sprechen, weil das Symptombild von Rheum vor allem mehrere kurze Perioden im Leben des Kindes betrifft. „Rheum-Reaktionen" sind in zwei Lebensphasen am wahrscheinlichsten: in den Monaten, in denen das Kind Brust- und Flaschennahrung bekommt und die Zeit, in der die Zähne durchbrechen. Dazu kommt noch, daß nur einige Konstitutionstypen zu „Rheum-Reaktionen" neigen, nämlich Calcium carbonicum, Sulfur und vor allem Magnesium carbonicum.

Obwohl Rheum in den genannten Phasen das passendste Mittel sein kann und gute Dienste leisten wird, darf man hinterher eine tiefgehende Wirkung von einem der drei erwähnten Konstitutionsmittel (Calcium carbonicum, Sulfur oder Magnesium carbonicum) erwarten – vorausgesetzt natürlich, die Symptome des Kindes und des Mittels stimmen überein.

Ein Kind mit „Rheum-Reaktionen" ist durch und durch sauer: Der Stuhl, der Atem, die Transpiration, alles hat einen sauren Geruch. Nach einer Brust- oder Flaschenmahlzeit oder während des Zahndurchbruchs bekommt das Kind Bauchkrämpfe, die sich besonders um den Nabel herum abspielen. Es hat die Neigung, nach vorne überzuhängen und die Beine anzuziehen. Es besteht ein ständiger Stuhldrang, aber längst nicht immer „kommt etwas". Gelingt es doch, dann heißt das noch lange nicht, daß die Schmerzen vergehen, denn vor, während und häufig auch nach dem Stuhlgang bleiben die Krämpfe sehr intensiv und lästig bestehen. Während des Stuhlgangs kann das Kind über kaltes Frösteln klagen. Die Krämpfe nehmen zu beim Trinken, Essen oder beim Entblößen des Arms oder Beins. Das Kind möchte warm gehalten bleiben und sich am liebsten nicht bewegen, weil sonst alles schlimmer wird. Das Gesicht ist bleich oder eine Wange rot, die andere blaß, das Haar ist klatschnaß geschwitzt, was nicht nur auf die Nacht beschränkt bleibt, sondern auch untertags auftritt. Die Transpiration ist meist von saurem Geruch, der Stuhl, der wechseln kann zwischen breiig, braun, grün, gährend, dünn, klumpig, schleimig bis scharf, riecht immer säuerlich.

Selbstverständlich kann man von solch einem Kind, das sich so elend fühlt und fortwährend Schmerzen hat, nicht allzuviel erwarten, es will nicht spielen, weil es sich lieber nicht bewegen möchte; doch ganz ruhig halten kann es auch nicht, so daß man ein Kind vor sich hat, das ständig etwas anderes will und nie mit dem zufrieden ist, was es gerade verlangt oder erhalten hat. Sogar das sonst so favorisierte Schmusen ist nicht gut genug. Und das auf eine Manier, die es einem sehr schwer macht, nicht die Geduld zu verlieren. Heftig und ungeduldig schreiend hält es seine Eltern mehr als beschäftigt. Der Schlaf bringt wenig oder überhaupt keine Erleichterung. Die Krämpfe hören nicht auf, wodurch das Kind sein Jammern und Schreien auch nicht aufhört. Kurz, sein Betragen, obwohl in diesem Fall sehr verständlich, ist vergleichbar mit einer richtigen Sauerzwetschge.

ZUSAMMENFASSUNG

1. Kind in der Periode der Brust- oder Flaschenernährung oder in der Zeit des Zahndurchbruchs.
2. Sommerdiarrhöe (manchmal); nach dem Essen unreifer Früchte oder von Zwetschgen bekommt das Kind Bauchkrämpfe und Diarrhöe.
3. „Sauerzwetschge".
4. Nichts ist gut genug, möchte stets etwas anderes, verweigert alles; spielt nicht.
5. Heftig, ungeduldig, kreischend.
6. Bauchkrämpfe um den Nabel; Kind zieht die Beine an; will nicht trinken, essen, sich bewegen oder ausgezogen werden.

7. Fortwährender Stuhldrang; gebläht und windig; Stuhl „variiert“, ist aber immer sauer.

8. Alles am Kind riecht sauer: Transpiration, Atem, Stuhlgang, Erbrochenes; Haupthaar tagsüber und nachts klatschnaß, aber nicht immer sauer riechend.

9. Verschlimmerung: Essen oder Trinken; Kälte; Entblößen oder Ausziehen.
   Besserung: Wärme; warm zudecken.

Ätiologien:
Zahndurchbruch; Essen von Zwetschgen oder unreifen Früchten.
Ein Kind, das von der Mutter Brustnahrung bekommt und dann hinausgeht und Zwetschgen oder unglücklicherweise unreifes Obst zu sich nimmt, kann Rheum-Symptome aufweisen.

Literatur

Barthel, W. – Synthetic Repertory, Heidelberg, 1981.
Bodin, F., und Cheinisse, C. F. – Vergiften, Amsterdam, o. J.
Boericke, W. – Homöopathische Mittel und ihre Wirkungen, Leer, 1973.
Boericke, W., und Dewey, W. A. – The twelve tissueremedies of Schüssler, New Delhi, 1984 (Nachdruck).
Boger, C. M. – A synoptic key of the Materia Medica, New Delhi, o. J.
Borland, D. – Children's types, New Delhi, o. J.
Borland, D. – Homoeopathy in practice, Beaconsfield, 1982.
Bouman, L. N., und Bernards, J. A. – Fysiologie van de mens, Utrecht, 1976.
Bourne, E. – Bloem(en)lezing – Rijswijk, o. J.
Carey, G. W. – The twelve tissue salts of the Zodiac, Mokelumne Hill, o. J.
Chakravarty, A. – Homoeopathic drug personalities, New Delhi, 1983.
Clarke, J. H. – A dictionary of practical Materia Medica (3 Bände), Delhi, 1975 (Nachdruck).
Cowperthwaite, A. C. – A textbook of Materia Medica and therapeutics, New Delhi, 1976 (Nachdruck).
Daems, W. F. – Geneeskruiden (2 Bände), Gorssel, 1973.
Dorcsi, M. – Homöopathie – Medizin der Person 1, Heidelberg, 1982.
Dunham, C. – Lectures on Materia Medica, Calcutta, 1969.
Farrington, E. A. – Clinical Materia Medica, New Delhi, 1982 (Nachdruck).
Von Franz, M. L. – Alchemie, Amsterdam, 1983.
Gladstone Clark, A. – Decachords, London, 1968.
Gladwin, F. E. – The people of the Materia Medica-world, New Delhi, 1974.
Gross, H. – Comparative Materia Medica, New Delhi, 1977 (Nachdruck).
Gutman, W. – Grundlage der Homöopathie und das Wesen der Arznei, Heidelberg, 1979.

Hahnemann, S. – The chronic diseases, their peculiar nature and their homoeopathic cure (2 Bände), New Delhi, o. J.
Hahnemann, S. – Materia Medica Pura, New Delhi, o. J.
Hamilton, E. – The Flora Homoeopathica, New Delhi, 1982 (Nachdruck).
v. d. Harst, P. L. – Poging tot inleiding in de practische homoeopathie voor artsen, Zaandam, 1978.
den Hartog, C. – Nieuwe voedingsleer, Utrecht, 1973.
Hauschka, R. – Substanzlehre, Frankfurt am Main, 1972.
Hauschka, R. – Voeding, Zeist, 1981.
Heimans, E., Heinsius, H. W., und Thijsse, J. P. – Geïllustreerde flora van Nederland, Amsterdam, 1960.
Hering, C. – The guiding symptoms of our Materia Medica (10 Bände), New Delhi, o. J.
Huibers, J. – Gezondzijn met metalen, Deventer, 1976.
Hunt, R. – The seven keys to colour healing, London, 1973.
Huxley, J. (red.) – De wereld van de chemie, Utrecht, 1972.
Hvass, E. – Nuttige planten in kleur, Amsterdam, 1971.
Julius, E. H. – Dier tussen mens en kosmos, Zeist, 1977.
Kent, J. T. – Lectures on homoeopathic Materia Medica, New Delhi, 1976 (Nachdruck).
Kent, J. T. – Repertory of the homoeopathic Materia Medica, New Delhi, 1981 (Nachdruck).
Kleijn, H. – Planten en hun naam, Amsterdam, 1980.
Kok, J. – Pharmacotherapeutisch vademecum, Bussum, 1971.
Lapp, R. E. – Materie, Amsterdam, 1965.
Leeser, O. – Textbook of homoeopathic Materia Medica, New Delhi, 1983 (Nachdruck).
Leibold, G. – Alles over mineralen, Rijswijk, 1982.
Mees, L. F. C. – Levende metalen, Zeist, 1980.
Michell, J. – Moeder Aarde, Bussum, 1975.
Mindell, E. – Het groot vitaminenboek, Rijswijk, 1982.
Muenscher, W. C. – Poisonous plants of the USA, New York, 1975.
Nylandt, P. – De Nederlandsche Herbarius of Kruydt-boeck (Faksimile-Nachdruck der Ausgabe von 1652), Schiedam, 1976.
van Oirschot, A., und Nolté, F. – Heksenkruid, Helmond, o. J.

Overzier, C. – Compendium interne geneeskunde, Utrecht, 1976.
Patersimilias – A song of symptoms, New Delhi, 1983 (Nachdruck).
Pelikan, W. – Heilpflanzenkunde (3 Bände), Dornach, 1978, 1980 en 1982.
Pelikan, W. – The secrets of metals, New York, 1973.
Raj Kumar Mukerji, Constitution & temperament, New Delhi, 1976.
Rodway, A. – Literair herbarium, Rijswijk, o. J.
Schauenberg, P., und Paris, F. – Heilpflanzen, München, 1970.
Schmidt, G. – Dynamische Ernährungslehre (2 Bände), St. Gallen, 1975 und 1979.
Smith, F. – Homeopathie in huis, Rijswijk, 1982.
Steiner, R. – Geisteswissenschaft und Medizin, Dornach, 1976.
Steiner, R. – Natuur en mens, Zeist, 1976.
Stobart, T. – Kruiden, specerijen en smaakstoffen, Utrecht, 1981.
Taverne, N. J. A. – Leidraad bij het onderwijs in de scheikunde (3 Bände), Zwolle, 1928.
Thorwald, J. – Oude geneeskunst, Amerongen, o. J.
Tyler, M. L. – Homoeopathic drug pictures, Bradford, 1975.
Uyldert, M. – De taal der kruiden, Naarden, 1980.
Uyldert, M. – Honderd geneeskruiden, Amsterdam, 1975.
Uyldert, M. – Plantenzielen, Amsterdam, o. J.
Uyldert, M. – Sterren, mensen, kruiden, Amsterdam, o. J.
Uyldert, M. – Wezen en krachten der metalen, Amsterdam, o. J.
Visser, J. – Edelstenenboek, Kapellen, 1984.
Voegeli, A. – Leit- und wahlanzeigende Symptome der Homöopathie, Heidelberg, 1984.
Voegeli, A. – Homeopathisch handboek voor kinderziekten, Rijswijk, 1982.
Whitmont, E. C. – Psyche and sybstance, Richmond, 1980.
Wipp, B. – Homöopathie in Psychiatrie und Neurologie, Heidelberg, 1984.
Zimmermann, W. – Homöotherapie der Hautkrankheiten, Regensburg, 1987.